头颈及甲状腺外科
简明实用指南

Head, Neck and Thyroid Surgery
AN INTRODUCTION AND PRACTICAL GUIDE

主编　［英］尼拉吉·塞西（Neeraj Sethi）
　　　［英］R. 詹姆斯·A. 英格兰（R. James A. England）
　　　［英］尼尔·德·佐伊萨（Neil de Zoysa）
主译　赏金标　王文栋
主审　张陈平　王可敬

图书在版编目（CIP）数据

头颈及甲状腺外科简明实用指南 /（英）尼拉吉·塞西，（英）R.詹姆斯·A.英格兰，（英）尼尔·德·佐伊萨主编；赏金标，王文栋主译. — 沈阳：辽宁科学技术出版社，2023.7
ISBN 978-7-5591-3049-5

Ⅰ.①头… Ⅱ.①尼… ②R… ③尼… ④赏… ⑤王… Ⅲ.①头部—外科手术—指南②颈—外科手术—指南③甲状腺疾病—外科手术—指南 Ⅳ.①R65-62

中国国家版本馆CIP数据核字（2023）第108082号

First edition published in English under the title *Head, neck and thyroid surgery: an introduction and practical guide, 1st Edition*/ edited by Neeraj Sethi, R. James A. England, Neil De Zoysa/ ISBN 9781138035614
© 2020 Taylor & Francis Group, LLC
Authorized translation from the English language edition published by CRC Press, a member of the Taylor & Francis Group, LLC
All Rights Reserved.

本书原版由Taylor & Francis出版集团旗下CRC出版公司出版，并经其授权翻译出版。版权所有，侵权必究。

Liaoning Science and Technology Publishing House Ltd. is authorized to publish and distribute exclusively the Chinese (Simplified Characters) language edition. This edition is authorized for sale throughout Mainland of China. No part of the publication may be reproduced or distributed by any means, or stored in a database or retrieval system, without the prior written permission of the publisher.

本书中文简体翻译版授权由辽宁科学技术出版社有限责任公司独家出版并仅限在中国大陆地区销售。未经出版者书面许可，不得以任何方式复制或发行本书的任何部分。

Copies of this book sold without a Taylor & Francis sticker on the cover are unauthorized and illegal. 本书封面贴有Taylor & Francis公司防伪标签。无标签者不得销售。

著作权登记号 06-2022-87　　　　　　　　　　　　　　　　　　　版权所有　侵权必究

出版发行：辽宁科学技术出版社
　　　　　北京拂石医典图书有限公司
　　　　　地址：北京海淀区车公庄西路华通大厦B座15层
联系电话：010-57262361/024-23284376
E-mail：fushimedbook@163.com
印 刷 者：汇昌印刷（天津）有限公司
经 销 者：各地新华书店
幅面尺寸：185mm×260mm
字　　数：315千字　　　　　　　　印　张：18.25
出版时间：2023年7月第1版　　　　印刷时间：2023年7月第1次印刷
责任编辑：李俊卿　陈　颖　　　　责任校对：梁晓洁
封面设计：潇　潇　　　　　　　　封面制作：潇　潇
版式设计：天地鹏博　　　　　　　责任印制：丁　艾

如有质量问题，请速与印务部联系　　　　联系电话：010-57262361

定　　价：168.00元

翻译委员会

主　译
　　赏金标　浙江省肿瘤医院甲状腺外科
　　王文栋　浙江省肿瘤医院甲状腺外科

主　审
　　张陈平　浙江省肿瘤医院头颈外科
　　　　　　上海交通大学医学院附属第九人民医院口腔颌面外科
　　王可敬　浙江省肿瘤医院甲状腺外科

副主译　（按姓氏拼音顺序排列）
　　陈　超　浙江省肿瘤医院头颈外科
　　韩　春　浙江省肿瘤医院甲状腺外科
　　毛晓春　浙江省肿瘤医院甲状腺外科
　　赵　明　浙江省肿瘤医院甲状腺外科

参加翻译人员　（按姓氏拼音顺序排列）
　　丁金旺　浙江省肿瘤医院甲状腺外科
　　郭彩文　浙江省肿瘤医院甲状腺外科
　　顾佳磊　浙江省肿瘤医院甲状腺外科
　　侯小峰　浙江省肿瘤医院头颈外科
　　姜　琳　浙江省肿瘤医院甲状腺外科
　　罗津津　浙江省肿瘤医院甲状腺外科
　　兰霞斌　浙江省肿瘤医院甲状腺外科
　　莫康楠　浙江省肿瘤医院头颈外科
　　聂喜林　浙江省肿瘤医院甲状腺外科

王天鸿　浙江省肿瘤医院甲状腺外科
王笑笑　浙江省肿瘤医院头颈外科
项洋锋　浙江省肿瘤医院甲状腺外科
俞　卿　浙江省肿瘤医院甲状腺外科
尹巧巧　浙江省肿瘤医院甲状腺外科
朱　明　浙江省肿瘤医院甲状腺外科
朱栩杭　浙江省肿瘤医院甲状腺外科
张　艳　浙江省肿瘤医院头颈外科

原著主编简介

Neeraj Sethi,博士,英国皇家外科医师学会会员

英国诺丁汉大学医院,女王医疗中心,头颈部外科、耳鼻喉科医师。

Neeraj Sethi 在他的职业生涯中一直对头颈外科十分感兴趣。他在耳鼻喉科的高等外科训练期间获得了头颈癌分子生物学博士学位,并在耳鼻喉科和头颈外科等多个方面发表了不少论文和报告。他在澳大利亚阿德莱德完成了高级头颈外科肿瘤学和机器人外科研究后,在诺丁汉女王医疗中心担任头颈外科顾问医生。本书也是他一直致力于头颈外科教育和培训的总结。

R. James A.England,英国皇家外科医师学会会员

英国东约克郡 NHS 信托医院,赫尔大学,高级荣誉讲师,甲状腺外科、耳鼻喉科医师。

R. James A. England 在赫尔大学信托基金教学医院担任耳鼻喉外科顾问医生 20 年。他的主要专业方向是甲状腺/甲状旁腺外科,他是当地甲状腺 MDT 的学科带头人,每年大约进行 140 例甲状腺切除术和 80 例甲状旁腺切除术。他的主要研究方向是微流体技术在甲状腺疾病个性化治疗中的转化潜力。

Neil de Zoysa,理学硕士,英国皇家外科医师学会会员

英国多塞特 Poole 医院,头颈外科、耳鼻喉科医师。

Neil de Zoysa 在伦敦大学学院接受培训,并在盖伊医院和圣乔治医院完成了高级专科培训。他获得头颈外科的双奖学金,作为赫尔皇家医院皇家外科学院专科培训计划的一部分。后来他继续在澳大利亚布里斯班的亚历山德拉公主医院从事头部、颈部和颅底外科研究。有了孩子后,他搬到了妻子的家乡英国普尔市。他致力于甲状腺癌和 HPV 相关的鳞状细胞癌(SCC)研究,对未来外科医生的职业发展和培训也有极高的兴趣。

原著前言

当我们想买些参考书籍来为住院医师学员在诊所或病房管理头颈部疾病患者提供指导时,发现可用的有价值的文献资源十分匮乏。在我们当住院医师的这段职业生涯中,都想要找到一本关于头颈部疾病患者的调查、检查、鉴别诊断和随访方面的简明知识指导手册。有鉴于此,我们开始着手编写一本有别于百科全书且易于阅读、基于证据的头颈外科方面的书籍。

我们在呈现每个区域最常见的头颈部疾病的临床表现之前,先介绍每个子部位的临床相关的解剖学和生理学知识背景。除了关于检查和治疗的循证指导外,我们还重点介绍基于经验的知识和技巧,以帮助学员更好地掌握相关知识。

在此,我们要感谢所有参编者的无私奉献、出版团队的热情和无尽的耐心,正是因为大家的共同努力,才使本书得以保质保量的出版。另外,更重要的是,我们的家庭也为我们提供了爱和支持。

本书是一本简明的实用指南,主要是为住院医师学员在管理头颈疾病患者时提供指导。本书也可作为探索头颈部疾病更深领域的参考文本和进行深入的文献搜索的门户,同时可增强住院医师的从业信心,并为他们提供有用的实践知识。

Neeraj Sethi

R. James A. England

Neil de Zoysa

译者序

头颈部为诸多重要器官集中的部位，不仅解剖关系错综复杂，疾病类型繁多，而且在基础研究和治疗的要求方面也各有不同。随着科学技术的发展，头颈部及甲状腺疾病的诊治发生了巨大变化，尤其对于肿瘤的临床诊治更注重规范化、个体化、综合化的理念。

《头颈及甲状腺外科简明实用指南》是由英国的Neeraj Sethi，R. James. England和Neil de Zoysa主编的头颈及甲状腺外科专著，共十六章，对科学研究和临床应用都大有裨益。书中详细介绍了头颈部的生理解剖特点、影像学特征，并根据解剖部位分别介绍了各部位相关疾病的病因、临床表现、诊断及鉴别诊断、治疗手段、预后及随访，使头颈外科、耳鼻咽喉科、甲状腺外科医生能够获得深思和启发；尤其是本书详细介绍了头颈及甲状腺外科围手术期的处理，包括术前的风险评估、心理能力评估，针对合并的慢性病、基础病的围手术期管理，这些对于外科医师的临床工作具有重要的实践指导作用。本书配有大量清晰精美的图片，图文并茂，可读性强，是不可多得的医学宝贵资源。

在本书的翻译过程中，我们尽量保持原著的原貌，但深感译者基础理论和临床业务水平有限，对某些词、句的理解仍存在偏颇或错误，恳请同道们不吝赐教。

浙江省肿瘤医院　赏金标　王文栋

2023年6月

原著编委会

Shahzada Ahmed
Consultant ENT and Skull Base Surgeon
University Hospitals Birmingham NHS Trust
Birmingham, United Kingdom

Patrick J. Bradley
Emeritus Professor Head and Neck Oncologic
  Surgery
Nottingham, United Kingdom

Nick Brown
Consultant Oral and Maxillofacial Surgeon
York Teaching Hospital NHS Trust
York, United Kingdom

Mat Daniel
Consultant ENT Surgeon and Honorary Senior
  Lecturer
Nottingham University Hospitals NHS Trust
Nottingham, United Kingdom

Neil de Zoysa
Consultant Otolaryngologist Head and Neck Surgeon
Poole Hospital
Dorset, United Kingdom

R. James A. England
Consultant Otolaryngologist Head and
  Neck Surgeon
and
Honorary Senior Lecturer
Hull and East Yorkshire NHS Hospitals Trust
and
Hull University
Hull, United Kingdom

Andrew Foreman
Consultant Otolaryngologist and Reconstructive
  Head and Neck Surgeon
Royal Adelaide Hospital
Adelaide, South Australia

Jay Goswamy
Consultant Surgeon in Otorhinolaryngology
and
Clinical Lead for ENT Surgery
Manchester University NHS Foundation Trust
Manchester, United Kingdom

Jarrod J. Homer
Consultant Head and Neck/Thyroid Surgeon and
  Otolaryngologist
Manchester Royal Infirmary
Manchester, United Kingdom

Emma King
Consultant ENT Head and Neck Surgeon
Cancer Research UK Senior Lecturer Head and
  Neck Surgery
Poole Hospital
Poole, United Kingdom

Giri Krishnan
Surgical Registrar and Clinical Associate Lecturer
University of Adelaide
Adelaide, South Australia

Gordon A. G. McKenzie
Academic Clinical Fellow in Otolaryngology Hull
  Teaching Hospitals NHS Trust
and
Honorary Senior Clinical Lecturer
University of Bristol
Bristol, United Kingdom

James Moor
Consultant ENT Surgeon
Leeds Teaching Hospitals NHS Trust
Leeds, United Kingdom

Jiten D. Parmar
Department of Oral and Maxillofacial Surgery
Leeds Teaching Hospitals NHS Trust
Leeds, United Kingdom

Amit Prasai
Consultant ENT Surgeon
Leeds Teaching Hospitals NHS Trust
Leeds, United Kingdom

Salman Qureshi
Consultant Head and Neck/Neuro Radiologist
Hamad Medical Corporation
Doha, Qatar

Yujay Ramakrishnan
Consultant ENT and Skull Base Surgeon
Queen's Medical Centre
Nottingham University Hospitals NHS Trust
Nottingham, United Kingdom

Neeraj Sethi
Consultant Otolaryngologist Head and Neck Surgeon
Queen's Medical Centre
Nottingham University Hospitals NHS Trust
Nottingham, United Kingdom

David J. H. Shipway
Consultant Physician and Perioperative Geriatrician
North Bristol NHS Trust
and
Honorary Senior Clinical Lecturer
University of Bristol
Bristol, United Kingdom

Kishan Ubayasiri
Consultant Otolaryngologist/Head and Neck Surgical Oncologist
Nottingham University Hospitals NHS Trust
Nottingham, United Kingdom

Laura Warner
Consultant Otolaryngologist, Head and Neck Surgeon
Newcastle upon Tyne Hospitals NHS Foundation Trust
Newcastle upon Tyne, United Kingdom

目 录

第1章　头颈解剖及鉴别诊断 ······················ 1
第2章　头颈外科影像学 ························· 13
第3章　围手术期问题 ··························· 27
第4章　先天性颈部肿块 ························· 57
第5章　颈部淋巴结疾病 ························· 73
第6章　甲状腺疾病 ····························· 95
第7章　甲状旁腺疾病 ·························· 113
第8章　口腔病变 ······························ 121
第9章　口咽病变 ······························ 135
第10章　下咽病变 ····························· 155
第11章　喉部病变 ····························· 177
第12章　鼻咽病变 ····························· 197
第13章　鼻腔鼻窦肿瘤 ························· 205
第14章　唾液腺疾病 ··························· 225
第15章　儿童颈部肿块 ························· 243
第16章　头颈肿瘤重建 ························· 255
索引 ·· 269

第 1 章

头颈解剖及鉴别诊断

Neeraj Sethi and Neil de Zoysa

1 引言

基于初始病史和检查的鉴别诊断，对于患者的准确评估，进而迅速、恰当地制定治疗策略，是非常重要的。缺乏鉴别诊断会导致患者对病情不必要的焦虑。解剖学知识对于病理诊断非常重要。虽然颈部肿块可能是原发性恶性肿瘤（例如淋巴瘤、甲状腺癌或唾液腺癌），但大多数恶性颈部肿块是转移性的，因此必须寻找原发性肿瘤的来源（可能在上呼吸消化道）。

此外，奥卡姆剃刀定律提倡简单有效原则，即经取舍后的最简单的诊断就是最有可能的正确诊断。比如在一个临床表现为喉咙痛、声音改变和颈部肿块的患者，包括下咽癌在内的鉴别诊断必须能解释所有症状。然而，我们也必须记住希卡姆的格言，即"一个人可能会患有多种疾病"，并且总会有同时患有多种疾病的患者。

上呼吸道及上消化道的每个子部位的解剖结构将在具体疾病涉及的章节进行具体描述，本章仅对头颈部的大体解剖进行概述，以便对转诊至头颈外科诊所的患者进行一般评估。除解剖学外，还应根据患者的年龄、相关症状和特定疾病的风险因素等制订不同的治疗方案。

2 解剖

2.1 解剖三角和分区

颈部的解剖虽然结构复杂，但血管、颅神经、周围神经、肌肉和筋膜的排列非常规则。

为方便临床医生和外科手术医生学

习，颈部被人为地划分成多个三角形区域，每个区域都有各自的解剖标志。这有助于临床检查和手术方案制订。

从手术的角度来看，了解颈部的筋膜平面同样重要。一般来说，手术中通过解剖这些平面及其边界，可以更容易识别和保存重要的解剖结构，从而保证手术视野清晰及手术安全性。

图 1.1 中标识了重要的骨性标志。包括下颌骨下缘、乳突尖、舌骨、环状软骨、胸骨切迹、锁骨和斜方肌前缘。

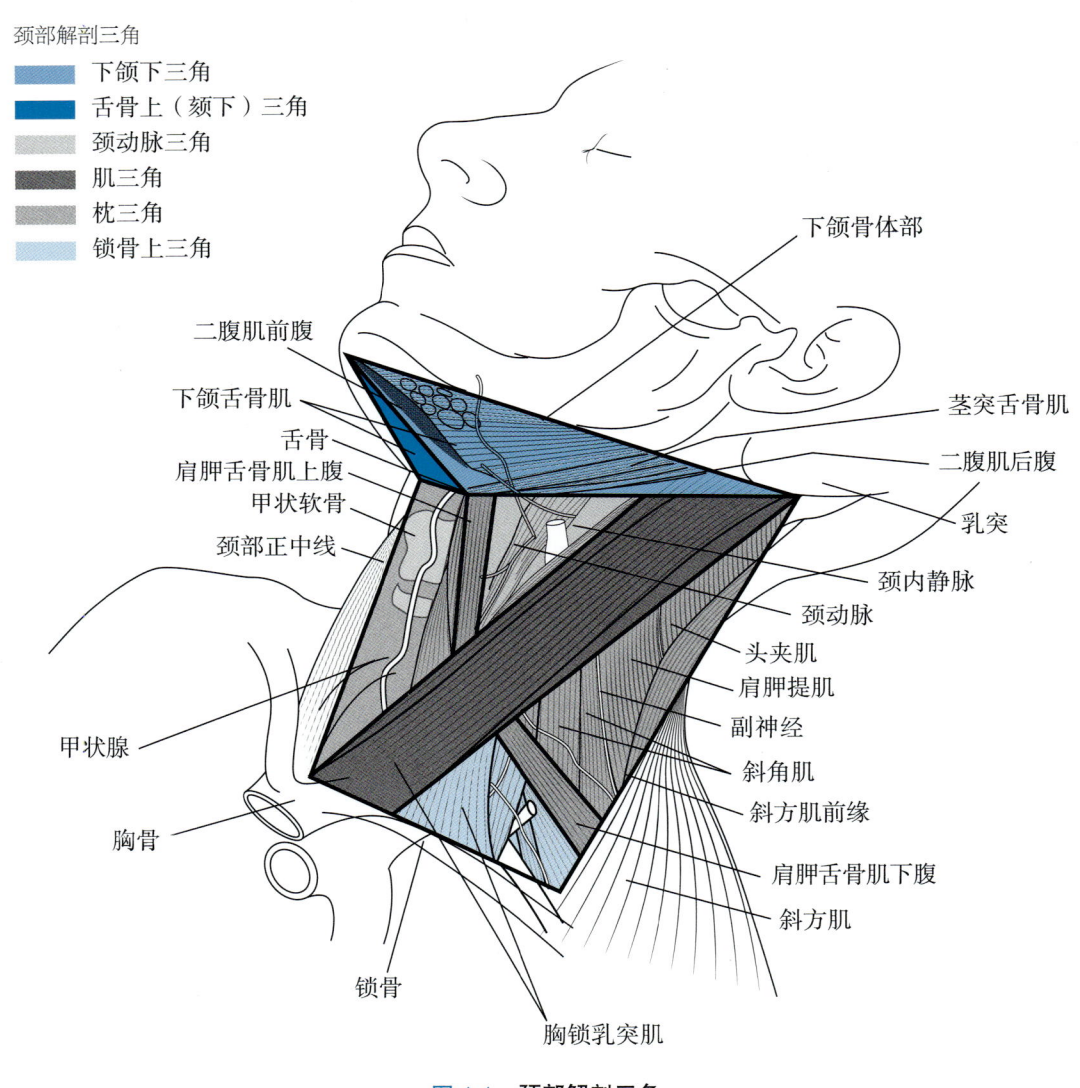

图 1.1　颈部解剖三角

使用这些标志,可以将颈部划分为多个解剖三角,如图 1.1 所示。下颌下三角的上缘位于下颌骨的下缘。然后由二腹肌组成下缘,二腹肌有两个肌腹,从舌骨的小角开始,一个到乳突尖,一个朝向下颌骨的二腹肌沟,及下颌骨中点的外侧。

在二腹肌的两个前腹和舌骨体之间是舌骨上(颏下)三角。

颈动脉三角从二腹肌的后腹延伸到乳突尖端的止点处,沿着胸锁乳突肌的后缘向下,再沿着肩胛舌骨肌向上到达舌骨的小角。在颈部纤细或肌肉发达的患者中可触及肩胛舌骨肌。作为替代,可以从胸锁乳突肌的下2/3到舌骨的小角做一条线。

肌三角在这条线(肩胛舌骨肌)下,位于颈前正中线与肩胛舌骨肌上腹和胸锁乳突肌前缘之间。

枕三角以胸锁乳突肌后缘向乳突尖为界,然后沿斜方肌前缘,沿锁骨回到胸锁乳突肌。锁骨上三角位于后三角内,以肩胛舌骨肌下腹、胸锁乳突肌后缘和锁骨为界[1]。

在用于肿瘤学描述和影像学检查时,解剖三角的概念多被替换为分区(参见图 1.2 和表 1.1)。分区是描述病理位置的一种更具可重复性的方法,而在手术记录、交流和讨论中应优先使用解剖三角。此外,特定层次的淋巴引流可以帮助临床识别转移性癌的原发性疾病的可能位置。

颈部各分区的内容见表1.1,淋巴引流区域见表1.2。

2.2 筋膜层

在外科解剖学中,要熟悉的一个关键区域是颈深筋膜平面(图 1.3 总结)。需要注意的是,颈筋膜层如何逐层深入到颈阔肌内的。了解颈深筋膜平面是应用外科解剖学中的一个关键(如图1.3所示)。需要注意的是,颈深筋膜浅层在颈阔肌深面。这是颈阔肌皮下翻瓣时的解剖学基础,可以使皮瓣保持良好的血运。此外,对于大多数的颈部手术,在不造成肿瘤扩散的情况下,多数患者可以充分暴露颈部。应特别注意,对于局部晚期的淋巴结N3或者极其表浅的肿瘤,尤其是位于腮腺或颌下腺的,需要切除皮肤。

沿着颈深筋膜的浅面解剖,相对无血供,可显露颈动脉鞘,作为多数颈淋巴结清扫的边界。

颈深筋膜的气管前层包裹着甲状腺、气管和食道/咽部。颈动脉鞘是气管前筋膜的一部分,并将其连接到椎前筋膜和封套筋膜。

椎前筋膜是最深的结构,形成一个肿瘤屏障,超过该屏障大多数肿瘤被认为是不可切除的。在它之外是颈椎、椎旁肌肉,包括颈长肌、斜角肌和肩胛提肌。臂丛、膈神经和星状神经节位于其内。

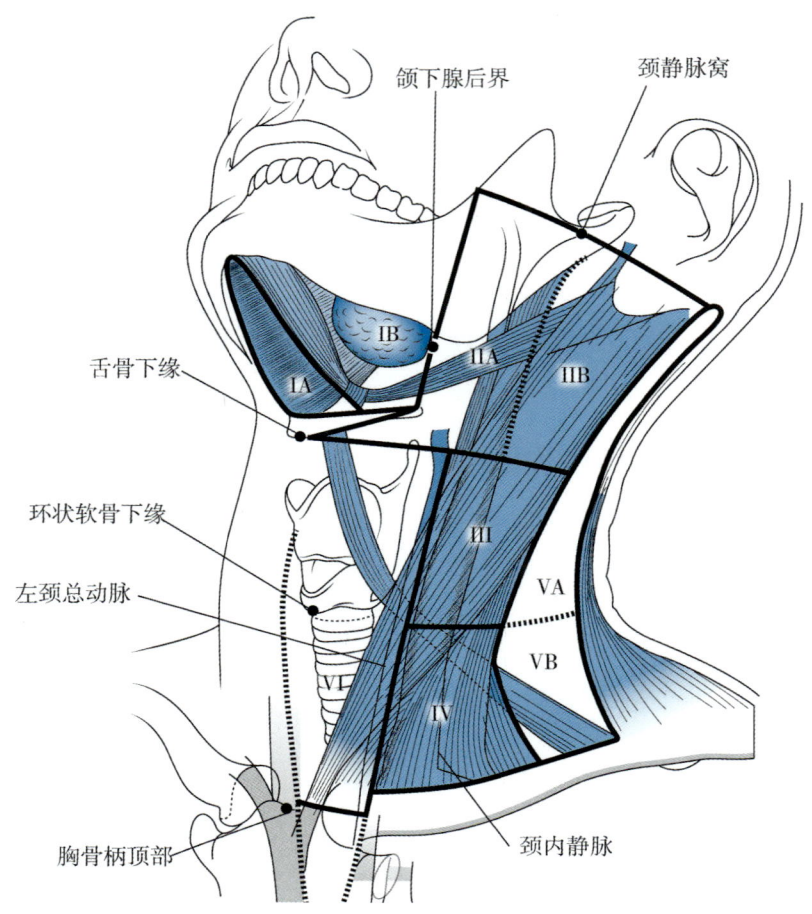

图 1.2 颈部分区。ⅠA 区对应于舌骨上（颏下）三角形，ⅠB 区对应于下颌下三角区。Ⅱ区对应于颈动脉三角的上半部分，Ⅲ区对应于颈动脉三角的下半部分。Ⅳ区对应于肌三角的外侧半部（舌骨下带状肌或颈总动脉的外侧）。Ⅴ区对应枕三角（由脊髓副神经分为ⅤA 和ⅤB）。在大多数患者中，Ⅵ区是一个矩形，因为它位于中线，从技术上讲，是从舌骨下到胸骨切迹的区域，在颈总动脉的内侧。Ⅶ区是与甲状腺和声门下结构相关的纵隔水平，它与胸骨切迹和连接无名动脉或主动脉弓的颈动脉接壤。

表 1.1 颈部分区及详细结构描述

分区	详细结构描述
ⅠA	口底和下唇的引流淋巴结位于此处，此外甲状舌管囊肿和表皮样囊肿也好发于此处。
ⅠB	颌下腺。 引流口腔、舌头和口底的淋巴结。 面神经的下颌缘支走行于颌下腺表面。 在颌下腺深面是舌下神经的远端部分、下颌舌骨肌以及深处的舌神经。颌下腺由面动脉供血，该部位受到创伤后面动脉会迅速出血。

续表

分区	详细结构描述
Ⅱ	副神经。 颈内静脉的上端，以及颈内动脉和颈外动脉。 舌下神经在这里穿过颈外动脉。该区域被引流咽、喉、面部和皮肤的淋巴结包围。颈内静脉接收其主要分支，即面总静脉。
Ⅲ	颈内动脉和颈总动脉（在Ⅱ/Ⅲ区的边界处分叉）。颈动脉鞘跨越Ⅱ区至Ⅳ区，包含颈内静脉和颈动脉。迷走神经与颈动脉密切相关，因此在颈部解剖过程中应对其进行识别和保留。 淋巴结。 颈丛分支沿着这一分区的底部延伸。
Ⅳ	对应于肌三角的外侧下半部分（舌骨下带状肌或颈总动脉的外侧）。它包含颈动脉和颈内静脉的根部。在不同的高度，锁骨下静脉和颈内静脉形成上腔静脉的起源。在一些患者中，这可能刚好在锁骨上方。在左侧，胸导管向后汇入颈内静脉，该位置容易损伤。在颈部解剖期间应注意该区域，以避免乳糜漏。 颈丛分支也贯穿此区域和颈横血管。
Ⅴ	对应枕三角（由脊髓副神经分为ⅤA和ⅤB）。这包含引流腮腺区域、甲状腺和面部和颈部皮肤的淋巴结，颈横血管。
Ⅵ	在大多数患者中，这是一个位于中线、在颈总动脉的内侧、从舌骨下到胸骨切迹的矩形区域。它包含喉返神经、甲状腺和甲状旁腺、气管以及供应和引流甲状腺的血管。
Ⅶ	这是与甲状腺和声门下结构相关的纵隔区域。它与胸骨切迹和连接无名或主动脉弓的颈动脉接壤。甲状腺髓样癌通常需要清扫该区域，包括淋巴结和胸腺。

表1.2 颈部分区及淋巴引流

分区	淋巴引流
ⅠA	口底、下牙槽/牙龈、舌腹和前端
ⅠB	舌，口腔，颊黏膜，下牙槽/牙龈
Ⅱ	咽、喉、口腔后方
Ⅲ	口咽、喉、下咽、鼻咽
Ⅳ	下咽、声门下
Ⅴ	皮肤、腮腺
Ⅵ	甲状腺，声门下

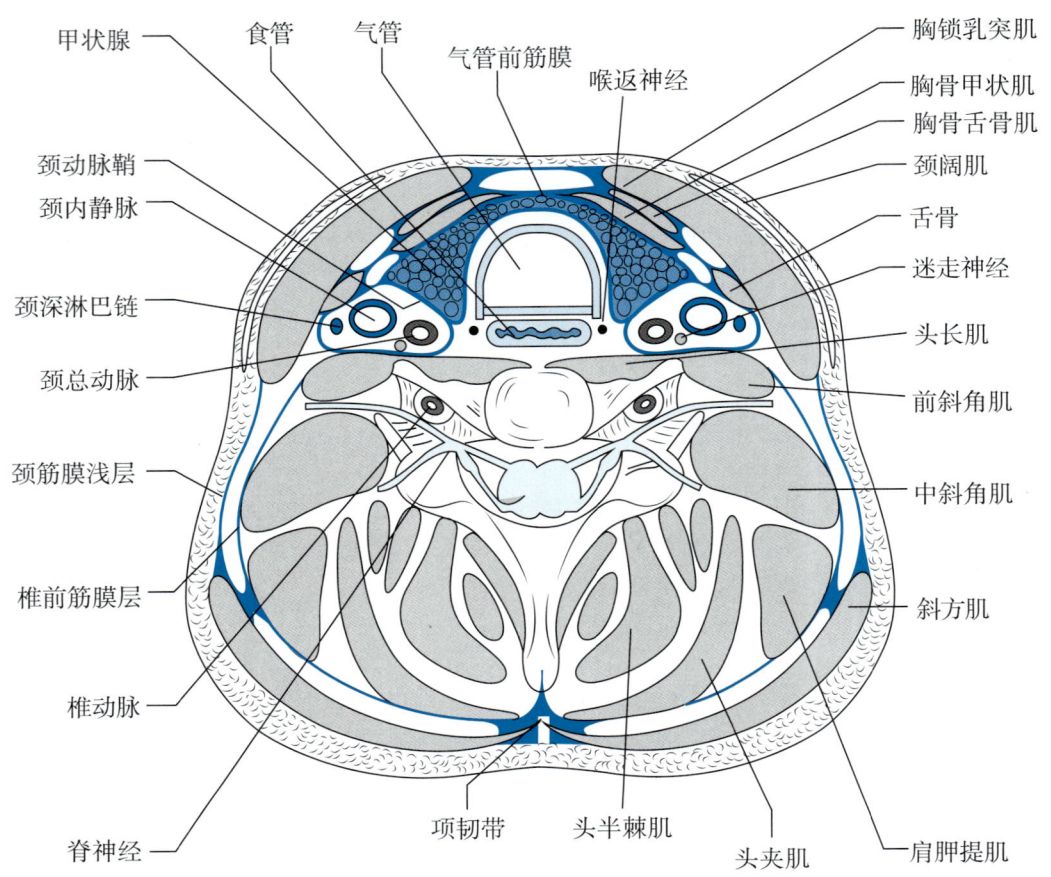

图 1.3 颈筋膜的层次结构

因此，颈清扫被理解为去除封套筋膜和颈动脉鞘的包膜。

筋膜平面有两个与临床相关的主要潜在空间：咽旁间隙和咽后间隙（图1.4）。

2.2.1 咽旁间隙

咽旁间隙可以概念化为倒金字塔，其基部位于颅底，顶点位于舌骨的大角。它被茎突分为茎突后和茎突前间隙。其内侧缘是颈深筋膜的中间（气管前）层，外侧缘为颈深筋膜的封套层。它的前缘是覆盖翼内肌的颈深筋膜的封套筋膜，后缘是颈深筋膜的椎前层[1]。

2.2.2 咽后间隙

咽后间隙从颅底沿椎骨延伸至胸廓，位于危险间隙的前面，位于咽黏膜间隙的正后方。咽后间隙位于颈动脉间隙的前内侧和咽旁间隙的后内侧。

它的后缘是翼状筋膜，其将咽后空间与危险间隙分开。临床相关性是危险间隙从斜坡延伸到纵隔，这可能使感染从咽部扩散到纵隔，导致纵隔炎。

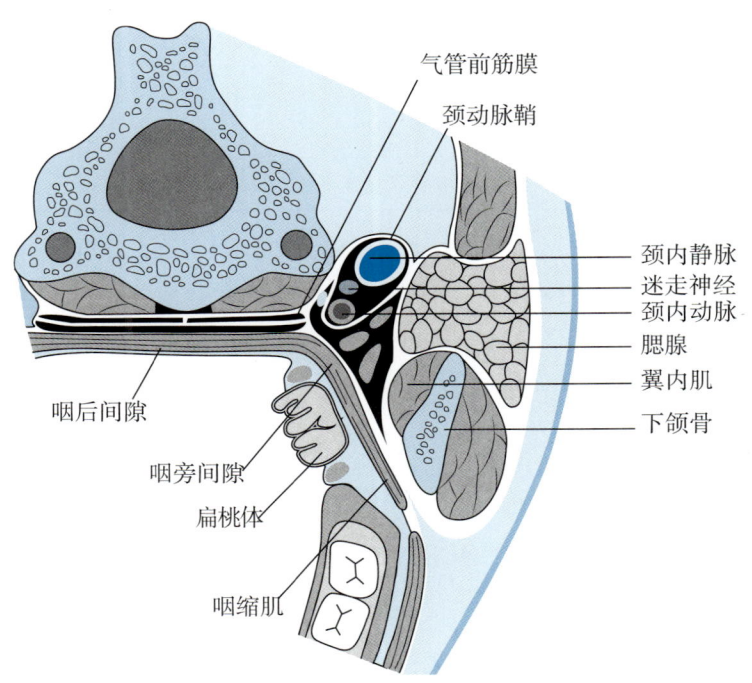

图 1.4　与咽旁间隙相关的咽后间隙

进一步的临床相关性是该空间还包含淋巴结组织，这可能是败血症的来源，也是咽部癌症转移的部位，特别是后咽部[1]。

3　胚胎学

包括大部分相关颅神经、血管、肌肉和骨骼在内的颈部结构来源于鳃弓（或咽弓）。

这些结构在鱼类胚胎中形成鳃，并且从妊娠第4周开始出现。

咽弓本身由中胚层组成，中胚层继续在颈部内形成骨骼和软骨（表 1.3）。

表 1.3　咽弓和咽囊

咽弓	血管	神经	肌肉	骨骼	咽囊
Ⅰ（下颌）	上颌动脉	V	咀嚼肌、鼓膜张肌、二腹肌前腹、腭帆张肌	锤骨、砧骨、梅克尔软骨	中耳咽鼓管
Ⅱ（舌骨）	镫骨动脉	Ⅶ	面部表情肌、镫骨肌、茎突舌骨肌、二腹肌后腹	镫骨、茎突、舌骨体	扁桃体上窝
Ⅲ	颈内动脉	Ⅸ	咽部	舌骨大角	胸腺，下甲状旁腺
Ⅳ	右锁骨下动脉	Ⅹ	咽部和喉部肌肉	喉软骨	上甲状旁腺

通常胚胎演变的教与学都令人困惑。其中一种方法是理解"鳃弓"的结构，鳃弓结构属于中胚层，兼具外胚层和内胚层侧面。内胚层（形成咽囊）分化为腺体组织。外胚层(鳃裂)继而形成窦道，除了第一鳃裂（形成外耳道）外，其余窦道正常情况下均会自行消失。

第一鳃弓畸形包括副耳廓、耳道闭锁和耳前窦道。第二鳃裂畸形包括最常见的鳃裂囊肿（见第4章），也可以是鳃裂窦道(外胚层与中胚层相连)或鳃裂瘘管(从皮肤到扁桃体)。第三和第四鳃裂畸形较为罕见，但可出现累及甲状旁腺、甲状腺和咽部的囊肿或瘘管脓肿[2]。

第一咽囊形成中耳和咽鼓管。第二咽囊形成腭扁桃体。第三咽囊形成胸腺和下位甲状旁腺。之所以是下位甲状旁腺，是因为胸腺下降至纵隔时比第四咽囊的位置还要低，而第四咽囊分化的甲状旁腺，相对人体位置更高，称为上位甲状旁腺。这也是下位甲状旁腺可以位于纵隔和为什么胸腺切除术可以改变下位甲状旁腺血供的解剖原因。第五咽囊是后鳃体，分化成甲状腺C细胞[2]。

甲状腺本身并不起源于咽囊，妊娠3~4周时，形成于舌根，离开舌盲孔，下降至胚胎中的颈部。当下降至胚胎中的舌骨进入颈部时，形成甲状舌管，与第五咽囊汇合。这是甲状腺舌管囊肿手术范围的理论基础，以及为什么在甲状腺舌管囊肿内不可能发生甲状腺髓样癌(但甲状腺乳头状癌是可能发生的)的原因[2]。

4　病史

医生需对病史进行有效的历史记录，这是整个医学院及之后学习工作中长期必需的。准确的病史可指导鉴别诊断，而检查结果通常只是对基于病史的怀疑点进行确认。患者背景、主诉病史和症状的详细信息至关重要。

4.1 患者的具体情况

患者年龄、种族、职业和性别都会影响鉴别诊断。例如，与儿童相比，恶性肿瘤在老年人中更常见。然而，甲状腺肿块在成人中通常是良性的，但在儿童中更可能是恶性的。同样，淋巴结肿大在儿童中更可能是感染性或炎症性的，但在成人中则要更多地怀疑是否为转移性疾病。

不同种族则提示不同的疾病风险。鼻咽癌在英国和欧洲很少见，但它在中国某些地区（尤其是广东）却很常见[3]。在印度，头颈癌是最常见的癌症，这是由于他们有咀嚼槟榔的文化习俗，槟榔是高度致癌的。虽然在英国并不常见，但这是针对特定人群的相关问题。

职业暴露也与不同疾病有密切的相关性，例如鼻窦癌与锯木职业的关联[4]。已发现灰尘暴露（锯末、皮革和金属）与喉癌风险增加有关[5]。

尽管与女性相比，头颈癌在男性中更为常见（大约 3∶1）[6]，但甲状腺肿块在女性中更常见，但在男性中出现恶性病变的概率更高。

生活方式对鉴别诊断也有很大影响。头颈癌的最大危险因素仍然是吸烟。虽然酒精不是直接接触口腔或咽部的致癌物，但它似乎对吸烟者患头颈癌的风险具有协同作用[7]。

4.2 患者的主诉

主诉出现的时间长短是预测恶性肿瘤风险的一个很好的指标。多年来一直存在且无变化的症状不太可能是恶性的，而最近出现的进展迅速的症状则是一个令人担忧的问题。例如，在3个月内从固态饮食进展为流食的吞咽困难与下咽癌或颈部食管癌有关，而吞咽进食片剂困难且2年不变则更可能代表良性病理，例如咽囊肿。

记住可以提供统一诊断的病理学的病变也很重要。例如，与持续同侧耳痛相关的颈部后三角硬块应引起对已转移至颈部淋巴结的鼻咽癌的关注。

4.3 "红旗"征

出现以下这些症状应引起对恶性肿瘤的关注：

- 持续性声音嘶哑
- 进行性严重吞咽困难
- 不明原因的耳痛
- 持续性喉咙痛
- 烟草过度摄入

- 酒精摄入量高
- 既往癌症史
- 既往的辐射暴露（尤其是甲状腺恶性肿瘤）
- 家族癌症史

5　查体

对每一位患者的检查都应该是循序渐进和全面的。

应检查和触诊颈部。

应直接检查口腔和口咽的所有区域，如果合适，应进行唾液腺及其导管的双手触诊。

应进行前鼻镜检查和纤维鼻内镜检查。同样，这应该是系统的和逐步的，以确保检查鼻腔、鼻咽、口咽、喉和下咽。这是一项动态检查，应注意喉部的对称性和活动性。

6　小结

鉴别诊断应以临床医生对患者头颈部可能发生疾病的解剖学、胚胎学和疾病进展过程的了解为指导。应以患者的病史引导整个诊断过程，并结合检查结果，从而得出结论，并完成整个诊疗过程。

参考文献

1. Brennan P, Mahadevan V, Evans B et al. Clinical Head and Neck Anatomy for Surgeons. CRC Press; 2015.
2. Shoenwolf G, Bleyl S, Brauer P, Francis-West P. Human Embryology. Churchill Livingstone; 2015.
3. Chang ET, Adami HO. The enigmatic epidemiology of nasopharyngeal carcinoma. Cancer Epidemiol Biomarkers Prev. 2006;15(10):1765-77.
4. Leclerc A, Martinez Cortes M, Gerin M, Luce D, Brugere J. Sinonasal cancer and wood dust exposure: Results from a case-control study. Am J Epidemiol. 1994;140(4):340-49.
5. Langevin SM, McClean MD, Michaud DS, Eliot M, Nelson HH, Kelsey KT. Occupational dust exposure and head and neck squamous cell carcinoma risk in a population-based case-control study conducted in the greater Boston area. Cancer Med. 2013;2(6):978-86.
6. Bray F, Ren JS, Masuyer E, Ferlay J. Global estimates of cancer prevalence for 27sites in

the adult population in 2008. Int J Cancer. 2013;132(5):1133-45.

7 Dal Maso L, Torelli N, Biancotto E et al. Combined effect of tobacco smoking and alcohol drinking in the risk of head and neck cancers: A re-analysis of case-control studies using bi-dimensional spline models. Eur J Epidemiol. 2016;31(4):385-93.

第 2 章

头颈外科影像学

Salman Qureshi

1　引言

影像学检查是头颈甲状腺外科诊治过程的重要组成部分，有助于决定患者的治疗方案和手术范围。多学科讨论团队（MDT）可以很好地评估影像学检查。本章将讨论有助于临床医生诊治的主要影像学检查。

2　影像学方法

头颈外科医生常用的影像学检查总结在表2.1中。

表 2.1　头颈外科常用影像学检查方法

检查方法	优点
平片	● 可用于紧急情况下评估异物。
超声	● 用于评估颈部肿块，尤其是评估淋巴结、甲状腺和唾液腺。 ● 用于指导细针穿刺或活检。
CT	● 更适合显示骨骼/软骨细节。 ● 在肿瘤学中，主要用于诊断喉恶性肿瘤。 ● 在感染或急性炎症时可进行静脉造影。

续表

检查方法	优点
MRI	● 主要用于喉肿瘤以外的头颈部肿瘤。 ● T1图像信号特点包括脂肪高信号和液体低信号，T2图像则表现为脂肪和液体都是高信号。 ● 静脉注射钆剂可以改善肿瘤边缘的显像，而被常用于富含血管的肿瘤。可以通过造影剂评估黏膜边缘，特别适用于鼻咽部，因为它有丰富的血管供应。
核医学	● 给病人服用放射性同位素后，患者体内含辐射源，使用伽玛照相机可对其进行定位。然而获得的信息主要是功能性定位，而不是解剖学定位（可以通过CT进行定位补充）。 ● 它在甲状旁腺定位中特别有价值。 ● 正电子发射断层扫描（PET）用于肿瘤，尤其适用于评估未知的原发性和复发性肿瘤。

除了T1/T2加权图像（见表2.1），还有其他可用于磁共振成像（MRI）的序列。如果液体在图像上表现为亮的，脂肪则是暗的，这表明图像也可能是T2脂肪饱和或短T1反转恢复序列（STIR）。高分辨率T2图像（"重T2加权"序列）也可以有类似表现，因为除了亮的液体信号外，其余所有组织均为暗色。上述序列在头颈部常用于内耳道或MR涎腺造影以评估其导管扩张情况。

3 解剖分区

3.1 咽/咽黏膜间隙影像解剖学

头颈部肿瘤MDT通常包括任何颅外或眶外的头颈部恶性肿瘤，重点将放在上呼吸道和上消化道的鳞状细胞癌，尤其是咽部。当使用Harnsberger所描述的经典颈部间隙影像解剖学时，这属于咽黏膜间隙的范畴（表2.2）[1]。了解正常的影像解剖学将有助于了解这个空间，MRI是检查这个区域的关键技术手段。

表 2.2 Harnsberger 颈部间隙与其内容物和解剖关系

颈部间隙	内容物和解剖学
咽旁间隙	内含脂肪 无颅底孔 无肌肉、黏膜或淋巴结 相邻空间的侵占
咽后间隙	脂肪和淋巴结 – 舌骨上 仅脂肪 – 舌骨下 向下延伸至纵隔 鼻/口咽淋巴结引流
椎周间隙	脊柱，椎管 棘旁肌 神经 – 膈神经、臂丛神经 椎动脉
颈后间隙	胸锁乳突肌和斜方肌之间（Ⅴ区） 副神经
腮腺间隙	腮腺 经茎突乳突孔的面神经和分支 ECA 和下颌后静脉
颈动脉间隙	颈动脉和颈内静脉（IJV） 颅神经Ⅸ～Ⅻ（仅在舌骨下的迷走神经） 颈静脉孔/颈动脉管 – 主动脉弓
咀嚼肌间隙	4 块肌肉——咬肌、颞肌、翼内外肌 颅神经 V3 卵圆孔和棘孔
内脏周围间隙	舌骨下 甲状腺和甲状旁腺 颈部气管和食管 迷走神经分支

3.1.1 鼻咽

3.1.1.1 解剖

前缘为后鼻孔。后壁含有作为咽淋巴环一部分的腺样体，其会随着年龄的增长而缩小。从后外侧看，咽隐窝，也被称为 Rosenmuller 窝，可能是一个很难进行临床评估的区域，因为它被环状软骨所遮挡。然而，该区域可以通过影像学横切面很好地进行评估。咽鼓管咽口上方有一隆起部分称咽鼓管隆突，也称咽鼓管圆枕。腭帆张肌位于外侧，是鼻咽癌分期的重要分界点。

3.1.1.2 影像特征

鼻咽部影像学首选MR进行评估（图2.1）。黏膜表面在T2序列下呈现轻度强化。这种强化的任何增厚都会提示黏膜病变的可能性。通过腭帆张肌延伸到咽旁或咽后组织可以在MR上进行区分，特别是在综合使用脂肪饱和和非脂肪饱和技术增强后图像显示更佳。鳞状细胞癌（SCC）通常见于咽隐窝。

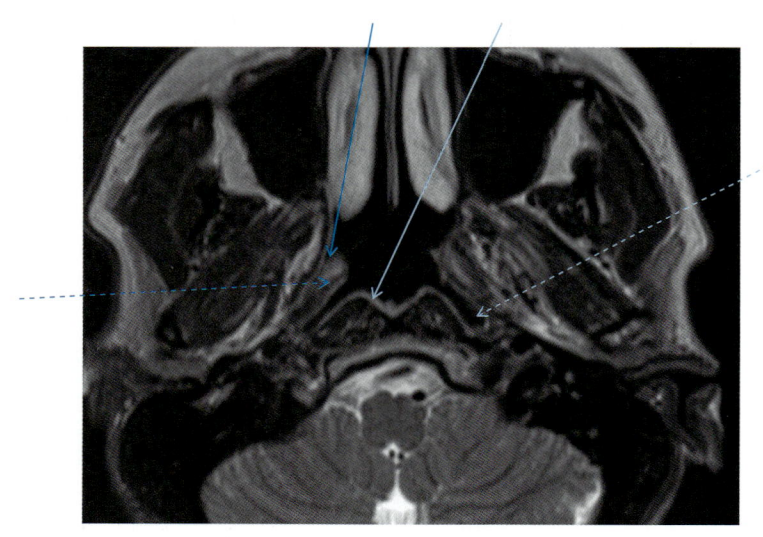

图2.1 颈部MRI T2轴向片显示了鼻咽的相关结构，包括咽鼓管圆枕（深蓝色虚线）、咽鼓管开口（深蓝色）和Rosenmuller窝（浅蓝色虚线）。注意正常黏膜边缘有一条细的高信号线（浅蓝色）。

3.1.2 口咽

3.1.2.1 解剖

口咽包含咽淋巴环的延续，包括腭扁桃体和舌根的舌扁桃体。前述结构由腭舌肌肌纤维构成的咽前柱（舌腭弓）分开。腭扁桃体通过咽后柱（腭咽肌）与咽后壁分开，咽后柱由腭咽肌的肌纤维构成。

3.1.2.2 影像特征

由于MR检查软组织的对比分辨率是最高的，因此，MR是口咽部的最佳检查方式。口咽黏膜具有与鼻咽相似的MR特征。腭和舌扁桃体中的淋巴组织在T2上呈轻度强化，其中一条暗带代表扁桃体柱（图2.2）。扁桃体鳞状细胞癌将表现出明显的增强，肿瘤可以通过咽壁扩展。可以在MR扫描上评估淋巴结转移情况（图2.3）。

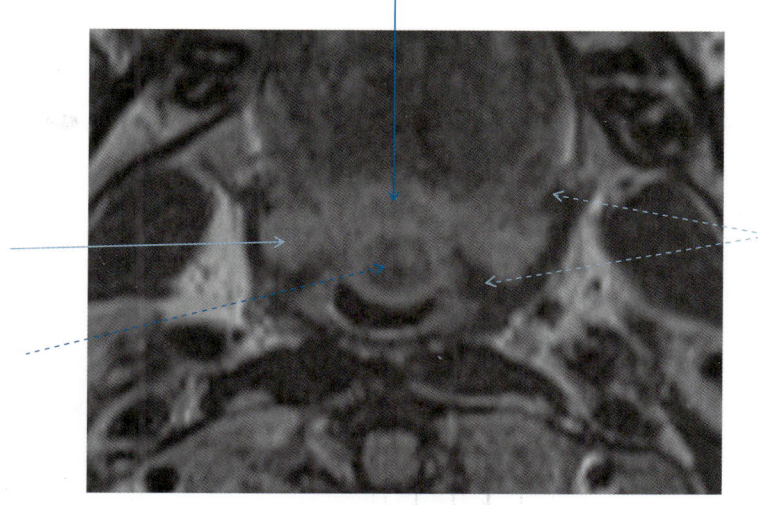

图 2.2 轴向 T2 颈部 MRI 显示正常口咽。腭扁桃体（浅蓝色）和舌扁桃体（深蓝色）呈轻度高信号，较暗的带代表扁桃体柱（浅蓝色虚线）。悬雍垂（深蓝色虚线）也标记出来了。

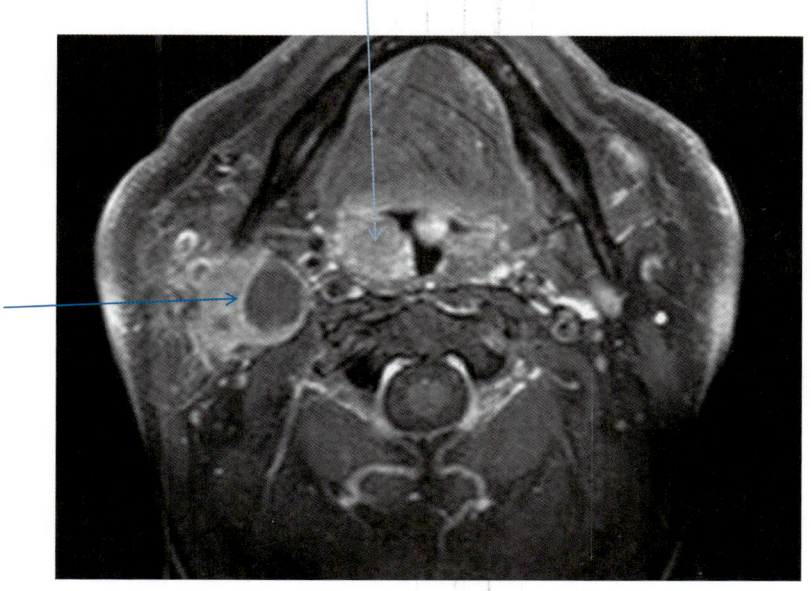

图 2.3 轴向 T1 脂肪与对比 MRI 颈部显示右侧腭扁桃体增大（浅蓝色），伴随同侧 II 区淋巴结（深蓝色）增大坏死，与鳞状细胞癌和淋巴结转移相一致。

3.1.3 下咽

下咽由三个解剖结构组成：

- 梨状窝：这是位于杓会厌襞后外侧的前外侧隐窝，梨状窝尖位于真声带水平。
- 咽后壁：口咽后壁的下延段。
- 环后区：咽和食道交界处。

MRI是首选检查方式，但由于下咽靠近喉部，也常用计算机断层扫描（CT）。下咽黏膜MRI特征与其他咽部分相似（图2.4）。MR和CT都可以评估肿瘤是否累犯到喉和软骨以及咽旁或会厌旁脂肪是否受累。然而，在怀疑软骨是否受侵犯时，必须考虑与年龄增长相关的脱钙。

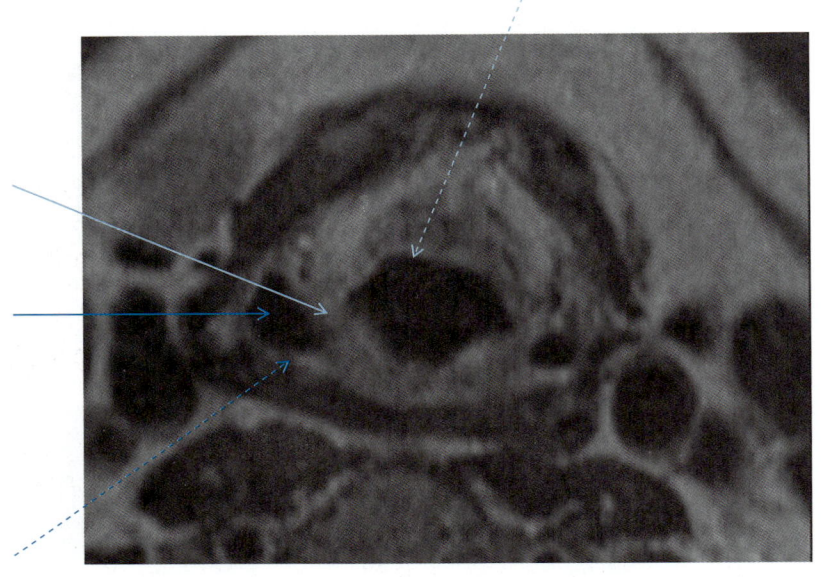

图2.4 轴向T2颈部MRI显示下咽位于声门上喉及会厌（淡蓝色虚线）的后方。梨状窝（深蓝色）位于杓会厌襞的后外侧（浅蓝色）和咽后壁的前部（深蓝色虚线）。

4 喉影像解剖学

CT通常是首选方式，主要用于抵消呼吸和吞咽引起的运动伪影的影响。CT对软骨侵犯的诊断敏感性较高，尽管快速MR序列的应用正在增加[2,3]。

声门上和声门下由声门（真声带）分开。有了合适的软骨图像，所有这些解剖亚区在CT上都得到了恰当的显示（图2.5）。

鳞状细胞癌的分期不能仅基于影像学，声带活动性也会影响肿瘤分期。声带活动受损将使局部肿瘤升级为T2期，同样，声带固定将升级为T3期（图2.6）。影像学上根据甲状腺软骨受累的深度来区分T3和T4期肿瘤（见第11章）。

声门上肿瘤更容易发生淋巴结转移。这主要是由于胚胎起源于富含淋巴管的颊咽部。这与来自气管支气管芽的声门下组织相反，后者仅有稀疏的淋巴管。

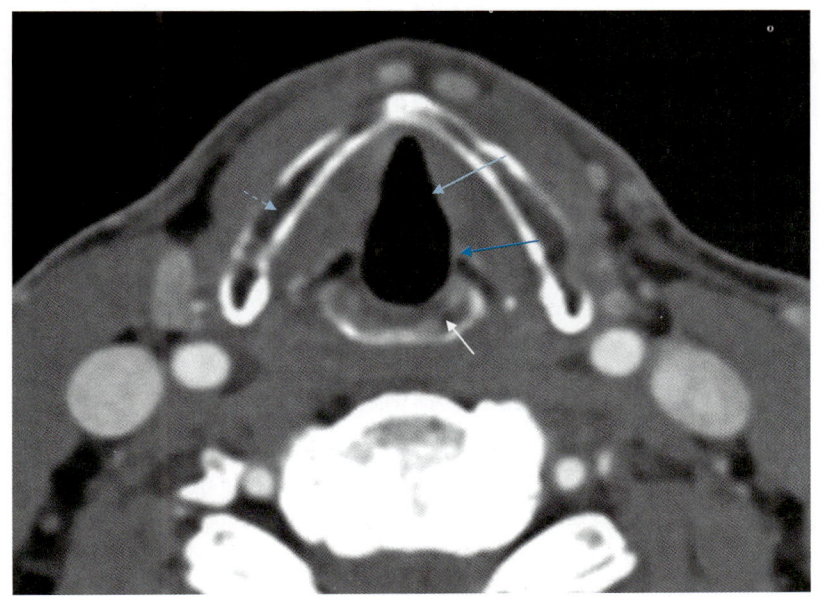

图 2.5 对比增强轴向 CT 显示真实声带的正常位置（浅蓝色）。注意附着在声带肌上的杓状软骨的声带突（深蓝色）。由于钙化高衰减，喉软骨显示良好，包括甲状腺（淡蓝色虚线）和环状软骨（白色）。

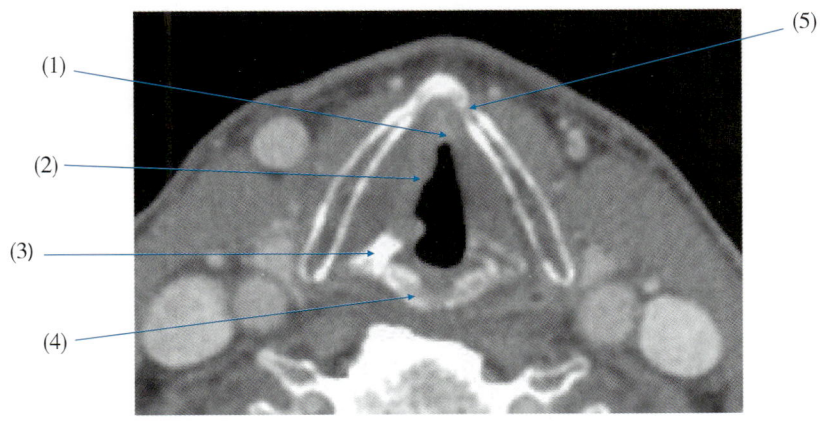

图 2.6 对比颈部双侧 CT 表现显示右侧声带的外生性病变（2），与鳞状细胞癌一致。累犯至前联合（1），对侧甲状腺软骨变薄（5），但这是由于脱钙，而不是恶性侵犯。环状软骨（4）完整，但同侧杓状软骨（3）硬化，这可能是肿瘤侵犯的迹象。

4.1 颈部间隙

影像学上，颈部被细分为九个颈部间隙，通常称为 Harnsberger 颈部间隙（表 2.2 和图 2.7）。

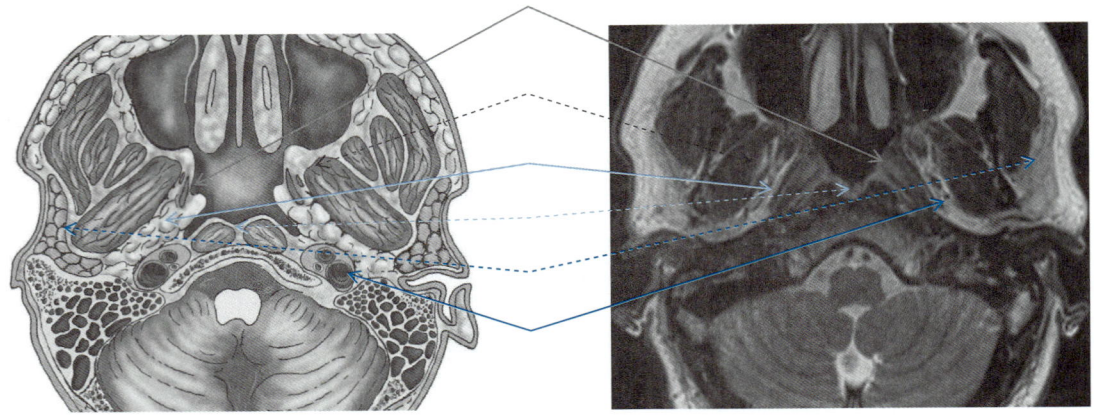

图 2.7 主要颈部间隙的解剖图和轴向 T2 MRI 扫描图的对应关系。鼻咽水平的咽黏膜间隙（灰色）。咀嚼肌间隙（黑色虚线）和翼肌组织。咽旁间隙（浅蓝色），含高强度脂肪。咽后间隙（淡蓝色虚线）。腮腺间隙（深蓝色虚线）。颈动脉间隙（深蓝色），包含血管和迷走神经。

4.2 颈部淋巴结

为了提供跨专业一致性，特别是在多学科团队中，标准颈部分区也用于影像学。1~6 区位于颈部，7 区代表上纵隔淋巴结。不包括在这些层面的其他头颈淋巴结包括腮腺、面部和咽后的[4]。

影像学上，两种横断面检查方法对评估颈部淋巴结的敏感性相似。对舌骨的识别可区分Ⅰ/Ⅵ区和Ⅱ/Ⅲ区淋巴结。对环状软骨的识别可区分Ⅲ区和Ⅳ区淋巴结。胸锁乳突肌的后缘可区分前面的Ⅱ、Ⅲ、Ⅳ区和后面的Ⅴ区淋巴结。

【正常淋巴结特征】

正常淋巴结呈典型的椭圆形。淋巴结评估涉及其短轴的测量，一般正常大小为 10mm。超过此范围的短轴增大提示淋巴结病变。然而，这在不同的层面上是不同的。例如，在短轴上测量 9mm 的 1a 区节点是可疑的，而在 2 区中，在短轴上测量 12mm 的稍大淋巴结可能仍然在该特定级别的可接受范围内。

超声有助于进一步评估可疑淋巴结（除咽后组外的所有组）。超声检查的优点是可以提供淋巴结的高分辨率内部结构。典型的良性超声结节特征包括：

- 卵圆形形态
- 高回声淋巴门
- 门型血流
- 短轴＜1cm

缺乏这些特征应怀疑存在淋巴结病变。超声还有一个优点，就是可以通过细针抽吸直接采样，甚至在影像引导下进行活检。

5　正电子发射断层扫描（PET）

PET扫描利用放射性示踪剂来识别代谢活动。放射性示踪剂是用少量放射性物质标记的分子，以便在扫描中识别。最常用的放射性示踪剂是18-氟脱氧葡萄糖（^{18}FDG），它本质上是一种放射性葡萄糖，被细胞吸收并用作能源。代谢率增加的细胞吸收更多的^{18}FDG，并在PET扫描中表现出浓聚。PET扫描的分辨率较低，但可以与CT扫描融合成像，因此所有扫描都可以一起解释。PET扫描所显示的浓聚可能是由于癌症（癌细胞的代谢率和糖酵解率增加）、感染或炎症所致。

在头颈部恶性肿瘤中，PET扫描用于评估对非手术治疗的反应（例如，同时放化疗治疗的口咽鳞状细胞癌），或检测隐匿性颈淋巴结转移、远处转移或寻找原发肿瘤，应在治疗后至少3个月进行。发现原发部位或淋巴结转移瘤的残余浓聚灶应引起对残余肿瘤的怀疑。PET-NECK试验确立了对口咽鳞状细胞癌非手术治疗后患者进行PET-CT引导监测的可靠性[5]。PET-CT扫描阴性的患者可以放心，他们对治疗有完全的反应（即PET-CT具有很高的阴性预测价值）。治疗后颈部淋巴结的PET-CT扫描结果不明确的患者可以进行颈清扫或重复PET-CT随访，或进行超声引导下细针穿刺细胞学检查（USS-FNAC）以确认恶性肿瘤。PET-NECK研究（和其他研究）表明，治疗后PET-CT扫描不明确的患者有大约20%的颈部淋巴结残留癌的风险[5,6]。这类似于其他头颈癌中用于决定是否选择性治疗颈部淋巴结的标准风险阈值[7]。

【注意事项】

- PET扫描前需要禁食4～6小时。
- 扫描前24～48小时必须避免剧烈运动。
- 扫描时，建议血糖<11.1mmol/L。

6　甲状腺

甲状腺恶性肿瘤的不同组织学亚型见第6章。了解甲状腺结节的评估是了解不同亚型的影像学特征的基础，这在很大程度上取决于超声的使用。英国甲状腺协会（BTA）指南制定了基于超声的分级系统（表2.3）[8]。

表 2.3 BTA 甲状腺结节超声分类

分类	定义	表现
U1	正常	
U2	良性	a. 有光晕的等回声/轻度高回声 b. 囊变 ± 响铃征（胶体） c. 微囊/海绵状 d. 外周蛋壳样钙化 e. 边缘血管型
U3	不确定	a. 均匀、明显高回声、实性、光晕 b. 低回声、模糊回声灶、囊性变 c. 中央/混合血管型
U4	可疑	a. 实性低回声 b. 实性，低回声 c. 周围钙化中断，低回声 d. 分叶状轮廓
U5	恶性	a. 实性、低回声，分叶状、轮廓不规则、微钙化 b. 实性、低回声，分叶状、轮廓不规则、球状钙化 c. 结节内多血管形成 d. 纵横比＞1 e. 相关淋巴结病变

资料来源：Perros P et al. Clin Endocrinol (Oxf). 2014；81 (Suppl 1)：1-122.

超声还具有同时能进行细针抽吸的优点。传统上，核医学在确定所谓的"热"和"冷"结节的存在方面发挥了作用（在医疗管理中仍保留一些作用），但随着BTA指南的出现，功能成像在评估潜在恶性肿瘤方面的作用有限[5]。但PET上偶发的FDG阳性甲状腺结节除外。在一些研究中，这些患者有高达40%的恶性风险，因此需要进行活检，包括细针抽吸和可能的诊断性甲状腺切除术[9,10]。

横断面成像在甲状腺结节评估中的作用有限。然而，CT在甲状腺肿的术前评估中都很有用，可以检查胸骨后甲状腺肿、气管偏斜和气管压迫。

6.1 分化型甲状腺癌

分化型甲状腺癌包括乳头状癌、滤泡癌。这些的成像遵循BTA结节评估指南[8]的基本原则。除了原发性病变评估外，超声还具有细针抽吸组织学评估的优势。

此外，超声还可以评估淋巴结转移情况。这对于MDT中讨论的后续治疗计划至关重要。

横断面成像（MR或CT）有助于评估邻近结构的侵犯，尤其是气管，并有助于评估胸骨后范围。然而，在进行CT检查时，重要的是在不使用碘对比剂的情况下进行扫描，因为使用碘对比剂可能会延迟放射性碘治疗。

6.2 髓样癌

结节评估应遵循BTA关于分化型甲状腺癌的指南。然而，髓样癌与2型多发性内分泌瘤（MEN）有关。这涉及系统成像以评估MEN2型，例如诊断嗜铬细胞瘤的存在。核医学，如奥曲肽闪烁扫描可以帮助评估MEN 2型。

6.3 未分化癌

未分化癌在临床上表现为快速增长的甲状腺肿块。对于未分化亚型，横断面成像是有用的。CT可以显示肿瘤的范围以及邻近结构的侵犯，尤其是气管。钙化是常见特征。CT表现为不均匀强化伴低强化坏死。

6.4 甲状腺淋巴瘤

甲状腺淋巴瘤临床表现可能与未分化癌相似，但预后要好得多。CT成像将显示甲状腺肿块。然而，未分化癌和淋巴瘤之间的放射学差异在于后者的衰减特征和增强更均匀，钙化和坏死很少见。此外，淋巴瘤相对而言较少侵犯相邻结构，不是侵犯它们，而往往会绕过或包围它们。

7 甲状旁腺

许多中心采用双重方法，这包括进行超声检查以确定甲状腺周围区域的甲状旁腺腺瘤，再结合核医学试验，可确认腺瘤的存在和潜在位置。最常用的同位素是^{99m}Tc甲氧基异丁基异腈。这将允许在手术期间采用重点突出的方法。

最近的技术包括使用所谓的4D-CT。这涉及在同一坐标进行三次扫描，包括上胸部。第一次扫描是非对比扫描，然后进行动脉相位对比扫描，最后完成延迟相位。该理论涉及甲状旁腺腺瘤的相对快速衰减，因此在动脉期扫描中衰减最高。这可与其他结构（如淋巴结）进行区分[11]。

胆碱PET-CT使用基于胆碱的放射性示踪剂来定位甲状旁腺腺瘤。它显示出良好的效果，具有高灵敏度和高检出率[12]。对难以定位的病例或需要重复手术的患者，这些方法的组合可能是最好的方法，而不是考虑一种优于另一种。对于诊断困难的案例使用针对性的辅助检查方案是可取的[13]。

在核医学或横断面成像无法定位甲状旁腺腺瘤的情况下，可采用影像引导下的介入方法进行甲状旁腺静脉取样。这包括对股静脉进行插管，并从与每个甲状旁腺密切相关的静脉中采集血液。甲状旁腺激素水平最高的静脉被认为可指示腺瘤的位置[14]。然而，由于可疑检查后的手术干预往往涉及四个甲状旁腺探查，术后持续性甲状旁腺功能亢进的静脉取样往往保留用于再次手术。

参考文献

1. Harnsberger HR, Glastonbury CM, Michel MA, Koch BL. Head and Neck. 2nd ed. Lippincott Williams & Wilkins; 2010.
2. Adolphs AP, Boersma NA, Diemel BD et al. A systematic review of computed tomography detection of cartilage invasion in laryngeal carcinoma. Laryngoscope. 2015;125:1650–5.
3. Kuno H, Sakamaki K, Fujii S et al. Comparison of MR imaging and dual-energy CT for the evaluation of cartilage invasion by laryngeal and hypopharyngeal squamous cell carcinoma. AJNR Am J Neuroradiol. 2018;39:524–31.
4. Gregoire V, Ang K, Budach W et al. Delineation of the neck node levels for head and neck tumors: A 2013update. DAHANCA, EORTC, HKNPCSG, NCIC CTG, NCRI, RTOG, TROG consensus guidelines. Radiother Oncol. 2014;110:172–81.
5. Mehanna H, Wong WL, McConkey CC et al. PET-CT surveillance versus neck dissection in advanced head and neck cancer. N Engl J Med. 2016;374:1444–54.
6. Slevin F, Subesinghe M, Ramasamy S, Sen M, Scarsbrook AF, Prestwich RJ. Assessment of outcomes with delayed (18)F-FDG PET-CT response assessment in head and neck squamous cell carcinoma. Br J Radiol. 2015;88:20140592.
7. Weiss MH, Harrison LB, Isaacs RS. Use of decision analysis in planning a management strategy for the stage N0neck. Arch Otolaryngol Head Neck Surg. 1994;120: 699–702.
8. Perros P, Boelaert K, Colley S et al. Guidelines for the management of thyroid cancer. Clin Endocrinol (Oxf). 2014;81 (Suppl 1):1–122.
9. Chun AR, Jo HM, Lee SH et al. Risk of malignancy in thyroid incidentalomas identified by fluorodeoxyglucose-positron emission tomography. Endocrinol Metab (Seoul). 2015;30:71–7.
10. Bertagna F, Treglia G, Piccardo A, Giubbini R. Diagnostic and clinical significance of F-18-FDG-PET/CT thyroid incidentalomas. J Clin Endocrinol Metab. 2012;97:3866–75.
11. Chazen JL, Gupta A, Dunning A, Phillips CD. Diagnostic accuracy of 4D-CT for parathyroid adenomas and hyperplasia. AJNR Am J Neuroradiol. 2012;33:429–33.
12. Broos WAM, van der Zant FM, Knol RJJ, Wondergem M. Choline PET/CT in parathyroid imaging: A systematic review. Nucl Med Commun. 2019;40:96–105.
13. Amadou C, Bera G, Ezziane M et al. 18F-Fluoro-

choline PET/CT and parathyroid 4D computed tomography for primary hyperparathyroidism: The challenge of reoperative patients. World J Surg. 2019;43:1232–42.

14. Taslakian B, Trerotola SO, Sacks B, Oklu R, Deipolyi A. The essentials of parathyroid hormone venous sampling. Cardiovasc Intervent Radiol. 2017;40:9–21.

第 3 章

围手术期问题

Gordon A. G. McKenzie and David J. H. Shipway

1 引言

外科手术的人口统计学数据正在发生巨大的变化。到2050年，80岁及以上的人数预计是2015年的3倍[1]。高龄与术后不良结果密切相关，虽然年龄可能是一个独立的风险因素，但不确定的是，是否衰老的相关后遗症才是真正的原因。最近，人们的兴趣更密切地集中在与年龄相关的不利特征上。这些包括：

- 共病和多重疾病（三种或三种以上并存疾病）
- 不良功能状态（依赖程度）
- 虚弱（稍后讨论）[2]

不具备这些特征的老年患者可以被认为具有较低的生理年龄，因此风险较低。

在老年肿瘤患者中，根治性手术是头颈部和甲状腺癌的一种重要的治疗方式，但制订决策和围手术期护理对外科医生来说充满了挑战。人们越来越认识到，老年外科病人经历的许多围手术期并发症实际上是各个科室都存在的问题，并不一定与具体的某种外科手术有关。根据这一观察结果，由老年病医生主导的术前优化和前瞻性主动干预的成功模式写进了权威指南[3-5]。这些治疗模式可能代表了一种未来的外科模式，通过外科与医疗团队之间加强合作，外科相关培训的问题可以得到解决[6]。目前，围手术期医学仍然由手术团队负责，并得到了围手术期医生的支持，其中大多数仍是麻醉师。

2　医疗合并症的管理

年龄不应成为耳鼻喉外科手术的禁忌证。对于癌症手术，年龄、患者的身体状况和肿瘤生物学行为应与肿瘤、围手术期和长期的美容、功能和生活质量结果一并考虑。例如，也需要考虑提供气管造口术和肠内喂养管护理的能力[7]。

肿瘤根治性切除术后的微血管重建方案，如全喉切除术，增加了老年患者并发症的风险[7]。此外，根治性颈清术后肩部活动能力的降低与年龄[8]有关，这说明有必要考虑老年患者合并功能不良的问题。

当考虑为一个患者做手术时，患者的身体状况决定了患者的生存、恢复和最终能否从手术中受益的能力。根据成人共病评估第27条意见，共病负担的增加预示着更差的生存、功能和生活质量，以及围手术期并发症的更高风险。因此，准确的共病数据收集是风险咨询和未来外科肿瘤研究的必要条件[9]。美国麻醉医师协会（ASA）评分4～5级与甲状腺手术后非手术并发症增加存在独立相关，在一个研究中达到19%。尽管专科中心的死亡率不高，但甲状腺手术的住院时间随实际年龄增加呈线性增加[10]。

尽管快速发展的医学研究已经淘汰了一些观点[11]，2016年英国头颈癌（HNC）治疗前临床评估指南仍有权威的推荐[9]。本文中引用的其他指南也可用于追踪未来的有效性。

2.1　心血管疾病

对于术前心血管疾病的评估和干预措施，理想情况下应由外科多学科团队（MDT）、心脏病专家、麻醉师以及可能在术后住院管理中发挥作用的围手术期老年医学专家（如有）共同决定。为了简明扼要，现从权威指南中总结了以下明确的建议。

2.1.1　术前风险评估

围手术期发生心肌梗死或心脏骤停的风险可由年龄、手术类型（表3.1）、功能状态（即依赖程度）、ASA分级和血清肌酐独立预测。可以使用Gupta围手术期心脏风险计算器（http://www.surgicalriskcalculator.com/miorcardiacar-rest）计算风险，并可以告知围手术期是否继续使用抗血小板药物的决定，其中的常规做法可能是建议暂时停止使用[12]。

2.1.2　高血压

非紧急手术应推迟到血压控制在160/100mmHg以下再进行。中度高血压伴靶器官损伤患者围手术期发生重大心血管事件的风险较高,因此需要咨询专科医生。高血压的术前优化策略建议使用已有的指南[13]。专科医疗团队的预评估服务可以实现更快的优化和防止延误手术时机。

表3.1 手术类型与心血管风险

低风险（＜1%）	中风险（1%～5%）	高风险（＞5%）
浅表手术	头颈手术	涉及食管切除的头颈手术
甲状腺手术		
重建手术		

来源：Modified from 2014 ESC/ESA guidelines, Kristensen SD et al. Eur Heart J. 2014;35(35):2383-431.

2.1.3 器质性心脏病

所有已知或怀疑有心脏瓣膜病的头颈部手术患者,术前应行静息超声心动图检查[12]。

2.1.4 缺血性心脏病

所有有以下危险因素的头颈部手术患者,术前均应行静息心电图检查：

- 年龄＞55岁
- 缺血性心脏病（IHD）
- 心力衰竭,中风
- 短暂性脑缺血发作（TIA）
- 血清肌酐＞170μmol/L［或肌酐清除率＜60ml/（min·1.73m^2）］
- 糖尿病,需要胰岛素治疗

心脏功能差且手术风险高（表3.1）的病人,如不能爬两层楼梯（少于4个代谢当量）以及有3个或更多的危险因素者,应该接受耐力测试[12]。

冠状动脉内放置支架的患者需要使用抗血小板药物以降低支架血栓形成和心肌梗死（MI）的风险,直到支架成功进行内皮化。既往经皮冠状动脉介入治疗（PCI）和支架植入术的类型决定了双重抗血小板治疗（DAPT）的最短推荐持续时间,因此可能会影响择期手术的时机。在这些时间范围内停止DAPT意味着围术期支架内血栓形成和急性心肌梗死的风险增加,以下与心血管死亡率大幅增加相关：

a. 裸金属支架（30天）；
b. 药物洗脱支架（3～6个月,取决于使用的产品）；
c. 球囊血管成形术（2周或以上）[11]。

一般来说,冠状动脉造影和术前冠状动脉重建术的适应证与非手术治疗一致。如果出现过近期的心肌梗死或需要做冠状动脉介入治疗应与心脏病学专家进行讨论,因为草率决定进行心脏介入手术或延迟手术［即使在头颈癌（HNC）的情况下］的风险可能比围术期缺血[12]的风险还大。目前的证据表明，术前无症状IHD的预防性冠状动脉介入治疗不能改善手术结果，因此，不提倡在临床研究的情景之外使用它。

2.1.5 心律失常

现有的抗心律失常药物应在围手术期继续使用，包括在手术当天上午，至少在麻醉前2小时用小口水服用（见"围手术期药物管理和处方"部分）。

术中在起搏器或导线30cm内使用电刀可能会干扰永久性起搏器功能，这需要在手术前一年内进行电池和阈值检查。安装有起搏器的患者应在手术前转到心脏起搏器服务部门，以确定是否需要重新编程以允许使用电刀。依赖起搏器的病人可能需要在手术过程中在起搏器附近的皮肤上放置一块磁铁，使其设备变得无感应。植入式心律转复除颤器设备必须在术前停用，术中持续监测，并在术后通过心脏起搏服务重新激活[9,12]。

2.1.6 心力衰竭

虽然晚期心力衰竭是围手术期并发症增高的一个重要原因，但对晚期心力衰竭的不良预后认识不足。50%的严重心力衰竭或病因无法治疗的心力衰竭患者将分别在1年或4年内死亡，围手术期风险高于单纯IHD。新发或控制不良的心力衰竭需要术前优化措施。在没有禁忌证的情况下，应在手术前开始使用血管紧张素转换酶（ACE）抑制剂和β受体阻滞剂。右心衰的围手术期风险高于左心室衰竭，因为肺动脉高压患者对麻醉来说是一个重大的挑战。可建议术后转重症监护治疗[9]。

2.2 呼吸疾病

吸烟是头颈癌一个确定的危险因素，术前随时戒烟可改善预后[14]。延长认知行为治疗、咨询和药物治疗相结合似乎是有效的[15]。头颈癌合并未确诊的慢性阻塞性肺疾病（COPD）很常见，术前应对其进行优化措施（方框3.1）。怀疑或未确诊的COPD是术前要求进行肺功能测定的几个适应证之一[16,17]。

指南[17]建议接受头颈部手术的患者需要围手术期干预，以减少术后肺部并发症发生率。高风险患者（COPD，年龄＞60岁，ASA 2级或以上，功能依赖或心力衰竭）可能受益于术后深呼吸练习或激励肺活量测定。

国家指南不提倡常规进行胸片检查，许多头颈癌手术患者需要分期进行胸部成像[18]。血氧饱和度低于93%的患者应进行动脉血气分析以监测缺氧和高碳酸血症的情况。如前所述，确定右心疾病和肺动脉高压是必要的，因此可能需要做超声心动图检查。存在缺氧、高碳酸或肺心病以及第一秒用力呼气容积（FEV$_1$）＜25%的患者与术后呼吸衰竭密切相关。

> **方框3.1　呼吸系统的术前优化策略**
>
> - 戒烟和术前肺部康复
> - 痰采样，以便为术后肺炎制订抗生素方案
> - 对于下呼吸道感染期间或刚痊愈的患者，推迟手术
> - 根据既定的治疗方案和类固醇反应试验来优化中、重度呼吸疾病的支气管扩张剂治疗
> - 优化持续正压（CPAP）面罩安放方式，并提前预测任何术后解剖变化
> - 计划在围手术期将吸入器改为雾化器

来源：Adapted from Robson A et al. J Laryngol Otol. 2016;130（S2）:S13-S22.

阻塞性睡眠呼吸暂停（OSA）是一种重要的合并症，肥胖患者应使用已验证的评分（如Epworth Scale和STOP-BANG）[19]进行OSA筛查。术前应进行诊断性睡眠测试，制定麻醉方案、气道管理、拔管方案和术后通气支持[20]。

对于已知或疑似OSA或有明显肺动脉高压、心衰或明显舒张功能障碍[9]的患者，建议术后住院治疗。

2.3　精神和认知障碍

2.3.1　认知障碍和痴呆

已有认知障碍的患者发生术后谵妄（POD）的风险明显升高，对于老年患者，已知或疑诊为认知障碍或痴呆的患者[5]，应考虑术前进行认知筛查。如果对于认知筛查工具没有达成共识，各个中心必须在测试敏感性和实用性（如完成认知筛查所需的时间）之间取得平衡。在明确怀疑患者有认知障碍的情况下，蒙特利尔认知评估通常被用于评估认知障碍的严重程度[21]。手术的知情同意要求患者能对治疗做出决定的心智能力（方框3.2）。在英国法律中，如果没有行为能力，也没有法律上指定律师代表患者做出决定，根据《精神行为能力法》（2005）[22]，MDT必须做出最佳获益决定。痴呆是一种预后有限的晚期疾病，在目前缺乏有效治疗方法的情况下，应寻求围手术期老年医学专家的建议，以确定预后以及手术干预的绝对风险和益处。

在预评估临床中发现的未确诊的认知功能障碍或痴呆需要术前调查可逆原因的检查如下（方框3.3）。

> **方框3.2　心智能力评估**
>
> 要表现出同意手术的心智能力，病人必须能够：
> 1. 理解提供给他们的信息
> 2. 能记住提供给他们的信息
> 3. 利用所提供的信息来权衡各种选择并做出决定
> 4. 清楚地表达他们的治疗选择
>
> 通常情况下，如果患者能够用他们自己的话描述他们的诊断、适应证、益处、风险和手术的替代方案，就可以证明这一点。

> **方框3.3　对认知障碍和痴呆的可逆原因的检测**
>
> - 血清B_{12}和叶酸水平
> - 甲状腺功能测试
> - 梅毒血清学检查
> - 神经影像学：硬膜下血肿、正常压力脑积水、脑瘤

2.3.2　卒中

头颈癌手术后围手术期卒中发生率接近5%，通常栓塞死亡率为26%。危险因素很大程度上反映了一般人群的特点，既往脑血管疾病史是一个强有力的预后不佳预测因素[23]。在可能的情况下，由于发生重大血管不良事件的风险较高，应将有卒中病史的头颈癌患者的手术推迟到3个月后进行。根据国家头颈癌指南[9]，过去一年内发生卒中的患者均应接受颈动脉多普勒检查，尽管国际指南推荐对6个月内发生卒中或TIA的患者行颈动脉和脑血管多普勒检查[12]。在可能的情况下，有症状的颈动脉疾病（在过去6个月内相应血管区域发生脑卒中或TIA）应推迟头颈手术。术前应重点优化的可改善的危险因素包括：继续抗高血压治疗和继续抗血栓或抗血小板治疗（见"围手术期药物管理和处方"部分）。在必须进行手术的情形下，要避免低血压，术中采取细致的护理来保护颈动脉血管[9]。

2.3.3　帕金森症

帕金森症与围手术期并发症增加和住

院时间延长相关。因为帕金森症患者运动障碍和深部脑刺激带来的运动伪影（潜在的磁共振成像禁忌）会给手术带来额外的挑战。为了避免围手术期并发症，如僵硬和运动迟缓（"关闭"状态），抗帕金森药物必须在严格的时间表下经肠内或肠外通路给药。当无法经胃肠道给药或胃肠道无功能时，应该通过鼻胃饲管给药，或将口服的抗帕金森药物改为经皮的罗替戈汀，建议术前向帕金森病专家咨询。应在术前有计划地替换单胺氧化酶B抑制剂（因为它可以与麻醉药物相互作用）[9,23]。

2.3.4　癫痫

癫痫可增加术后感染、急性肾损伤（AKI）和卒中的风险。围手术期发作风险与基线发作频率成正比，建议尽可能进行术前优化。围手术期药物管理在"围手术期药物管理和处方"部分被强调。其他围手术期注意事项包括迷走神经刺激器（MRI禁忌证）和生酮饮食控制（额外的生化监测）。围术期癫痫发生率为2%～6%，阿片类药物倾向于有促惊厥作用[23]。

2.4　内分泌代谢病

2.4.1　糖尿病

糖尿病的术前控制欠佳与手术后的多种不良结果相关。术前糖化血红蛋白检测反映过去3个月内的血糖控制水平。围手术期糖化异常往往发生在HbA1c>69mmol/mol的病人，并与手术部位感染、术后并发症、重症监护入院和住院患者死亡率的增加有关。只要有可能，这些患者和那些有低血糖风险的患者应该在术前由糖尿病专家优化其药物治疗方案。然而，糖尿病控制不佳的围手术期风险必须与手术延误的风险相平衡，特别是在头颈癌[9]的情况下。

围手术期血糖水平最好维持在6～12mmol/L以内。指南[25]建议手术当天血糖维持在适当的水平，但应提供"优先级"手术，并由糖尿病专家提供相应支持。在患者存在周围血管疾病和糖尿病神经病变等共存病的情况下，建议谨慎使用抗静脉血栓丝袜。管理策略可能很复杂，应该遵循当地的指导方针。图3.1为围手术期[25]高血糖的处理方案。

围手术期管理的关键考虑因素是现有的血糖控制水平（糖化血红蛋白）、糖尿病类型、饥饿期、手术时间和术后预测的自我管理能力。方框3.4列出了静脉胰岛素输注的要点。对于血糖控制不良且有明显心肾糖尿病并发症的患者，可能需要考虑术后住院治疗[25]。

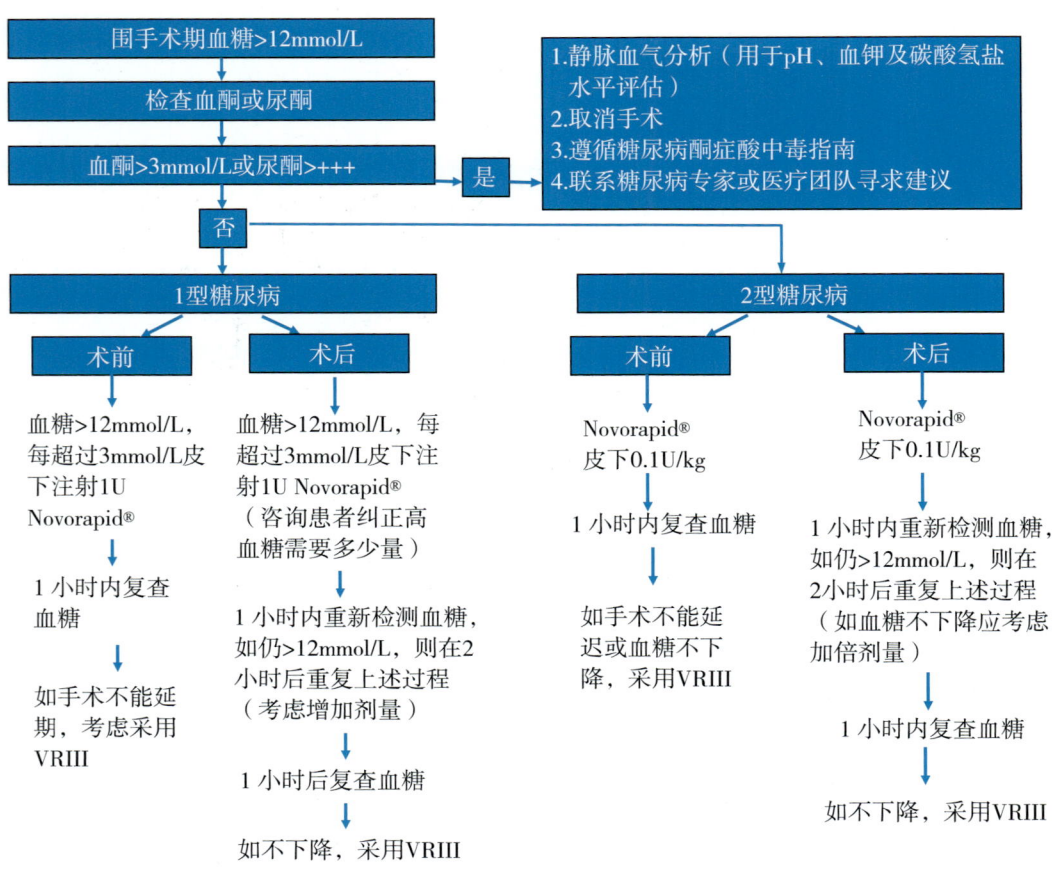

图 3.1 高血糖的围手术期处理方案

> **方框3.4 胰岛素可变速率静脉输注（variable rate intravenous insulin infusion，VRIII）要点**
>
> ● 以前称为"滑动刻度"（建议避免使用这个模糊的术语）
>
> ● VRIII适应证
>
> 　　- 预期饥饿期较长（即错过两顿或两顿以上正常饮食）
>
> 　　- 失代偿性的糖尿病
>
> ● 推荐的VRIII液体处方
>
> 　　- 5%葡萄糖，0.45%盐水，0.15%或0.3%钾
>
> ● VRIII期间至少检查
>
> 　　- 每小时血糖

续框

- 每日电解质
- 采用VRIII时使用的现有糖尿病药物
  - 短效胰岛素（如NovoMix）：在正常饮食前停用
  - 中效胰岛素（如Humulin I）：在正常饮食前停用
  - 长效胰岛素（如Lantus, Levemir或Tresiba）：继续80%的正常剂量（减少VRIII停止时的反弹性高血糖风险）
  - 非胰岛素类药物：停止所有药物直至正常饮食
- GLP-1类似物（如exenatide）需正常服用

2.4.2 甲状腺疾病

轻度甲状腺功能减退与术后谵妄（POD）和肠梗阻相关，尽管选择性手术通常被认为是安全的。更严重的甲状腺功能减退可能需要推迟非紧急的择期手术，并进行甲状腺激素替代治疗（表3.3）。在需要紧急或急诊手术的情况下，出现严重的甲状腺功能减退（如黏液水肿、昏迷或心力衰竭），围手术期需要静脉注射碘甲状腺原氨酸钠和皮质类固醇治疗[26]。

甲亢危象是甲亢患者围手术期要管理的最重要的危险因素。这种罕见的并发症的特点是谵妄和发热，潜在的威胁生命的血流动力学不稳定。术前用β受体阻断剂可预防围手术期甲亢危象。中度或重度甲亢患者择期手术应推迟到甲状腺功能正常时。如果是紧急手术，需要用抗甲状腺药物（如丙基硫氧嘧啶）和β受体阻断剂进行药物治疗。也可能需要皮质类固醇[26]。

2.4.3 维生素D缺乏症

维生素D不足和缺乏症在普通人群中很常见。维生素D缺乏症似乎与多种不良手术结果相关，并可能影响癌症患者的术后康复和虚弱状态[27,28]。术前维生素D矫正尚未被证明可以改善围手术期预后，但对虚弱的老年人术后康复有益处，因此建议使用[29]。

2.4.4 贫血

贫血对手术结果有不利影响，其影响与贫血严重程度成正比。贫血也可能表明有重要的潜在共存疾病需要评估。对贫血的基本评估可以筛查确定引起贫血的原因（方框3.5）。铁缺乏可能预示着潜在的胃肠道恶性肿瘤，但在老年人的良性疾病（如血管发育不良）中也很常见。静脉注射铁剂（理想情况下术前>2周给予）可以改善骨髓功能，减少围手术期输血的需要。如果贫血很严重，理想情况下应在术前24~48小时内完成输血。其他在个别情况下可能很重要的一般策略包括改善促红细胞生成（如术前促红细胞生成素刺激剂）和尽量减少围手术期医源性失血量[9,30]。

> **方框3.5 术前贫血检查（贫血筛查）**
>
> - 铁的相关指标和铁蛋白
> - 肾功能（慢性肾病贫血）
> - B_{12}水平和叶酸水平
> - 溶血筛查（如果MCV升高）：网织红细胞（如果升高，则检测乳酸脱氢酶、胆红素、触珠蛋白，直接抗原测试）
> - 血涂片
> - 胃肠道内窥镜检查（如果有原因不明的缺铁性贫血：必须考虑有胃肠道肿瘤的可能性）
> - 严重贫血的原因尚未确定，可行骨髓穿刺活检

2.5 慢性肾脏疾病

慢性肾脏疾病是围手术期急性肾损伤（AKI）的危险因素。围手术期应注意监测体液平衡情况以维持足够的容量状态和灌注压，同时避免肾毒性药物和低血压对肾脏的损害，可以减轻（但不能消除）这种风险。接受肾替代治疗或实体器官移植的终末期肾功能衰竭患者，需要与肾脏病同时治疗。移植患者在围手术期通常会继续进行免疫抑制治疗，尽管围手术期感染或延迟伤口愈合的风险有中度增加。

2.6 慢性疼痛和肌肉骨骼疾病

慢性疼痛常见于65岁以上的患者，通常由肌肉骨骼疾病（如骨关节炎）和神经末梢疾病（如糖尿病）引起。术前疼痛处理不当会增加术后疼痛失控的风险。此外，长期使用阿片类药物的患者术后止痛剂剂量往往需要比未使用阿片类药物的患者所需的高2~4倍。先进的干预措施，如脊髓刺激器和鞘内药物输送系统，需要由专家疼痛小组介入围手术期管理[32]。

由于存在寰枢椎半脱位和由此导致的脊髓损伤的风险，所有类风湿关节炎患者

都应经资深放射科医师评估解读颈椎屈伸影像[9]。围手术期用药管理见"围手术期用药管理及处方"一节。

2.7 慢性肝病与酒精依赖

2.7.1 慢性肝病

头颈癌患者有多种肝功能不全的危险因素（包括酗酒），这本身就大大增加了围手术期发病率和死亡率的风险。一项大型研究[33]发现，6.8%接受头颈癌手术的患者显示出肝脏疾病的生化证据。头颈部大手术后，晚期肝病患者的30天围手术期死亡率为14.6%[33]。图3.2是慢性肝病术前筛查、风险分层和围手术期管理的指南[34-36]。

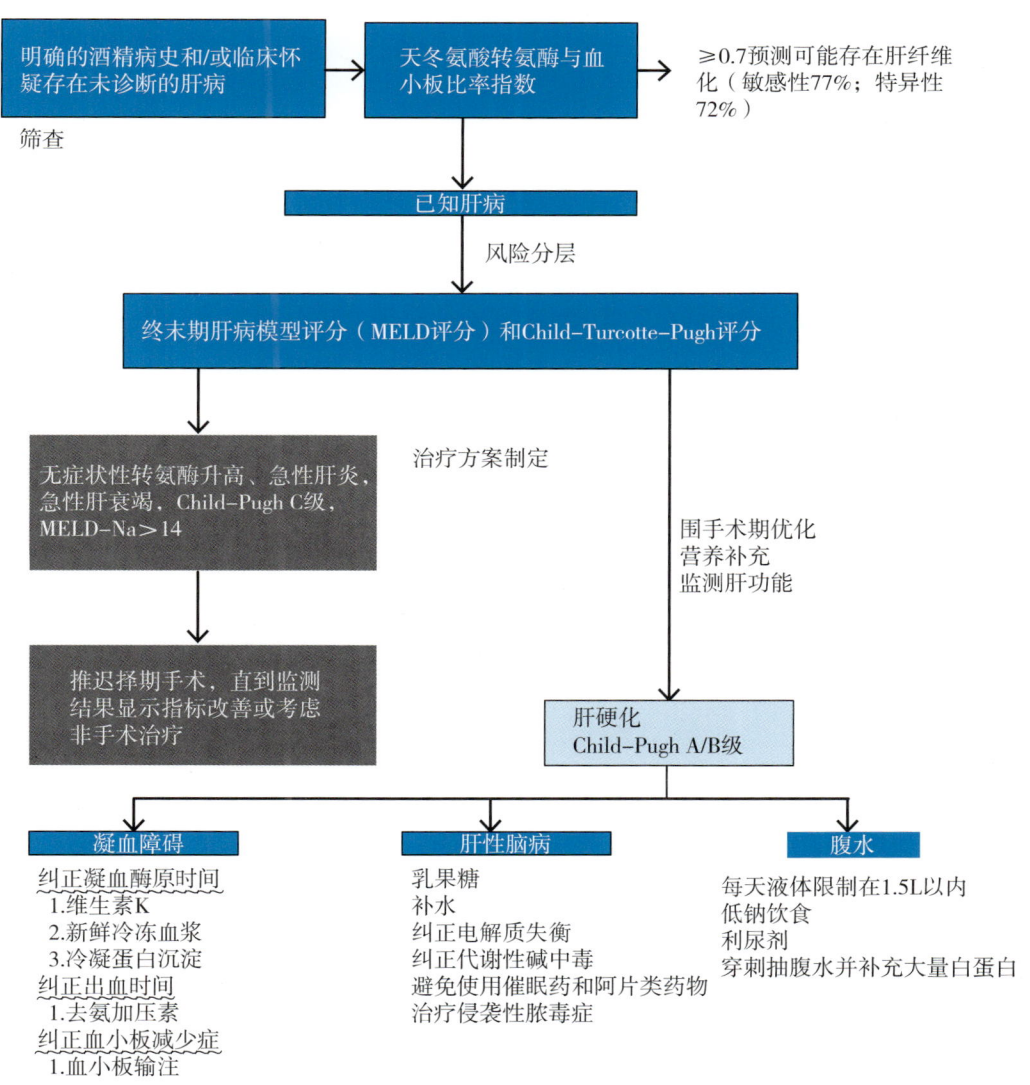

图 3.2 慢性肝病的术前筛查、风险分层和围手术期管理

慢性肝病患者的谵妄状态应引起对肝性脑病的怀疑，有必要尽早纠正诱因（如药物、感染、便秘）。其他考虑因素包括术后急性肾损伤监测、围手术期营养管理和计划性重症监护[37]。

2.7.2 酒精依赖

在接受重大头颈癌手术的患者中，酗酒的患者比例很高，这并不奇怪，因为酒精是被公认的头颈癌发病危险因素之一[38]。酒精依赖和酒精戒断症状与围手术期并发症的发生和住院时间延长有关[39]。各种筛查工具（如CAGE问卷）对酒精依赖者都有相应的限制。筛查可使患者在术前及时终止相应不良因素的影响，而且减少术前饮酒可降低术后并发症的发生率[40]。此外，筛查高危患者可提醒医疗机构进行围手术期营养补充，以预防韦尼克脑病和制订酒精戒断治疗的方案[5]。

2.8 精神疾病

抑郁常与焦虑并存，可能是共患疾病或潜在内分泌疾病的症状（例如继发于甲状旁腺功能亢进的高钙血症）。抑郁症在老年患者中很常见，并与术后感染、急慢性疼痛、谵妄和癌症死亡率的增加有关[41]。

建议围手术期进行抑郁症筛查[5]。常用的筛查工具包括患者健康问卷-9（图3.3）。得分10分或以上表示抑郁风险较高，敏感性和特异性为88%，提示适当转诊[42]。目前尚不清楚术前抑郁症治疗是否会影响手术效果[41]。建议在手术前慎重使用选择性5-羟色胺抑制剂等抗抑郁药，因这些药物与围手术期出血率增加有关。如果术前需要对抑郁症进行治疗，我们通常选择使用米氮平[43-45]。

2.9 营养学

由于吞咽功能障碍、危险因素（如酗酒）、癌症恶病质和直接影响上呼吸消化道的治疗，头颈癌患者普遍存在营养不良。此外，上呼吸消化道的良性疾病同样可能影响营养状态（例如咽囊肿）[46,47]。很多围手术期并发症（如伤口愈合延迟和感染性并发症）和死亡率与营养不良有关。指南建议在整个头颈癌护理过程中建议给予流食。建议使用主观全面评估等工具进行营养筛查，早期筛查干预有助于术前优化营养。如果预计管饲超过4周，建议进行胃造瘘术。有严重营养风险的患者应推迟大手术，以便在必要时给予10~14天的术前营养支持。为了能使头颈癌患者术后更快地康复，应着重考虑患者的术前碳水化合物负荷[46]。

在过去的 2 周内，你经常被以下任一问题困扰吗？
1. 对做事没什么兴趣或乐趣
2. 感到沮丧、失落，或非常绝望
3. 难以入睡或睡不着或睡得太多
4. 感到疲惫或没有精力
5. 食欲差或暴饮暴食
6. 感到沮丧，认为自己是失败者，让自己或家人失望了
7. 很难集中注意力，比如看报纸或看电视
8. 行动或说话太慢，以至于其他人可能已经注意到，或因烦躁而坐立不安
9. 认为死亡或者以某种方式伤害自己是解决方式

得分：
完全没有 = 0
几天 = 1
超过一半的时间 = 2
几乎每天 = 3
总计 = __/27

抑郁严重程度
0～4分：无；5～9分：轻度；10～14分：中度；15～19分：中重度；20～27分：重度

图 3.3　患者健康问卷 –9（PHQ–9）

2.10　老年综合征

2.10.1　虚弱

虚弱是一种临床综合征，其特征是一系列器官系统的生理储备减少。在75岁以上的外科患者中，虚弱与围手术期并发症、住院时间延长和术后死亡率增加明确相关[48]。虽然目前在围手术期的最佳筛查工具上没有共识，但有证据支持应对外科人群使用埃德蒙顿虚弱量表或临床虚弱量表进行筛查[29]。在头颈部手术中，回顾性使用改良虚弱指数评估的虚弱与Clavien-Dindo Ⅳ级并发症（尤其是喉切除术后）及死亡率的增加相关[49,50]。

2.10.2　肌肉减少症

肌肉减少症是虚弱综合征的一个重要组成部分，尽管它可能存在于没有确定虚弱的情况下。肌肉减少症是指肌肉质量、力量和整体活动能力下降；它与肿瘤预后不良、围手术期并发症增加、住院时间延长和术后死亡率增加有关。使用头颈部CT评估肌肉减少症可能有助于头颈癌手术患者的预后风险分层[51]。

2.10.3 跌倒

根据术前即出现过跌倒的情况可预测术后跌倒、功能依赖和围手术期并发症[52]。定时起坐试验可用于评估跌倒风险。坐立困难（或坐立时间不超过15秒）与跌倒风险高相关；术前接受理疗可能是有益的。术后跌倒可能会在出院后发生，患者在术后出现功能下降，建议体弱的老年患者进行风险评估[52,53]。

2.10.4 老年综合征的改善方案

建议术前确定虚弱情况，以进行风险评估和前瞻性护理计划。虽然筛查工具可以在风险预测中发挥重要作用，但通过综合老年评估（CGA）来进行虚弱综合征风险分层是最好的方法[29,49]。虚弱和肌肉减少症是可以改变的，并且在非手术队列中，虚弱是可逆的。然而，改造方案通常涉及多方面的干预，需要大量的时间和资源。运动计划和营养支持可以改善与虚弱相关的孤立参数，但围手术期CGA衍生的多组分干预措施改善围手术期结局的证据有限[27]。

2.11 术前检查

国家指南分级程序（表3.2）对常规术前检查提出具体合理化建议[18]。大多数甲状腺和重大头颈癌手术患者需要静息心电图和基本血液学检查（包括全血计数和肾功能检查）。心肺运动试验（CPEX）已证明对普外科病人重症监护、并发症、住院时间和死亡率具有预测能力[54]。

表 3.2 应进行常规术前检查的择期手术

小手术	中等手术	大手术或复杂手术
皮损切除术	（腺）扁桃体切除术	甲状腺切除术
		根治性颈清扫术

资料来源：NICE guidelines. Routine preoperative tests for elective surgery NICE guideline [NG45]（https://www.nice.org.uk/guidance/ng45；last accessed date 2020年2月14日）

3 围手术期药物治疗和处方

3.1 药物治疗

首先，由麻醉和手术带来的生理挑战和风险使我们必须在术前审查患者的长期用药情况。某些具有长期影响的药物在围手术期可能是有危害的，需要谨慎地管理（例如抗凝血剂、抗血小板药物、利尿剂、ACE抑制剂）。

其次，患多种疾病的老年患者存在体内药物累积，导致他们容易受多药物损害（5种或5种以上治疗性药物的联合用药）及其导致的后遗症（例如，药物相互作用、跌倒、住院和死亡）[55]。有证据表明多药物治疗可能与术后不良结果相关，尽管这是否为独立危险因素尚不确定[2, 56]。

尽管如此，术前药物审查有助于减少潜在的慢性病损伤并使不断增加的药物清单更合理化。这可能非常具有挑战性，因此，复杂的处方决策最好在围术期由外科医生和内科医生共同参与，根据患者的具体用药情况来制定。表3.3提供了一个循证指南供参考。表3.4和3.5分别涵盖了抗糖尿病药物和胰岛素的用药管理。

3.2 术后用药管理

3.2.1 致谵妄剂

方框3.6列出了围手术期常用并可能导致谵妄状态的药物。使用多种药物本身也会增加谵妄状态的风险，住院期间应定期审查药物表，以便在不再需要的情况下停药[74]。

3.3 镇痛

手术应激反应会增加疼痛，因此，建议术中使用局部麻醉进行镇痛，以改善术后疼痛，减少阿片类药物需求和谵妄[75]。老年手术患者需要在一定程度上根据世界卫生组织（WHO）的阶梯镇痛原则用药，因为他们对阿片类药物毒性的恐惧是一个值得关注的问题。然而，重要的是要意识到，不受控制的疼痛也是一个致谵妄的明确诱因，而且会妨碍活动和康复。因此，术后重度疼痛的管理可能具有挑战性，但又不得不予以关注（图3.4）[75, 76]。

方框3.6 术前和围手术期常用并可能会诱发或导致谵妄状态的药物

- 抗胆碱药物
  - 三环类抗抑郁药（如阿米替林）
  - 抗组胺药（如马来酸氯苯吡胺）
  - 抗毒蕈碱药（如奥昔布宁）
  - 解痉药（如丁溴东莨菪碱）
  - H_2受体拮抗剂（如雷尼替丁）
  - 止吐药（如苯甲嗪）
- 皮质类固醇（如泼尼松龙）
- 苯二氮䓬类（如安定）
- 镇静催眠药（如佐匹克隆）
- 鸦片类镇痛药（如吗啡）

表 3.3 常见手术的围手术期处方

药物类别（药品示例）	围手术期处理	如果肠内给药途径不可用，可选择	理论依据	注意事项	参考文献
α_2 受体激动剂（如可乐定）	继续，包括手术当天上午	可乐定透皮贴剂	漏服药物可能导致反跳性高血压		[57]
α 受体阻滞剂（如坦索罗辛）	继续，包括手术当天上午	不需要	可降低术后急性尿潴留，以至于不得不插导尿管		[58]
镇痛剂：慢性疼痛					
抗惊厥药（如加巴喷丁）	继续，包括在手术当天上午，并在口服途径可用时重新开始使用。如果必须停药，则需要缓慢减剂量，以避免戒断综合征	不需要	安全且与术后镇痛效果良好存在相关性	术前安排：与神志错乱相关的全血计数和电解质检测	[32]
抗抑郁药：三环类抗抑郁药（如阿米替林），选择性 5-羟色胺再摄取抑制剂（如合曲林），选择性去甲肾上腺素再摄取抑制剂（如文拉法辛）	继续，包括在手术当天上午，并在口服途径可用时重新开始	不需要	虽然 SSRIs 增加了出血风险，但如果停药可能会导致术后认知和精神症状增加	需关注 5-羟色胺综合征，尤其是与曲马多等药物合用时。如果术前用药是用于治疗精神疾病，可继续使用	
阿片制剂：缓释剂（如：硫酸吗啡控释片）	继续，包括在手术当天上午，并在口服途径可用时重新开始使用	使用换算表作为指南，估算阿片剂的每日口服总剂量，并将其换算为肠外等效剂量	对急性术后疼痛患者尽可能维持常规镇痛治疗方案，已可使用替代药物或用滴注的方式	在阿片类药物之间互换时，建议从总剂量 50% 以下剂量开始	
透皮贴剂（如芬太尼）	围手术期按常规视频率和剂量继续	不需要		不建议术后进行滴定镇痛。注意观察发热的副作用（吸收增加）	

续表

药物类别（药品示例）	围手术期处理	如果肠内给药途径不可用，可选择	理论依据	注意事项	参考文献
血管紧张素转换酶抑制剂（如雷米普利）和血管紧张素受体阻滞剂（如坎地沙坦）	一般在上午手术时可不用（但请参见注意事项）	很少需要静滴依那普利	术中有低血压风险	稳定性心力衰竭和左心功能不全患者应继续使用	[12]
抗凝剂 – 必须权衡危及生命的围手术期出血风险和血栓栓塞风险					
新型口服抗凝剂（如达比加群）	有出血风险：停药时间根据药物半衰期计算，通常为 24～36 小时；存在较高出血风险：停药时间根据药物半衰期计算，通常为 48～72 小时	请参阅注意事项	使用定义明确的"开/关"方式缩短半衰期	通常不需要使用普通肝素或低分子肝素进行围手术期桥接治疗	[59]
维生素K拮抗剂（如华法林）	术前5天停止使用，术前检查国际标准化比率（INR）应小于1.5	皮下低分子肝素（如果需要桥接治疗）	需要仔细权衡血栓栓塞风险和出血风险。如果血栓栓塞风险较大（如有金属支架置入），则使用治疗性低分子肝素桥接——术前24小时最后一次给药，并持续监测INR	通常不需要使用普通肝素或低分子肝素进行围手术期桥接治疗	[9]
抗糖尿病药物和胰岛素	综合降糖治疗 – 见表 3.4 和表 3.5	胰岛素可变速率静脉输注	将血糖维持在 6～12mmol/L 之间		[25]
抗癫痫药物（如丙戊酸钠）	继续，包括手术当天上午，并尽快使用	静滴可选方案 – 向神经病学专家咨询	旨在将药物血清水平降至最低 – 可能需要进行血清学监测		[23]

第 3 章 围手术期问题　43

续表

药物类别（药品示例）	围手术期处理	如果肠内给药途径不可用，可选择	理论依据	注意事项	参考文献
抗血小板药物					
阿司匹林	取决于适应证：PCI术后（见下文）- 通常可以继续使用，心血管风险二级预防 - 考虑继续使用，除非术中出血风险太高	静脉注射和直肠内给药 - 在心脏病学专家指导下使用	围手术期停用阿司匹林有可能导致急性心血管事件增加约10%	有关头颈部和甲状腺手术出血风险的数据有限；扁桃体切除术后出血增加了7倍；其他（主要是回顾性）研究显示出血率与严重程度相比要么无显著增加，要么显著增加	[11, 60–62]
P2Y$_{12}$抑制剂	见下文。如果在PCI窗口外，停药：术前氯吡格雷（5～7天），普拉格雷（7～10天），替格瑞洛（3～5天）	通常不需要	氯吡格雷可能增加甲状腺手术后血肿的风险		[61]
双重抗血小板治疗（DAPT；阿司匹林和P2Y$_{12}$抑制剂）	根据PCI的时间延迟非紧急择期手术（见正文），在其他情况下，患者、麻醉医生和心脏病专家之间需要达成共识	可用 - 在心脏病学专家指导下使用	出血风险和支架血栓形成的风险之间的平衡	对于紧急或急诊情况，支架血栓形成的风险可能高于出血的风险 - 考虑进行DAPT手术	[11, 63]
抗精神病药物（如奥氮平）	继续，包括手术当天	不需要	戒断可能引起精神病症状的复发	需要仔细监测和考虑5-羟色胺综合征和抗精神病药物恶性综合征	[64, 65]
β受体阻滞剂（如比索洛尔）	继续，包括手术当天	静脉注射美托洛尔、拉贝洛尔	心脏保护	也可考虑围手术期开始	[12]
钙通道阻滞剂（如氨氯地平）	继续，包括手术当天	通常不需要 - 暂停，直到经口途径可用	几乎没有证据表明持续服用会造成伤害，并且可能对心脏有保护作用		[66]

续表

药物类别（药品示例）	围手术期处理	如果肠内给药途径不可用，可选择	理论依据	注意事项	参考文献
地高辛	继续，包括手术当天	静脉注射地高辛	可能可以预防快速性心律失常	低钾血症可引起地高辛中毒	[12]
利尿剂（如呋塞米）	考虑手术当天早上的停用	静脉注射呋塞米	对术中低血压的担忧可能不像以前认为的那么严重		[67]
抗风湿药物：非生物制剂（如甲氨蝶呤）或生物制剂（如依那西普）	个性化决策-患者、专科医生和外科医生之间达成一致，必要时可继续使用非生物制剂，根据生物制剂的半衰期停止使用	静脉注射类固醇（如需要）	疾病发作风险与伤口愈合不良或感染风险的平衡	考虑是否需要应激剂量类固醇替代（见下文类固醇），也可用于炎症性肠病、银屑病、强直性脊柱炎、系统性红斑狼疮	[68]
H₂受体拮抗剂（如雷尼替丁）	继续，包括手术当天	静脉注射雷尼替丁	降低应激相关黏膜损伤和吸入性化学性肺炎风险	可能引起谵妄	[69]
激素替代疗法	大手术前停用4～6周	不需要	VTE风险增加		[70]
吸入性支气管扩张剂：短效β₂受体激动剂（如沙丁胺醇）；长效β₂受体激动剂（如沙美特罗）；抗胆碱能药物（如异丙托品）	继续，包括手术当天	如果不适合使用定量气雾吸入器，请更换雾化替代品	降低哮喘和慢性阻塞性肺疾病患者术后肺部并发症的发生率	一旦完全活动后重新使用。如果继续停用，需要弹性压力袜和普通肝素或低分子肝素	[71]
吸入性皮质类固醇（如倍氯米松）	继续，包括手术当天	如果不适合用定量气雾吸入器，则改为全身途径	保持最佳肺功能		

第3章　围手术期问题　　45

续表

药物类别（药品示例）	围手术期处理	如果肠内给药途径不可用，可选择	理论依据	注意事项	参考文献
白三烯抑制剂（如孟鲁司特）	继续，包括手术当天	无－当经口途径可用时恢复用药	停药后对哮喘控制的有益作用持续3周		[72]
左旋甲状腺素	继续，包括手术当天	静脉注射碘塞罗宁钠	左旋甲状腺素的半衰期为5～9天，因此漏服几天是可以接受的	仅在接受紧急或急诊手术的严重甲状腺功能减退患者中需要静脉注射治疗	[26]
锂剂	手术前72小时停药	无需－一旦血流动力学稳定、口服途径可用、电解质正常，即可恢复用药	围手术期锂中毒风险大于精神病复发风险	与精神病学讨论指导围手术期症状管理	[64, 65]
调脂药物（如他汀类药物）	继续，包括手术当天	无可用－一旦口服途径可用则可恢复用药	可能有益于心血管疾病		[12]
口服避孕药（含雌激素）	手术持续时间超过30分钟，术前4周停药；对于小手术（例如＜30分钟）可继续使用	不需要	必须权衡VTE风险和意外怀孕风险	如果停药，建议术前及术后1周使用避孕套避孕，并在手术前进行妊娠测试	[73]

续表

药物类别（药品示例）	围手术期处理	如果肠内给药途径不可用，可选择	理论依据	注意事项	参考文献
质子泵抑制剂（如奥美拉唑）	继续，包括手术当天	静脉注射泮托拉唑	见上文 H_2 受体拮抗剂	艰难梭菌感染风险增加	[69]
选择性5-羟色胺再摄取抑制剂（如氟西汀）	继续，包括手术当天；考虑在高出血风险手术前2周停用或改用米氮平	不需要	围手术期安全问题（包括出血风险增加），但常规停药与术后抑郁和嗜睡有关		[43-45]
类固醇（如泼尼松龙）和每天服用相当于5mg以上的泼尼松龙	麻醉诱导时注射100mg氢化可的松，4小时后后静脉注射200mg，超过24小时大手术后48小时口服双倍剂量类固醇	持续静脉注射氢化可的松50mg，每天一次，直到可以服用口服类固醇为止	下丘脑-垂体-肾上腺轴可能受到抑制	考虑肾上腺抑制试验：如果患有晚期癌症、老年人、同时服用非甾体类抗炎药或抗凝剂以及既往有消化性溃疡史，应联合使用质子泵抑制剂	[9, 70]
茶碱	手术前晚上不用	使用吸入 β_2 受体激动剂和抗胆碱能药物	治疗范围狭窄，有可能相互作用		[71]

表 3.4　胰岛素类降糖药的围手术期用药管理

非胰岛素药物治疗组（示例）	手术/入院前一天	手术日期		在 VRIII 期间
		预定上午手术	计划下午手术	
阿卡波糖	正常服用	如果是 NBM，则忽略早晨剂量	如果不禁食，给予早晨剂量	一旦 VRIII 开始就立即停药，直到饮食正常后再开始
格列奈类药物（瑞格列奈或那格列奈）				
二甲双胍［eGFR 大于 60ml/（min·1.73m²），操作不需要使用造影剂］		如果每天服用 1～2 次，请正常服用		
		如果每天服用 3 次，则省略午餐剂量		
磺脲类药物（如格列本脲、格列齐特、格列吡嗪、格列美脲）		如果每天早上服用 1 次，请省略当天的剂量		
		如果每天服用 2 次，则省略当天早上的剂量	如果每天服用 2 次，则省略当天的 2 次剂量	
吡格列酮	正常服用			
DPP-4 抑制剂（例如西格列汀、维格列汀、沙格列汀、阿格列汀、利格列汀）				
GLP-1 类似物（例如艾塞那肽、利拉鲁肽、利司那肽、度拉糖肽）	正常服用			
SGLT-2 抑制剂（如达格列净、卡格列净、依帕列净）	正常服用	手术当天不用		正常饮食前不用

资料来源：Dhatariya K et al. Management of adults with diabetes undergoing surgery and elective procedures: Improving standards, Joint Diabetes Societies Inpatient Care Group, 2016.

VRIII：可变速率静脉输注胰岛素；eGRF：肾小球滤过率；DPP-4 抑制剂：二肽基肽酶-4 抑制剂；GLP-1：胰高血糖素样肽-1；SGLT-2 抑制剂：钠-葡萄糖协同转运蛋白-2 抑制剂

表 3.5 胰岛素围手术期管理

胰岛素	入院前 1 天	手术日		在 VRIII 期间
		预计上午手术	预计下午手术	
每日 1 次（晚间） 例如：Lantus, Tresiba, insulatard, Humulin, Insuman Basal	减少 20% 的剂量	入院时检查血糖		继续以 80% 的剂量应用
每日 1 次（上午）例如：Lantus, Tresiba, insulatard, Humulin, Insuman Basal		减少 20% 剂量，入院时检查血糖		
每日两次 例如：Novomix, Humulin M3, Humalog Mix 25, Humalog Mix 50, Insuman Comb 25, Insuman Comb 50, 每天两次 Levemir, Lantus	无剂量变化	将以往早晨的剂量减半，入院时复测血糖，维持晚上的剂量不变	计算早上两种胰岛素的总剂量并只在早上减半使用中效胰岛素，入院时复测血糖，维持晚上的剂量不变	停药，直到正常饮食后再用
每天两次 - 分别注射短效（例如：动物中性，NovoRapid, Humulin S, Apidra）和中效（例如：动物异黄酮，Insulatard, Humulin I 和 insuman）				
每日三次，四次或五次注射（例如：一天三次注射混合胰岛素或 3 餐时注射短效胰岛素，注射一次或每天两次）		基础注射方案：省去早晨和中午的短效胰岛素。如果通常在早晨使用长效基础胰岛素，则应减少 20% 剂量，上午预混胰岛素：上午剂量减半，中午剂量省略，入院时检测血糖	早晨继续正常使用，停用中午的剂量，入院时检查血糖	

资料来源：Dhatariya K et al. Management of adults with diabetes undergoing surgery and elective procedures: Improving standards, Joint Diabetes Societies Inpatient Care Group, 2016.

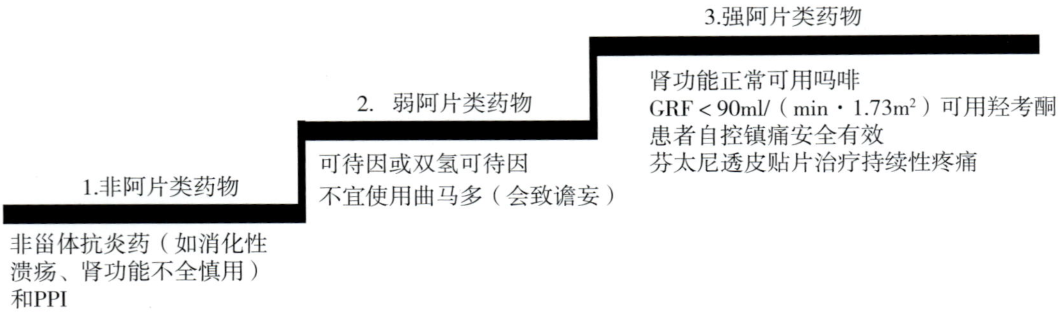

3. 强阿片类药物

肾功能正常可用吗啡
GRF < 90ml/（min·1.73m^2）可用羟考酮
患者自控镇痛安全有效
芬太尼透皮贴片治疗持续性疼痛

2. 弱阿片类药物

可待因或双氢可待因
不宜使用曲马多（会致谵妄）

1.非阿片类药物

非甾体抗炎药（如消化性溃疡、肾功能不全慎用）和PPI

图3.4　改编自世卫组织老年病患者镇痛阶梯

4　出院的预测与计划

大多数年轻的患者在手术顺利时能够顺利出院，但是对于年长、基础疾病较多的患者可能会存在一系列问题，需要提前预测和计划，以防止出现不必要的延迟出院。研究表明，功能依赖以及行动不便与围手术期并发症、术后住院时间延长和死亡率呈正相关。方框3.7为简易功能评估筛查测试表，其中确定了一些关键因素的依赖程度，应由治疗团队和护理人员对患者的日常生活（工具性）活动进行全面筛查（例如Barthel量表）和系统评估。

> **方框3.7　简易功能评估筛查测试**
>
> 1. 你能自己从床上或椅子上起来吗？
> 2. 你能自己洗衣服吗？
> 3. 你能自己做饭吗？
> 4. 你能自己购物吗？

资料来源：Mohanty S et al. Optimal perioperative management of the geriatric patient: A best practices guideline from ACS NSQIP/American Geriatrics Society. 2012.

5　总结和结论

外科手术患者常伴有基础疾病史，包括合并疾病、多种疾病和老年综合征，如果头颈部肿瘤患者存在慢性疾病，有可能间接导致治疗效果不能达预期。外科医生、麻醉师和内科医生之间的多学科合作模式可为应对老龄患者手术人群持续增长提供一种解决方案，然而，毋庸置疑的一点是，外科医生必须积极参与围手术期计划制订，并掌握必要的专业评估知识以及康复的理念，这是成功应对围手术期问题的关键所在。

参考文献

1. United Nations DoEaSA, Population Division. World Population Ageing. 2015. Contract No.: （ST/ESA/SER.A/390）s.
2. Huisman MG, Kok M, de Bock GH, van Leeuwen BL. Delivering tailored surgery to older cancer patients: Preoperative geriatric assessment domains and screening tools – A systematic review of systematic reviews. Eur J Surg Oncol. 2017;43（1）:1–14.
3. Wilkinson K, Martin IC, Gough MJ et al. An Age Old Problem: A review of the care received by elderly patients undergoing surgery. National Confidential Enquiry into Patient Outcome and Death; 2010.
4. Shipway D, Koizia L, Winterkorn N et al. Embedded geriatric surgical liaison is associated with reduced inpatient length of stay in older patients admitted for gastrointestinal surgery. Future Healthc J Jun 2018, 5（2）:108–116. DOI: 10.7861/futurehosp.5-2-108
5. Mohanty S, Rosenthal RA, Russell MM et al. Optimal perioperative management of the geriatric patient: A best practices guideline from ACS NSQIP/American Geriatrics Society. 2012.
6. Shipway DJ, Partridge JS, Foxton CR et al. Do surgical trainees believe they are adequately trained to manage the ageing population? A UK survey of knowledge and beliefs in surgical trainees. J Surg Educ. 2015;72（4）:641–7.
7. Korc-Grodzicki B, Downey RJ, Shahrokni A, Kingham TP, Patel SG, Audisio RA. Surgical considerations in older adults with cancer. J Clin Oncol. 2014;32（24）:2647–53.
8. Sheikh A, Shallwani H, Ghaffar S. Postoperative shoulder function after different types of neck dissection in head and neck cancer. Ear Nose Throat J. 2014;93（4-5）:E21–6.
9. Robson A, Sturman J, Williamson P, Conboy P, Penney S, Wood H. Pre-treatment clinical assessment in head and neck cancer: United Kingdom National Multidisciplinary Guidelines. J Laryngol Otol. 2016;130（S2）:S13–S22.
10. Ng SH, Wong KP, Lang BH. Thyroid surgery for elderly patients: Are they at increased operative risks? J Thyroid Res. 2012;2012:946276.
11. Levine GN, Bates ER, Bittl JA et al. 2016 ACC/AHA Guideline focused update on duration of dual antiplatelet therapy in patients with coronary artery disease: A report of the American College of Cardiology/American Heart Association Task Force on Clinical Practice Guidelines: An update of the 2011 ACCF/AHA/SCAI guideline for percutaneous coronary intervention, 2011 ACCF/AHA guideline for coronary artery bypass graft surgery, 2012 ACC/AHA/ACP/AATS/PCNA/SCAI/STS guideline for the diagnosis and management of patients with stable ischemic heart disease, 2013 ACCF/AHA guideline for the management of ST-elevation myocardial infarction, 2014 AHA/

ACC guideline for the management of patients with non-st-elevation acute coronary syndromes, and 2014 ACC/AHA guideline on perioperative cardiovascular evaluation and management of patients undergoing noncardiac surgery. Circulation. 2016;134（10）:e123–55.

12. Kristensen SD, Knuuti J, Saraste A et al. 2014 ESC/ESA Guidelines on non-cardiac surgery: Cardiovascular assessment and management: The Joint Task Force on non-cardiac surgery: Cardiovascular assessment and management of the European Society of Cardiology（ESC）and the European Society of Anaesthesiology（ESA）. Eur Heart J. 2014;35（35）:2383–431.

13. Hartle A, McCormack T, Carlisle J et al. The measurement of adult blood pressure and management of hypertension before elective surgery: Joint guidelines from the Association of Anaesthetists of Great Britain and Ireland and the British Hypertension Society. Anaesthesia. 2016;71（3）:326–37.

14. Myers K, Hajek P, Hinds C, McRobbie H. Stopping smoking shortly before surgery and postoperative complications: A systematic review and meta-analysis. Arch Intern Med. 2011;171（11）:983–9.

15. McCarter K, Martinez U, Britton B et al. Smoking cessation care among patients with head and neck cancer: A systematic review. BMJ Open. 2016;6（9）:e012296.

16. Gottlieb M, Marsaa K, Godtfredsen NS, Mellemgaard A. Prevalence and management of pulmonary comorbidity in patients with lung and head and neck cancer. Acta Oncol. 2015;54（5）:767–71.

17. Qaseem A, Snow V, Fitterman N et al. Risk assessment for and strategies to reduce perioperative pulmonary complications for patients undergoing noncardiothoracic surgery: A guideline from the American College of Physicians. Ann Intern Med. 2006;144（8）:575–80.

18. National Institute for Health and Care Excellence. Routine preoperative tests for elective surgery. NICE guideline [NG45]. 2016.

19. Chung F, Abdullah HR, Liao P. STOP-bang questionnaire: A practical approach to screen for obstructive sleep apnea. Chest. 2016;149（3）:631–8.

20. Adesanya AO, Lee W, Greilich NB, Joshi GP. Perioperative management of obstructive sleep apnea. Chest. 2010;138（6）:1489–98.

21. Axley MS, Schenning KJ. Preoperative cognitive and frailty screening in the geriatric surgical patient: A narrative review. Clin Ther. 2015;37（12）:2666–75.

22. Nicholson TR, Cutter W, Hotopf M. Assessing mental capacity: The Mental Capacity Act. BMJ. 2008;336（7639）:322–5.

23. Probasco J, Sahin B, Tran T et al. The preoperative neurological evaluation. Neurohospitalist. 2013;3（4）:209–20.

24. Jorgensen ME, Torp-Pedersen C, Gislason GH et al. Time elapsed after ischemic stroke and risk of adverse cardiovascular events and mortality following elective noncardiac surgery. JAMA. 2014;312（3）:269–77.

25. Dhatariya K, Flanagan D, Hilton L et al. Management of adults with diabetes undergoing surgery and elective procedures: Improving standards. Joint Diabetes Societies Inpatient Care Group. 2016.

26. Schiff RL, Welsh GA. Perioperative evaluation and management of the patient with endocrine dysfunction. Med Clin North Am. 2003;87（1）:175–92.

27. Amrock LG, Deiner S. Perioperative frailty. Int Anesthesiol Clin. 2014;52（4）:26–41.

28. Roy S, Sherman A, Monari-Sparks MJ,

Schweiker O, Hunter K. Correction of low vitamin d improves fatigue: Effect of correction of low vitamin D in fatigue study（EviDiF Study）. N Am J Med Sci. 2014;6（8）:396–402.

29. British Geriatrics Society. Fit for frailty: Care of older people living with frailty in community and outpatient settings. British Geriatrics Society and the Royal College of Nursing; 2014.
30. Goodnough LT, Shander A. Patient blood management. Anesthesiolog. 2012;116（6）:1367–76.
31. Reid MC, Eccleston C, Pillemer K. Management of chronic pain in older adults. BMJ. 2015;350:h532.
32. Farrell C, McConaghy P. Perioperative management of patients taking treatment for chronic pain. BMJ. 2012;345:e4148.
33. Cramer JD, Patel UA, Samant S, Yang A, Smith SS. Liver disease in patients undergoing head and neck surgery: Incidence and risk for postoperative complications. Laryngoscope. 2017;127（1）:102–9.
34. Janssens F, de Suray N, Piessevaux H, Horsmans Y, de Timary P, Starkel P. Can transient elastography replace liver histology for determination of advanced fibrosis in alcoholic patients: A real-life study. J Clin Gastroenterol. 2010;44（8）:575–82.
35. Pandey CK, Karna ST, Pandey VK, Tandon M, Singhal A, Mangla V. Perioperative risk factors in patients with liver disease undergoing non-hepatic surgery. World J Gastrointest Surg. 2012;4（12）:267–74.
36. Rizvon MK, Chou CL. Surgery in the patient with liver disease. Med Clin North Am. 2003;87（1）:211–27.
37. Suraweera D, Sundaram V, Saab S. Evaluation and management of hepatic encephalopathy: Current status and future directions. Gut Liver. 2016;10（4）:509–19.
38. Shah S, Weed HG, He X, Agrawal A, Ozer E, Schuller DE. Alcohol-related predictors of delirium after major head and neck cancer surgery. Arch Otolaryngol Head Neck Surg. 2012;138（3）:266–71.
39. Genther DJ, Gourin CG. The effect of alcohol abuse and alcohol withdrawal on short-term outcomes and cost of care after head and neck cancer surgery. Laryngoscope. 2012;122（8）:1739–47.
40. Oppedal K, Moller AM, Pedersen B, Tonnesen H. Preoperative alcohol cessation prior to elective surgery. Cochrane Database Syst Rev. 2012（7）:Cd008343.
41. Ghoneim MM, O'Hara MW. Depression and postoperative complications: An overview. BMC Surg. 2016;16:5.
42. Kroenke K, Spitzer RL, Williams JBW. The PHQ-9: Validity of a brief depression severity measure. J Gen Intern Med. 2001;16（9）:606–13.
43. Jeong BO, Kim SW, Kim SY, Kim JM, Shin IS, Yoon JS. Use of serotonergic antidepressants and bleeding risk in patients undergoing surgery. Psychosomatics. 2014;55（3）:213–20.
44. Auerbach AD, vittinghoff E, Maselli J, Pekow PS, Young JQ, Lindenauer PK. Perioperative use of selective serotonin reuptake inhibitors and risks for adverse outcomes of surgery. JAMA Intern Med. 2013;173（12）:1075–81.
45. Kudoh A, Katagai H, Takazawa T. Antidepressant treatment for chronic depressed patients should not be discontinued prior to anesthesia. Can J Anaesth. 2002;49（2）:132–6.
46. Talwar B, Donnelly R, Skelly R, Donaldson M. Nutritional management in head and neck cancer: United Kingdom National Multidisciplinary Guidelines. J Laryngol Otol. 2016;130（S2）:S32–s40.

47. Boucher S, Breheret R, Laccourreye L. Importance of malnutrition and associated diseases in the management of Zenker's diverticulum. Eur Ann Otorhinolaryngol Head Neck Dis. 2015;132（3）:125–8.

48. Huisingh-Scheetz M, Walston J. How should older adults with cancer be evaluated for frailty? J Geriatr Oncol. 2017;8（1）:8–15.

49. Adams P, Ghanem T, Stachler R, Hall F, Velanovich V, Rubinfeld I. Frailty as a predictor of morbidity and mortality in inpatient head and neck surgery. JAMA Otolaryngol Head Neck Surg. 2013;139（8）:783–9.

50. Abt NB, Richmon JD, Koch WM, Eisele DW, Agrawal N. Assessment of the predictive value of the modified Frailty Index for Clavien-Dindo Grade iv critical care complications in major head and neck cancer operations. JAMA Otolaryngol Head Neck Surg. 2016;142（7）:658–64.

51. Swartz JE, Pothen AJ, Wegner I et al. Feasibility of using head and neck CT imaging to assess skeletal muscle mass in head and neck cancer patients. Oral Oncol. 2016;62:28–33.

52. Kronzer VL, Jerry MR, Ben Abdallah A et al. Preoperative falls predict postoperative falls, functional decline, and surgical complications. EBioMedicine. 2016;12:302–8.

53. Kronzer VL, Wildes TM, Stark SL, Avidan MS. Review of perioperative falls. Br J Anaesth. 2016;117（6）:720–32.

54. Moran J, Wilson F, Guinan E, McCormick P, Hussey J, Moriarty J. Role of cardiopulmonary exercise testing as a risk-assessment method in patients undergoing intra-abdominal surgery: A systematic review. Br J Anaesth. 2016;116（2）:177–91.

55. Harstedt M, Rogmark C, Sutton R, Melander O, Fedorowski A. Polypharmacy and adverse outcomes after hip fracture surgery. J Orthop Surg Res. 2016;11（1）:151.

56. Gnjidic D, Hilmer SN, Blyth FM et al. Polypharmacy cutoff and outcomes: Five or more medicines were used to identify community-dwelling older men at risk of different adverse outcomes. J Clin Epidemiol. 2012;65（9）:989–95.

57. Sanchez Munoz MC, De Kock M, Forget P. What is the place of clonidine in anesthesia? Systematic review and meta-analyses of randomized controlled trials. J Clin Anesth. 2017;38:140–53.

58. Madani AH, Aval HB, Mokhtari G et al. Effectiveness of tamsulosin in prevention of post-operative urinary retention: A randomized double-blind placebo-controlled study. Int Braz J Urol. 2014;40（1）:30–6.

59. Kumar S, Moorthy R. New oral anticoagulants – A guide for ENT surgeons. J Laryngol Otol. 2016;130（4）:324–8.

60. Dhiwakar M, Khan NA, McClymont LG. Surgical resection of cutaneous head and neck lesions: Does aspirin use increase hemorrhagic risk? Arch Otolaryngol Head Neck Surg. 2006;132（11）:1237–41.

61. Oltmann SC, Alhefdhi AY, Rajaei MH, Schneider DF, Sippel RS, Chen H. Antiplatelet and anticoagulant medications significantly increase the risk of postoperative hematoma: Review of over 4500thyroid and parathyroid procedures. Ann Surg Oncol. 2016;23（9）:2874–82.

62. Francis DO, Dang JH, Fritz MA, Garrett CG. Antiplatelet and anticoagulation therapy in microlaryngeal surgery. Laryngoscope. 2014;124（4）:928–34.

63. Song JW, Soh S, Shim JK. Dual antiplatelet therapy and non-cardiac surgery: Evolving issues and anesthetic implications. Korean J Anesthesiol. 2017;70（1）:13–21.

64. Attri JP, Bala N, Chatrath V. Psychiatric patient

and anaesthesia. Indian J Anaesth. 2012;56（1）:8–13.
65. Huyse FJ, Touw DJ, van Schijndel RS, de Lange JJ, Slaets JP. Psychotropic drugs and the perioperative period: A proposal for a guideline in elective surgery. Psychosomatics. 2006;47（1）:8–22.
66. Wijeysundera DN, Beattie WS. Calcium channel blockers for reducing cardiac morbidity after noncardiac surgery: A meta-analysis. Anesth Analg. 2003;97（3）:634–41.
67. Khan NA, Campbell NR, Frost SD et al. Risk of intraoperative hypotension with loop diuretics: A randomized controlled trial. Am J Med. 2010;123（11）:1059.e1–8.
68. Krause ML, Matteson EL. Perioperative management of the patient with rheumatoid arthritis. World J Orthop. 2014;5（3）:283–91.
69. Nishina K, Mikawa K, Takao Y, Shiga M, Maekawa N, Obara H. A comparison of rabeprazole, lansoprazole, and ranitidine for improving preoperative gastric fluid property in adults undergoing elective surgery. Anesth Analg. 2000;90（3）:717–21.
70. Joint Formulary Committee. British National Formulary（online）. BMJ Group and Pharmaceutical Press. [Available from: http://www.medicinescomplete.com/.]
71. Licker M, Schweizer A, Ellenberger C, Tschopp JM, Diaper J, Clergue F. Perioperative medical management of patients with COPD. Int J Chron Obstruct Pulmon Dis. 2007;2:493–515.
72. Reiss TF, Chervinsky P, Dockhorn RJ, Shingo S, Seidenberg B, Edwards TB. Montelukast, a once-daily leukotriene receptor antagonist, in the treatment of chronic asthma: A multicenter, randomized, double-blind trial. Montelukast Clinical Research Study Group. Arch Intern Med. 1998;158（11）:1213–20.
73. Faculty of Sexual and Reproductive Healthcare of the Royal College of Obstetricians and Gynaecologists. UK medical eligibility criteria for contraceptive use（UKMEC）. 2017.
74. American Geriatrics Society Expert Panel on Postoperative Delirium in Older Adults. Postoperative delirium in older adults: Best practice statement from the American Geriatrics Society. J Am Coll Surg. 2015;220（2）:136–48.e1.
75. Aubrun F, Marmion F. The elderly patient and postoperative pain treatment. Best Pract Res Clin Anaesthesiol. 2007;21（1）:109–27.
76. Falzone E, Hoffmann C, Keita H. Postoperative analgesia in elderly patients. Drugs Aging. 2013;30（2）:81–90.

第 4 章

先天性颈部肿块

Jarrod J. Homer, Laura Warner

1 引言

头颈部区域的胚胎学发育比较复杂。胚胎发育缺陷可导致先天性颈部病变。虽然一些先天性颈部肿块在出生时就很明显，但有些可能在儿童后期或成年早期才有临床表现。先天性颈部异常包括鳃系、甲状腺、血管和淋巴系统的发育异常，皮样囊肿和畸胎瘤。

2 甲状舌管囊肿

甲状舌管囊肿是最常见的先天性颈部肿块。虽然在出生时就存在，但大多数在儿童期临床表现才变得明显，也可能在成年期才表现出来。男性和女性发病率相当。

2.1 病因

甲状腺在盲肠孔（舌前后 1/3 之间的连接处）发育。在妊娠 3～6 周，腺体在颈部下降，穿过发育过程中中线尚未融合的舌骨中部。发育过程中下降通道通常会消失；但是也可能会保留一个持久的导管，导致甲状舌管囊肿发生。囊肿内含有异位甲状腺组织，偶尔也可能是唯一起作用的甲状腺组织。

2.2 病史

通常是无痛的颈部中线肿块。

可能从出生起就被发现。

感染后可表现为颈部中线的脓肿，如果脓肿自发排出，则表现为瘘管。

2.3 体格检查

中线或中线附近的平滑、无压痛肿物（左侧比右侧更常见）。

常见于舌骨和下颌部正常甲状腺的位置之间，但可以发生在甲状腺下降通道上的任何位置（图 4.1）。

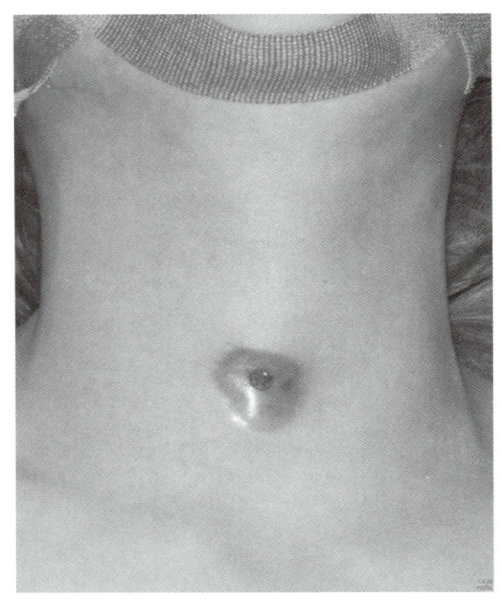

图 4.1 感染的甲状舌管囊肿

由于附着在喉和舌根上，囊肿会随着吞咽和伸舌动作而移动。

2.4 辅助检查

甲状舌管囊肿通常通过临床表现即可诊断；但是影像学对于明确甲状腺组织是否位于正常位置至关重要。超声检查是常用且无创的（图4.2）。放射性核素甲状腺成像以前被常规应用，可能有助于诊断不确定时的进一步明确。

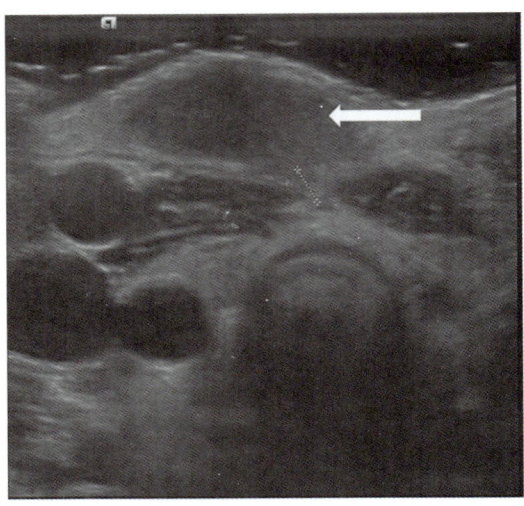

图 4.2 甲状舌管囊肿的超声成像（箭头）。测量卡尺指示甲状舌管。

最常见的鉴别诊断是皮样囊肿。

2.5 治疗

虽然甲状舌管囊肿可保守治疗，但大多数外科医生提倡早期手术，以避免反复感染和瘘管形成等并发症，同时也可以明确组织学诊断。

感染时应使用广谱抗生素治疗，必要时可针吸穿刺引流。甲状舌管囊肿通常是由多种微生物感染引起，由于与舌根的连接，抗生素治疗方案应涵盖常见的口腔病原体。

应尽可能避免切开引流。

单独手术切除囊肿会导致高复发率。Sistrunk 在 1920 年描述了切除囊肿、管道和舌骨中央部分[1]。与单独切除囊肿相比，这种方法降低了复发率。有些甲状舌管通常很细，难以发现，并且通常可能遗漏导致复发的微分支管道。因此，一种改进的 Sistrunk 手术方法已经被提出，该方法提倡对中央颈部组织进行整体解剖切除，包括舌骨下肌肉组织、舌骨中央部分及部分舌根区域[2]。采用这种技术时的复发率约为 3%；由于甲状舌管可能出现树枝状或多分支，因此认为有必要进行更广泛的切除。虽然通常一个颈部横切口就足够了，但有时为了切除受累皮肤和颈部发生的低位囊肿，可扩展成椭圆形切口，有时还可能需要采用梯形切口，以方便舌骨中央和舌根部的充分切除。

3 舌异位甲状腺

3.1 病因

发育中的甲状腺完全停止下降会导致舌根处出现异位甲状腺组织，称为舌异位甲状腺。这种甲状腺组织通常是唯一起作用的甲状腺组织。虽然肿块可能增大而导致压迫症状和吞咽困难，但多数患者没有症状，在大多数情况下可进行保守治疗。

任何异位甲状腺组织都容易导致甲状腺疾病，其中包括甲状腺恶性肿瘤，约 1% 的甲状舌管囊肿和舌异位甲状腺可发生甲状腺恶性肿瘤[3,4]。

3.2 皮样囊肿和畸胎瘤

3.2.1 病因

畸胎瘤是生殖细胞肿瘤的一种[5]。这些不常见的肿瘤是先天性肿瘤，由多能胚细胞产生，导致沿胚胎融合线的皮肤细胞被隔离。它们在组织学上被定义为包含所有三个生殖细胞层（外胚层、中胚层和内胚层）的组织[5]。它们包含异质性分化组织，例如牙齿、头发和骨骼。皮样囊肿是由外胚层和中胚层起源的囊性畸胎瘤，内衬表皮。表皮样囊肿只是简单地衬有鳞状上皮（缺乏附件结构），而真正的皮样囊肿可能包含皮肤细胞的特征，例如皮脂腺和毛囊。畸胎瘤可能由混合的囊性和实性区域组成[6]。

3.3 病史

通常在出生时出现。
光滑、无痛的肿块。

3.4 体格检查

囊性病变通常沿着头颈部的胚胎闭合线出现（图 4.3）。多见于颈部中线，伸舌时无活动，临床上应与甲状舌管囊肿相鉴别。皮样囊肿也可能发生在口底或眼眶外侧的面部，或为中线鼻部病变，其中可能会有一簇毛发覆盖在病变上。它们较少发生于躯干和生殖器。

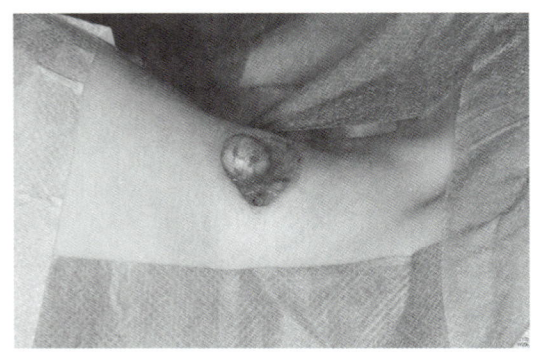

图 4.3 包膜完整的皮样囊肿的术中照片

大约 3% 的先天性畸胎瘤发生在头颈部[5]。可能出现在产前，在超声检查中被发现。上颌寄生胎（epiganthus）是一种较大的口咽畸胎瘤，起源于颅底，通常由于羊水过多而在产前被发现，并有可能导致新生儿气道受损。

3.5 辅助检查

超声检查有助于鉴别皮样囊肿和甲状舌管囊肿，但是，相关临床表现鉴别是必不可少的。

磁共振成像（MRI）对制订畸胎瘤手术计划很有价值，并且可以在产前进行。

3.6 治疗

如果无症状可以保守治疗，但是需要向患者解释它们有增长的倾向。

手术是治疗皮样囊肿和畸胎瘤的主要方法。手术的具体方案和范围取决于病变的大小和位置，对于较大的颈部畸胎瘤可能需要分期切除。

伴气道受损的上颌寄生胎，可能需要在剖腹产时进行气管切开术治疗（EXIT 程序）。虽然畸胎瘤有恶性风险，但在颈部畸胎瘤中很少见。

4 血管畸形

先天性血管异常可分为血管肿瘤或血管畸形（见图 4.4）。

4.1 血管瘤

4.4.1 病因

血管肿瘤是良性内皮肿瘤。最常见的类型是婴儿血管瘤；但是，婴儿期罕见的血管肿瘤，如血管肉瘤或卡波西样血管内皮瘤也可能出现在头颈部。血管瘤是婴儿期最常见的良性肿瘤，通常发生在头颈部，包括可导致气道阻塞的声门下区域。血管瘤的特点是一段时期的血管快速增殖和生长，然后是自发性退化。生长由血管内皮生长因子（VEGF）驱动。消退可能需要数年时间[7]。

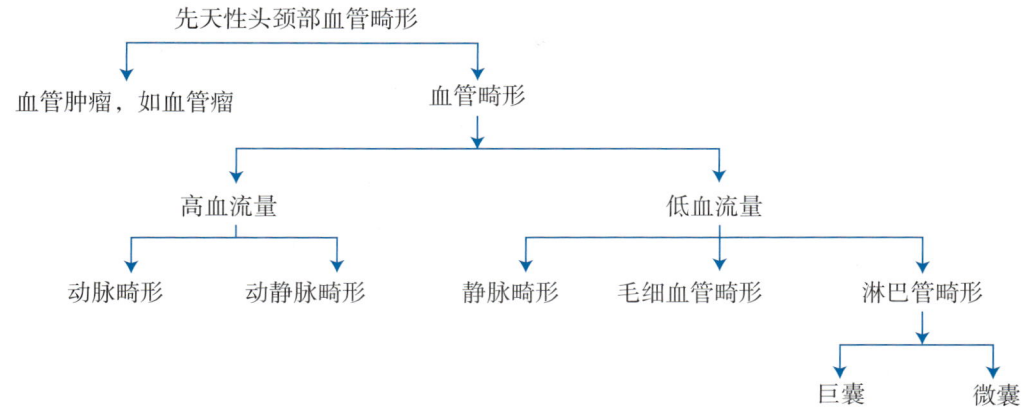

图 4.4　先天性头颈部血管畸形分类流程图（注：淋巴管畸形以往被称为囊性水瘤）

4.1.2　临床特征

根据病变的位置而有所不同。

婴儿血管瘤可能是浅表皮肤病变或起源于较深的组织。皮肤病变表现为凸起的暗红色丘疹，可发生在身体任何部位，但好发于头颈部。

较深的病变表现为柔软、可压缩的分叶状肿块，呈蓝色，常见于腮腺区域或颈部。

口腔或声门下气道也可能受累，导致气道受压。

婴儿血管瘤的典型特征是最初快速生长，随后逐渐退化，发生在出生后的最初几周内。

先天性血管瘤是在出生时出现的病变，具有血管肿瘤和血管畸形的特征。在快速生长的初始阶段之后，血管瘤开始自发消退，超过 90% 的病例在 9 岁时完全消退[7,8]。

4.1.3　辅助检查

超声影像可能有助于区分血管瘤与其他皮下病变，而 MRI 可以显示病变的确切位置和范围。

4.1.4　治疗

在大多数情况下保守治疗即可，因为病变最终会自发消退。

对于有问题的解剖部位的病变，例如接近眼眶的病变或大小足以引起并发症的病变，可能需要进行医学或手术干预。

治疗策略包括全身性皮质类固醇，如果在快速生长阶段给药，可能会抑制患儿生长。也可以使用曲安奈德病灶内注射。最近，2008 年意外发现的普萘洛尔治疗彻底改变了这些病变的结局[9]。必须监测患者的低血糖和心脏副作用，例如心动过缓和低血压。手术仅用于对药物治疗耐药的病例。

4.2 血管畸形

血管畸形是血管结构发育缺陷的结果，导致血管数量异常或大小异常，可能是动脉性、静脉性、淋巴管或混合性。血管畸形分为高流量畸形和低流量畸形。

高流量病变包括动脉或动静脉畸形。

低流量病变包括毛细血管畸形，例如葡萄酒色斑、皮肤或皮下组织的静脉畸形，以及淋巴管或静脉淋巴管畸形[10]。

4.3 淋巴管和静脉淋巴管畸形

头颈部是淋巴管畸形最常见的部位，也会影响躯干和四肢。淋巴管畸形可能发生在颈部，通常是后三角区，但也可能影响口腔或面部组织。

4.3.1 病因

淋巴管畸形是指扩张的淋巴管肿块或充满浆液的淋巴管囊肿。这些也可能与静脉异常有关，称为静脉淋巴管畸形。淋巴管畸形分为大囊性或微囊性，但可能同时存在于混合性病变中（图 4.5）。

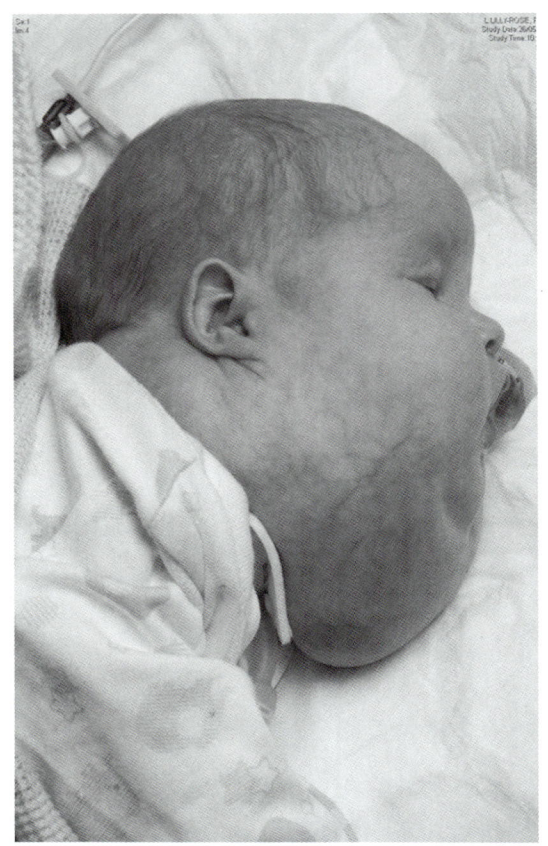

图 4.5 患有大的微囊性和巨囊性静脉淋巴管畸形的婴儿，通过 EXIT 程序分娩行气管切开

巨囊性病变，也称为囊性水瘤，通常出现在舌骨下颈部。它们由多个大的、有内皮衬里的、相互连接的淋巴囊肿形成。舌骨下病变可能累及咽喉，并可能向下延伸至纵隔。微囊性畸形出现在舌骨上方，经常累及嘴唇、口底和舌（图 4.6）[11]。

4.3.2 病史

淋巴管畸形通常在出生时就存在，有些可能在上呼吸道感染或局部创伤后扩大，变得临床可见。

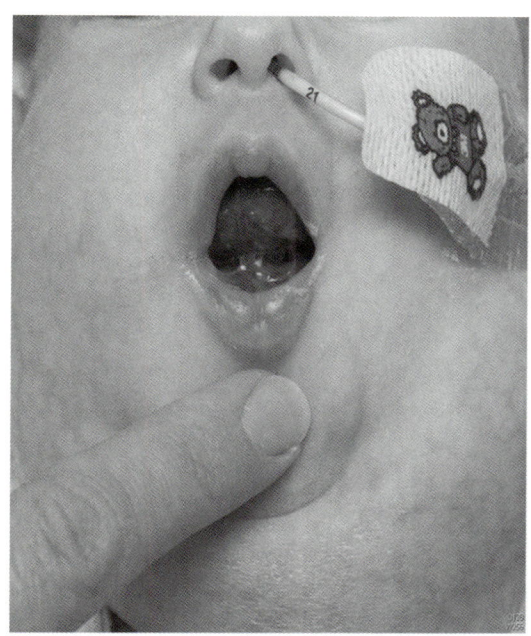

图 4.6 累及舌和口底的微囊性静脉淋巴管畸形

早在妊娠 10 周时,胎儿超声可在产前检测到较大的病变。

4.3.3 体格检查

淋巴管畸形是柔软的、可压缩的、可透光的多腔性病变。

虽然颈部或纵隔的大病变可能导致气管受压或吞咽困难,但大多数淋巴畸形不会引起局部症状。

4.3.4 辅助检查

磁共振成像通过识别局部神经血管结构来提供病灶的准确定位,有助于指导手术计划(图 4.7)。

4.3.5 治疗

淋巴管畸形的治疗方案包括临床观察、硬化疗法、药物治疗、激光和射频消融和手术。复杂病变可能需要多模式疗法。对于产前诊断的大型淋巴管畸形可能需要在剖腹产时进行气管切开术以治疗气道压迫[11]。

较小的、不影响面容的病变可以通过一段时间的"观察等待"来处理,尽管只有大约 15%~20% 会自发消退。虽然巨囊性病变可能适合硬化疗法,但微囊性病变硬化治疗通常无效。可以通过在影像学引导下插入猪尾导管注入强力霉素和 OK432 等药物。由于博来霉素有肺纤维化和毒性风险等并发症,不可作为硬化剂使用。

药物疗法使用并不广泛,其中包括西罗莫司和西地那非治疗。西罗莫司是一种大环内酯类化合物,已在小样本病例研究中得到报道,尽管报道复发率很高[12],但耐受性良好。一项 2 期临床试验正在研究西地那非(伟哥)治疗淋巴管畸形的疗效[13]。

手术是淋巴管畸形的主要治疗方法,如果切除完全,复发率低。由于解剖结构变形以及术中出血和神经损伤的重大风险,手术可能会很复杂。大型复杂淋巴管畸形可能需要分多次切除。

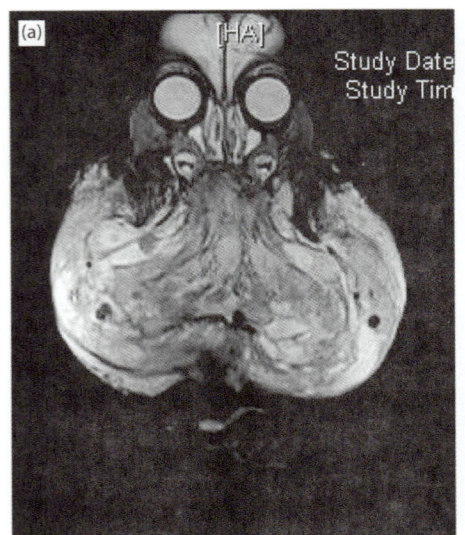
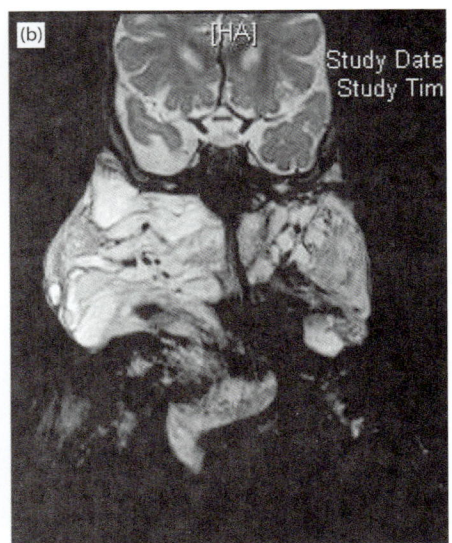
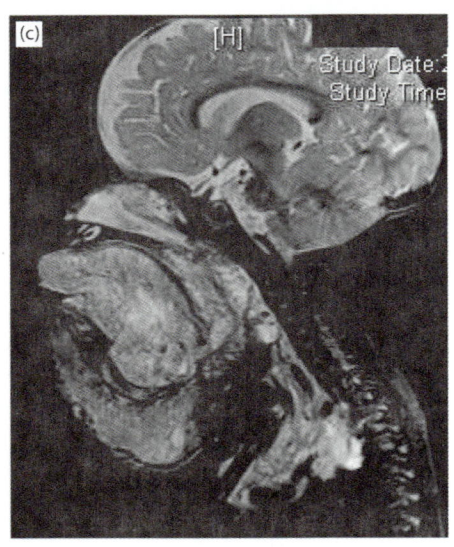

图 4.7 大静脉淋巴管畸形的 MRI 成像显示巨囊性颈部疾病（a）、纵隔受累（b）及影响舌和口底的微囊性畸形（c）。

de Serres等人提出了淋巴管畸形的分期系统（表 4.1）。这已被证明可以为治疗并发症的风险提供预后信息。一般来说，因为靠近咽、口底和舌，双侧舌骨上淋巴管瘤更难治疗[14,15]。

表 4.1 淋巴管畸形的 de Serres 分期系统

分期	淋巴管畸形位置	单侧或双侧	并发症发生率
I	舌骨下	单侧	↓ 逐渐升高
II	舌骨上	单侧	
III	舌骨上和舌骨下	单侧	
IV	舌骨上	双侧	
V	舌骨上和舌骨下	双侧	

来源：de Serres LM, Sie KC, Richardson MA. Arch Otolaryngol Head Neck Surg. 1995;121（5）:577-82.

5　鳃裂畸形

见表 4.2。

5.1　胚胎学

鳃弓或咽弓首先出现在妊娠第4周。胚胎早期鳃系统由鳃弓、鳃囊和鳃沟或鳃裂组成，头颈部结构在子宫内由此发育而来（表 4.2）。鳃器指一系列类似鳃的狭缝，这些狭缝类似于鱼的鳃，因此在希腊语中，branchial的意思是"鳃"[17]。

鳃系统发育异常可引起囊肿、瘘管和窦道。诊断依赖于对鳃衍生物的充分了解，以确定可能涉及的结构。瘘管和窦道是内衬上皮的管道。鳃瘘代表鳃裂和鳃囊相连并持续存在，而窦道是指鳃裂持续存在而与内部不连接。瘘管位于源自相应鳃弓结构的尾部。鳃裂囊肿是充满液体的、衬有上皮的囊，可能来自内陷凹（内胚层）或外裂（外胚层）[17]。

5.1.1　第一鳃裂畸形

第一鳃裂畸形罕见，约占鳃弓病变的5%。这些瘘管和窦道是第一鳃裂（I型）或第一鳃裂和鳃弓（II型）的胚胎复制异常，1972年Work对其进行了分类[18]：

- I型代表膜状外耳道重复，为外胚层来源。I型瘘管通常在耳屏前下方开口，并与在外耳道或中耳的开口相通。瘘管与腮腺密切相关，位于面神经表面。
- 较常见的II型瘘管是由外胚层和中胚层组织组成的膜性耳道和耳廓的重复。前开口位于下颌角附近，后开口位于外耳道或耳廓的外侧部分，不涉及中耳。II型瘘管可能位于面神经的内侧或外侧。这种不固定的关系意味着 II 型瘘管的修复比 I 型瘘管修复具有更大的面神经损伤风险。

表 4.2 鳃弓的发育

鳃弓	神经	软骨	肌肉	动脉	鳃囊	鳃沟/裂
第1对下颌弓	三叉神经	Mekel 软骨： ● 下颌骨 ● 锤骨 ● 砧骨	● 下颌舌骨肌 ● 二腹肌前腹 ● 鼓膜张肌 ● 腭帆张肌 ● 咀嚼肌	第一主动脉弓-下颌动脉	● 咽鼓管 ● 中耳裂 ● 鼓膜	● 外耳道 ● 鼓膜
第2对舌弓	面神经	Reichart 软骨： ● 舌骨体上段和小角 ● 镫骨上部结构 ● 茎突	● 面部表情肌 ● 二腹肌后腹 ● 镫骨肌	第二主动脉弓-镫骨动脉	● 腭扁桃体	● 发育异常时形成盲管
第3对舌咽弓	舌咽神经	● 舌骨体和舌骨大角	茎突咽肌 咽上缩肌 咽中缩肌	第三主动脉弓	● 下甲状旁腺 ● 胸导管	● 闭锁
第4对	迷走-喉上神经	● 甲状软骨	● 环甲肌	第四主动脉弓-主动脉弓	● 上甲状旁腺	● 闭锁
第6对	迷走-喉返神经	● 环状软骨 ● 杓状软骨	● 咽下缩肌 ● 喉内肌	第六主动脉弓-动脉导管	● 鳃后体（组成甲状腺滤泡旁C细胞）	● 闭锁

第一鳃裂瘘管在出生时就存在，但通常无症状，可能会表现为反复的皮肤感染或反复的耳部分泌物。体窝内或前方开口。患者可能出现反复分泌物渗出或反复皮肤感染，通常由上呼吸道感染引发。

5.1.2 第二鳃裂畸形

第二鳃裂畸形是最常见的，约占所有鳃异常的 90%～95%[19]。第二鳃裂瘘管或窦道沿胸锁乳突肌前缘有一个开口，有一条沿颈动脉鞘向上延伸的管道，并可在颈动脉分叉处穿过颈内动脉和颈外动脉之间。该管道从舌下神经深面穿过，在扁桃

5.1.3 第三或第四鳃裂畸形

第三和第四鳃弓和鳃裂畸形很少见，临床上可能难以相互区分。

第三鳃瘘有一个皮肤开口，位于下颈部的胸锁乳突肌前方。瘘管向上走行，位于颈内动脉和舌咽神经深面，并穿过甲状腺舌骨膜后外侧，在喉上神经水平上方开

口于梨状窝。

第四鳃瘘在相似的位置有一个皮肤开口，但梨状窝顶端的内部开口位于喉上神经水平下方。

第三鳃瘘多发生在左侧，表现为反复发作的皮肤感染或颈前下部的脓肿，或反复发作的甲状腺炎。

第四鳃裂畸形也更常见于左侧，表现为相似的复发性颈部脓肿或甲状腺炎，并且在梨状窝的顶端可能可见瘘口[20]。

5.2 辅助检查

在存在第二、第三和第四鳃裂畸形的情况下，吞咽造影可以揭示内部开口的位置。

MRI 或 CT 的横断面成像可显示上述鳃裂畸形的解剖和位置。

瘘管造影或窦道造影对识别管道路径和相关解剖结构可能更有用。

5.3 治疗

窦道或瘘管的手术完整切除是治疗有症状的鳃裂畸形的主要方法。最好是在感染静止期进行手术。充分了解相关解剖和局部血管神经结构，对于避免不必要的并发症至关重要。

切除第一鳃裂畸形时，必须了解面神经的邻近解剖，并应考虑术中面神经监测。

对于第二鳃裂畸形，必须注意避免血管损伤，因为管道可能在颈内动脉和颈外动脉之间通过。

第三鳃裂畸形也位于颈动脉和舌下神经、舌咽神经附近。

在开放切除第四鳃裂畸形时，应注意喉返神经损伤风险。这些手术切口需允许进入同侧甲状腺（用于切除）和甲状软骨下以切除窦道。但是，有报道显示用内窥镜热闭塞第四鳃瘘的梨状窝开口能有效控制症状[21,22]。在所有鳃裂畸形手术切除后，至少有 5% 的病例会复发。一些人主张对复发病例进行选择性颈清扫术，且效果良好[23]。

6 鳃裂囊肿

6.1 病因

鳃裂囊肿是最常见的先天性颈部肿块。关于鳃裂囊肿的病因存在很大争论，现有几种关于其病因的理论（表 4.3）。

儿童舌骨上方出现的侧方囊性颈部肿块可能是由胚胎残件发育而来，例如鳃裂。出现在成人的鳃裂囊肿被认为是由淋巴结囊性变引起，这一理论最初由 Lucke 提出，后来得到 King [27,28] 证实。这是基于组织学检查发现囊壁中存在淋巴组织。Bhaskar 和 Bernier 支持这一理论，并提出上皮细胞可能被困在淋巴结内，称为"上皮包涵体"，以解释上皮细胞存在于鳃裂囊肿壁内 [29]。

表 4.3　鳃裂囊肿的病因学理论（图 4.8）

提出者	病因理论
Ascherson [24]	鳃裂闭锁不全
His [25]	颈窦持续存在
Wenglowski [26]	胸腺咽管闭合不全
Lucke [27]	颈内动脉、颈外动脉之间淋巴结囊性变

6.1.1　遗传关联

第一鳃裂窦道或瘘管可能与第一鳃弓畸形有关。患者可能患有单侧或双侧面瘫、半面短小症或第一鳃弓综合征，例如 Treacher-Collins 综合征。第一鳃弓畸形患者并发耳科异常的可能性较高，应进行听力筛查。对于有任何鳃裂畸形的患者，尤其是双侧的，具有与听力损失、耳廓异常和肾脏畸形（称为鳃-耳-肾综合征）的潜在关联，应考虑听力评估和肾脏超声检查。

6.2　病史

- 肿块通常出现在颈部的 Ⅱ/Ⅲ 区，并且可能在上呼吸道感染（URTI）后变得明显。
- 有时患者发现囊肿存在时间很长，因体积增大而就诊。
- 通常无痛，除非感染，感染导致急性表现时需与脓肿相鉴别。
- 询问吸烟和酗酒史是必不可少的。
- 必须注意排除原发灶不明的转移性鳞状细胞癌（SCC），尤其是在 40 岁以上有吸烟史的患者。事实上，应反复强调，对这些病人首先应怀疑鳃裂囊肿是癌，直到另有证据排除。

6.3　体格检查

- 囊肿通常出现在胸锁乳突肌上、中 1/3 交界处。
- 除非存在感染，否则囊肿是单发的、可活动的、无压痛的。
- 对上呼吸消化道（UADT）的黏膜表面进行全面评估并进行皮肤检查

很重要。如果考虑鳃裂囊肿，这些检查必须完成。

- 有必要详细检查胸锁乳突肌（SCM）下2/3的皮肤，以鉴别是否为先天性鳃裂畸形而存在窦道或瘘管。

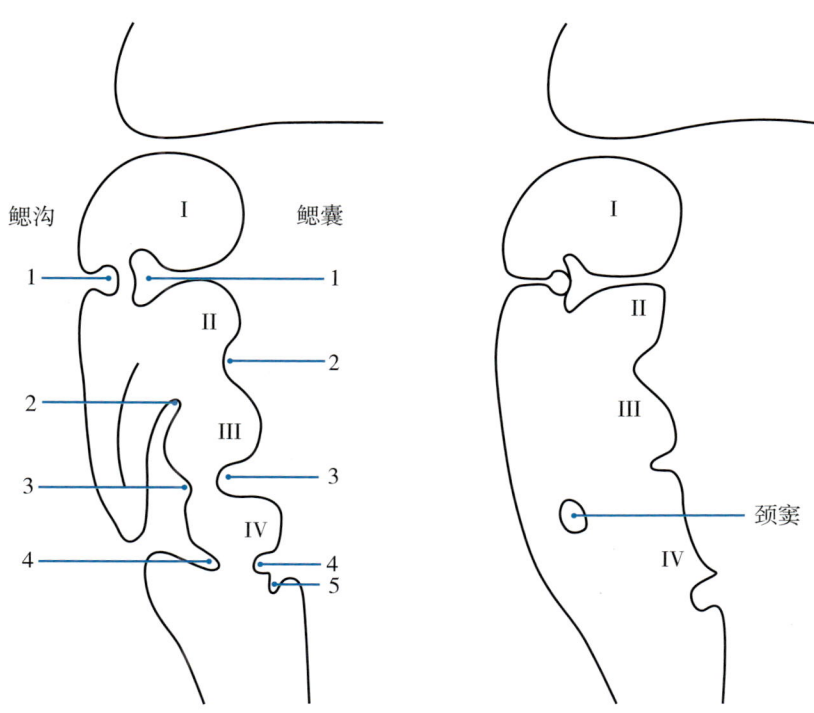

图 4.8　第二鳃裂尾部过度生长（左），将上皮细胞困在颈窦（右）。

6.4　辅助检查

超声扫描（USS）成像可以显示薄壁的囊性病变，在 USS 引导下可抽吸囊液，旨在捕获囊肿壁细胞物质以进行细胞学诊断。

与头颈部鳞状细胞癌的囊性淋巴结转移的鉴别诊断，必须保持低度怀疑尤其是在 40 岁以上的患者中。这将在第 5 章中详细讨论。

6.5　治疗

感染时应开始广谱抗生素治疗，如果症状持续存在，应进行针吸或切开引流。治疗的主要方法是手术切除，但要待感染控制后进行。

疑似原发灶不明的癌症患者的处理将在第 5 章中讨论。

7 婴儿胸锁乳突肌瘤

7.1 病因

婴儿胸锁乳突肌瘤（也称为婴儿纤维瘤病）是新生儿期诊断出的最常见的颈部肿块，但是它并不是一个真正的肿块，而是胸锁乳突肌内的一个纤维化区域，导致先天性斜颈。虽然确切的病因尚不清楚，但普遍认为纤维化是由产伤引起的[30]。

7.2 病史

通常表现为出生时出现的侧颈部硬肿块，使父母和护理人员感到担忧。

婴儿通常无法将头转向患侧（斜颈）。

7.3 体格检查

是位于胸锁乳突肌中下1/3的坚硬、无压痛的纤维化区域或肿块。

可能导致头部运动减少（斜颈）。

7.4 辅助检查

超声检查可以确定诊断，并可与其他类型的颈部肿块相鉴别。在分辨率不佳的情况下，可能需要进行横截面成像和活检。

7.5 治疗

物理疗法是治疗的主要方法，旨在能促进全方位的运动。出生后8周如果未给予治疗，症状可能会进展，但是，通常在6个月大时会完全消退。

一般很少需要手术切除，手术仅用于症状严重且无法缓解的病例。建议进行长期随访，因为纤维化可能在生长加快期间复发[30]。

参考文献

1. Sistrunk WE. The surgical treatment of cysts of the thyroglossal tract. Ann Surg. 1920;71（2）:121–2.
2. Ahmed J, Leong A, Jonas N, Grainger J, Hartley B. The extended Sistrunk procedure for the management of thyroglossal duct cysts in children: How we do it. Clin Otolaryngol. 2011;36（3）:271–5.
3. Sturniolo G, Vermiglio F, Moleti M. Thyroid cancer in lingual thyroid and thyroglossal duct cyst. Endocrinol Diabetes Nutr. 2017;64（1）:40–3.
4. Sturniolo G, violi MA, Galletti B et al. Differentiated thyroid carcinoma in lingual thyroid. Endocrine. 2016;51（1）:189–98.
5. Peterson CM, Buckley C, Holley S, Menias CO.

Teratomas: A multimodality review. Curr Probl Diagn Radiol. 2012;41（6）:210–9.

6. Rothschild MA, Catalano P, Urken M et al. Evaluation and management of congenital cervical teratoma. Case report and review. Arch Otolaryngol Head Neck Surg. 1994;120（4）:444–8.

7. Eivazi B, Werner JA. Management of vascular malformations and hemangiomas of the head and neck – An update. Curr Opin Otolaryngol Head Neck Surg. 2013;21（2）:157–63.

8. Cox JA, Bartlett E, Lee EI. Vascular malformations: A review. Semin Plast Surg. 2014;28（2）:58–63.

9. Leaute-Labreze C, Dumas de la Roque E, Hubiche T, Boralevi F, Thambo JB, Taieb A. Propranolol for severe hemangiomas of infancy. N Engl J Med. 2008;358（24）:2649–51.

10. Richter GT, Friedman AB. Hemangiomas and vascular malformations: Current theory and management. Int J Pediatr. 2012;2012:645–78.

11. Defnet AM, Bagrodia N, Hernandez SL, Gwilliam N, Kandel JJ. Pediatric lymphatic malformations: Evolving understanding and therapeutic options. Pediatr Surg Int. 2016;32（5）:425–33.

12. Lackner H, Karastaneva A, Schwinger W et al. Sirolimus for the treatment of children with various complicated vascular anomalies. Eur J Pediatr. 2015;174（12）:1579–84.

13. Swetman GL, Berk DR, Vasanawala SS, Feinstein JA, Lane AT, Bruckner AL. Sildenafil for severe lymphatic malformations. N Engl J Med. 2012;366（4）:384–6.

14. Hamoir M, Plouin-Gaudon I, Rombaux P et al. Lymphatic malformations of the head and neck: A retrospective review and a support for staging. Head Neck. 2001;23（4）:326–37.

15. Perkins JA, Manning SC, Tempero RM et al. Lymphatic malformations: Review of current treatment. Otolaryngol Head Neck Surg. 2010;142（6）:795–803, e1.

16. de Serres LM, Sie KC, Richardson MA. Lymphatic malformations of the head and neck. A proposal for staging. Arch Otolaryngol Head Neck Surg. 1995;121（5）:577–82.

17. Bajaj Y, Ifeacho S, Tweedie D, Jephson CG, Albert DM, Cochrane LA et al. Branchial anomalies in children. Int J Pediatr Otorhinolaryngol. 2011;75（8）:1020–3.

18. Work WP. Newer concepts of first branchial cleft defects. Laryngoscope. 1972;82（9）:1581–93.

19. Adams A, Mankad K, Offiah C, Childs L. Branchial cleft anomalies: A pictorial review of embryological development and spectrum of imaging findings. Insights Imaging. 2016;7（1）:69–76.

20. Prasad SC, Azeez A, Thada ND, Rao P, Bacciu A, Prasad KC. Branchial anomalies: Diagnosis and management. Int J Otolaryngol. 2014;2014:237015.

21. Rea PA, Hartley BE, Bailey CM. Third and fourth branchial pouch anomalies. J Laryngol Otol. 2004;118（1）:19–24.

22. Derks LS, Veenstra HJ, Oomen KP, Speleman L, Stegeman I. Surgery versus endoscopic cauterization in patients with third or fourth branchial pouch sinuses: A systematic review. Laryngoscope. 2016;126（1）:212–7.

23. Blackwell KE, Calcaterra TC. Functional neck dissection for treatment of recurrent branchial remnants. Arch Otolaryngol Head Neck Surg. 1994;120（4）:417–21.

24. Ascherson GM. Defistulis colli congenitis. Berolini; 1832:1–21.

25. His W. Ueber der Sinus praecervicalis und uber die Thymusanlage. Archiv fur Anatomic und Entwickelungsgeschichte. 1886;9（421–33）.

26. Wenglowski R. Ueber die Halsfisteln und Cysten. Langenbeck Archivfur Klinische

Chirurgie 1912;98:151–208.
27. Lucke AI. Ueber atheromysten der Lymphdrusen. Archiv fur Klinische Chirurgie. 1861;1（356–365）.
28. King ES. The lateral lympho-epithelial cyst of the neck; branchial cyst. Aust N Z J Surg. 1949;19（2）:109–21, illust.
29. Bhaskar SN, Bernier JL. Histogenesis of branchial cysts; a report of 468cases. Am J Pathol. 1959;35（2）:407–43.
30. Krugman ME, Canalis R, Konrad HR. The sternomastoid 'tumor' of infancy. J Otolaryngol. 1976;5（6）:523–9.

第 5 章

颈部淋巴结疾病

Neil de Zoysa

1 引言

颈部淋巴结疾病相对比较常见，但包括各种各样的病理类型。临床医生的重要任务是区分良恶性，以及识别哪些是全身性疾病的颈部表现。颈部淋巴结疾病病理原因的诊治流程需要遵循逻辑顺序（图5.1 流程图）。

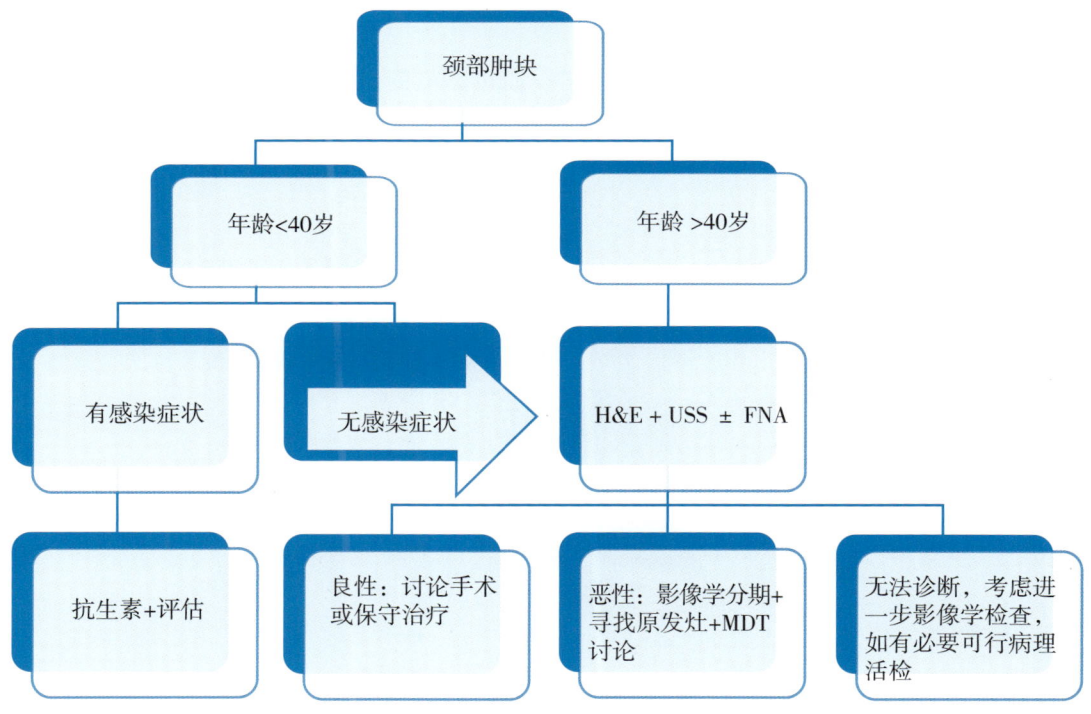

图 5.1　颈部淋巴结疾病患者初步检查流程图

本章节将讨论这类患者的流行病学和病史采集的关键点，接下来将讨论重要的鉴别要点及其治疗方案，包括重要且有争议的未知原发部位的头颈部癌。

2 解剖

颈部肿块的发生位置影响着疾病的鉴别诊断。因此，对解剖结构的理解是疾病评估和后续沟通的关键。颈部淋巴结疾病发生部位的分类主要有两种方法：

1. 颈部三角；
2. 淋巴结分区。

可触及肿物的颈部淋巴结疾病，其原发部位的鉴别诊断必须考虑到各种实体器官，如唾液腺、甲状腺，甚至是上呼吸消化道（upper aerodigestive tract，UADT）肿瘤的直接侵犯。

2.1 颈部三角

基于颈部可触及体表标志进行的颈部三角解剖划分，比较容易理解，也便于开展教学，尤其在本科阶段。

以胸锁乳突肌为界，颈部分为颈前三角和颈后三角。以二腹肌和肩胛舌骨肌为界，颈部可进一步细分为更小的三角（图5.2）。一般情况下，相比颈前三角，颈后三角区的肿物更容易出现肿瘤性改变以及恶性可能。下颌骨、舌骨、锁骨和斜方肌也参与构成颈部三角的各个边界。

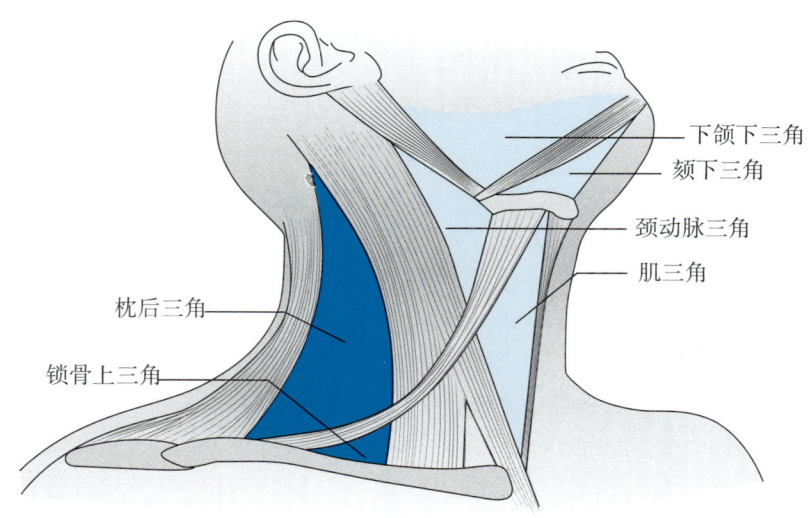

图 5.2　颈部三角

2.2 颈部淋巴结分区

为了便于专科医生之间的交流和记录，在颈部三角的解剖基础上，颈部淋巴结分区（图5.3）被认为是比较标准的解剖分区，这对准确的记录是至关重要的。

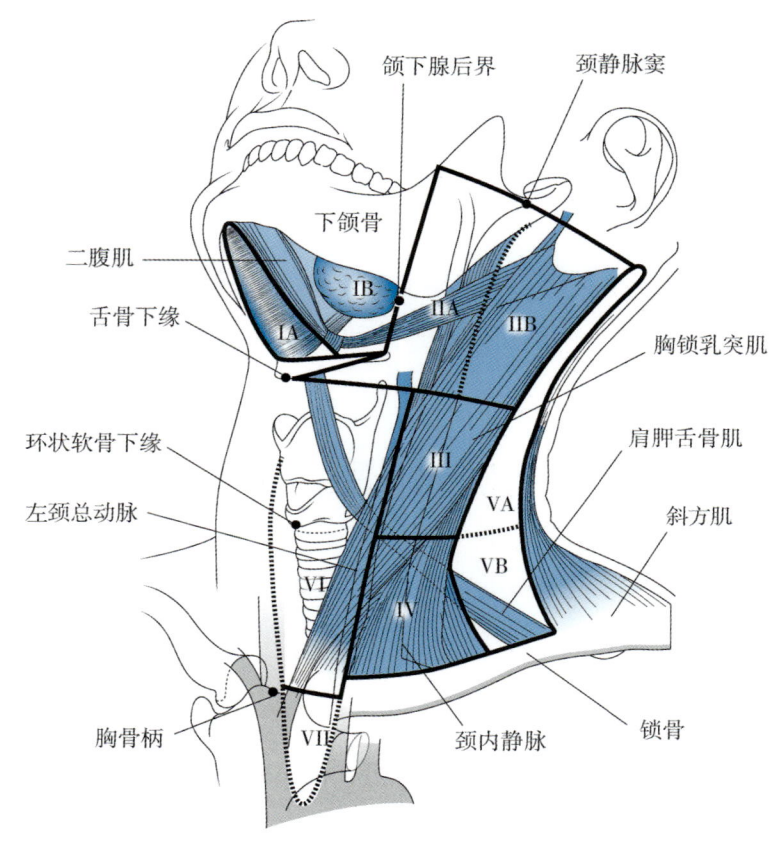

图 5.3 颈部淋巴结分区

3 病史

病史采集是进行颈部淋巴结疾病鉴别诊断的关键环节。

3.1 年龄

颈部肿物的病因一般分为三大类：先天性、炎症和肿瘤。这些病因的分布随着年龄的变化而变化，具体展示详见图5.4。

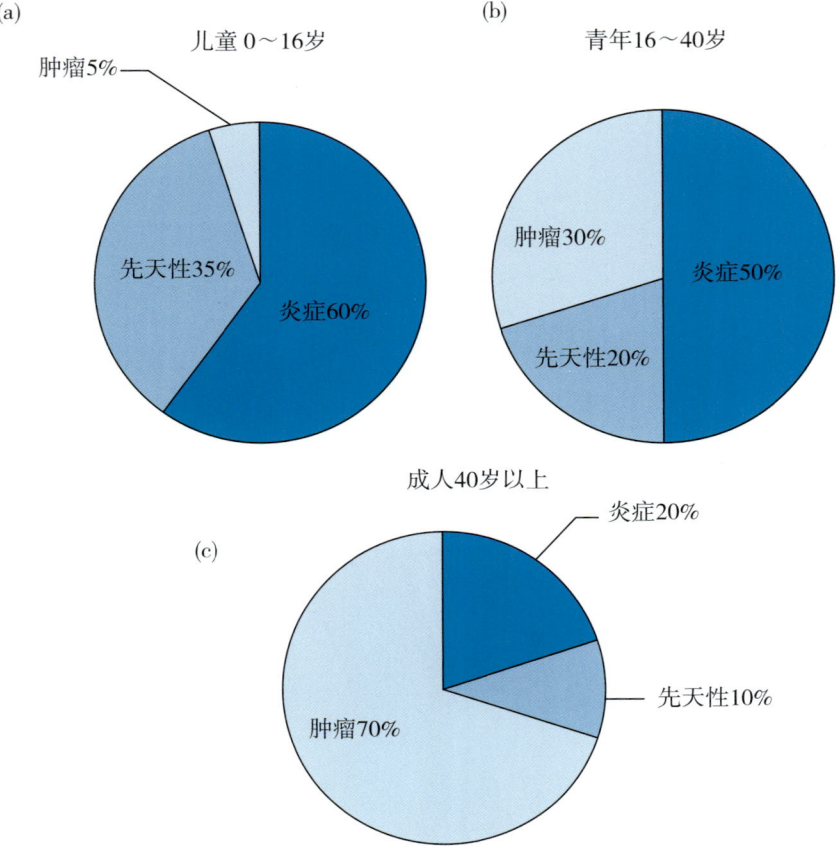

图 5.4 不同年龄组的颈部肿块性质分布

60%的儿童颈部肿块是炎症性的，通常是颈部淋巴结炎的一种表现形式。只有少数是肿瘤性病变，当然，筛查和捕获这一小群肿瘤性肿块是十分重要的。然而，同样重要的是，需要认识到大多数儿童患者在观察一段时间或者根据需要使用抗菌药后，颈部肿块会变小。因此，如果没有其他症状、体征或其他疾病的特征，儿童颈部肿块通常可以采取保守观察的策略。

先天性颈部肿物在病史和体格检查上有特征性表现，通常与胚胎发育密切相关。先天性颈部肿物详见第4章讨论。

在年轻人中，颈部肿块大多数为炎症性病变，但肿瘤性病变比先天性颈部肿块更常见。40岁以上的患者更有可能出现肿瘤，无论是良性的还是恶性的。因此，对于这些患者需要可重复的客观证据来显示其疾病的性质[1]。

3.2 病程

病程为几天，可能提示感染/炎症来源。病程已数周，需要考虑慢性感染（如结核病）、炎症性疾病（如结节病）以及肿瘤。

如果病程数年，除非最近有变化，否则不太可能是恶性病变。

3.3 生长方式

每月生长超过2cm的肿物需要引起警惕，这意味着恶性肿瘤的可能性大。一周或两周内快速生长需要考虑到感染或炎症性病变，但也应考虑到高分化淋巴瘤或低分化恶性肿瘤的风险。一些颈部肿块（通常是囊性肿块）表现出快速生长之后趋于稳定[2]。

3.4 相关症状

根据相关症状来对颈部肿块进行诊断是非常重要的。恶性颈部肿块通常是无痛的，但可能引起牵涉痛。感染性淋巴结病变通常由于其快速生长和炎症而引起疼痛。此外，筛查患者有无上消化道恶性肿瘤的UADT症状也是很重要的。

3.4.1 吞咽困难

吞咽困难提示恶性肿瘤累及咽部（主要是下咽）。进行性吞咽困难（即最初能进食固体，后来只能进食半流质或者流质）是一个危险的症状。发病通常潜伏数月，可能早于颈部肿块出现。病人的体重可能会减轻，饮食也可能会改变为软性食物。

3.4.2 吞咽疼痛伴或不伴咽喉痛

急性发作时，吞咽痛可能代表由反应性淋巴结炎触发的感染。特别是在儿童中，一个相对温和的上呼吸道感染可导致明显的淋巴结病，以及快速发展的淋巴结炎。累及口腔和咽部时，尤其是持续的咽喉痛（无论是否吞咽），一直没有缓解且持续大于3周，可能提示恶性肿瘤。在恶性肿瘤中，病变通常是单侧的，特别是同侧的肿块。

3.4.3 耳痛

耳痛通常代表颈部病变刺激耳大神经或上呼吸消化道潜在原发肿瘤刺激舌咽神经或迷走神经引起的疼痛。在非急性颈部肿块的情况下（即一个肿块出现超过2周），这是一个危险信号。在外耳炎时，腮腺淋巴结可能变大，其引流耳廓和外耳道等的淋巴结。

3.4.4 口腔溃疡

炎性或感染性口腔溃疡引起的淋巴结病并不常见。口腔溃疡不愈合或扩大伴有淋巴结肿大应警惕口腔癌。对所有不愈合或不断扩大的口腔溃疡应进行活检。

3.4.5 发音障碍

持续性声音嘶哑或声音粗糙提示有喉

部恶性肿瘤的风险。询问病史时需要注意呼吸情况，比如吞咽时有无咳嗽和窒息感。在晚期病例中，可能会出现呼吸困难或喘鸣。

3.4.6 体重下降

体重下降是一个众所周知的危险信号。6个月内体重意外减少超过5%应引起足够的关注。

3.4.7 全身症状

伴有全身症状的往往提示系统性疾病或淋巴瘤。发热、盗汗：即所谓的"B症状"[3]，与淋巴瘤有关。潮红、心悸、高血压：与副神经节瘤相关的嗜铬细胞瘤有关。

3.4.8 皮肤状况

当然，仔细检查可能转移到淋巴结的可疑痣/病变是很重要的，但是检查头颈部其他皮肤状况也同样很重要，如痤疮、皮炎、湿疹或皮疹，这些可能是反应性淋巴结炎的潜在原因。这在颏下淋巴结、后颈淋巴结和枕部淋巴结中尤其常见，通常是剃须/剃发的并发症。

3.5 风险因素

明确询问以下恶性肿瘤的危险因素。

3.5.1 吸烟

非常重要。

目前的吸烟状况和吸烟的包年数是重要的风险分层。

3.5.2 饮酒

另一个重要的危险因素是饮酒，尤其是在疑诊口腔癌和下咽癌的情况下。目前每周的酒精摄入量以及任何酒精依赖史都应被记录。大量饮酒和吸烟可能对头颈癌的发病风险有协同作用。

3.5.3 既往头颈癌史

既往有头颈癌病史的患者大约有10%会发展为第二原发肿瘤，也有原有疾病复发的风险。复发肿瘤可出现局部（上呼吸道消化道），区域（颈部淋巴结）或远处转移。

3.5.4 其他恶性肿瘤

特别是皮肤癌：在阳光暴晒率高的国家，皮肤恶性肿瘤（而非黏膜恶性肿瘤）在颈部转移性鳞状细胞癌中占更大的比例。对于既往患有皮肤恶性肿瘤的患者，详细记录在何处和何时进行切除（包括切缘）非常重要。

3.5.5 免疫抑制

免疫抑制患者，尤其是器官移植后患

者和HIV阳性患者，在大多数部位发生病毒相关肿瘤的可能性增加。

3.5.6 家族史

Fanconi贫血是一种罕见的常染色体隐性遗传病。患者在年轻时患头颈癌的风险增加（约为400~700倍）[4]。

4 查体

4.1 颈部检查

颈部检查非常有价值。以前的手术瘢痕以及太阳晒伤和皮肤病变史都值得注意。肿块的发生位置对鉴别诊断有很大的影响（图5.5）[5]。

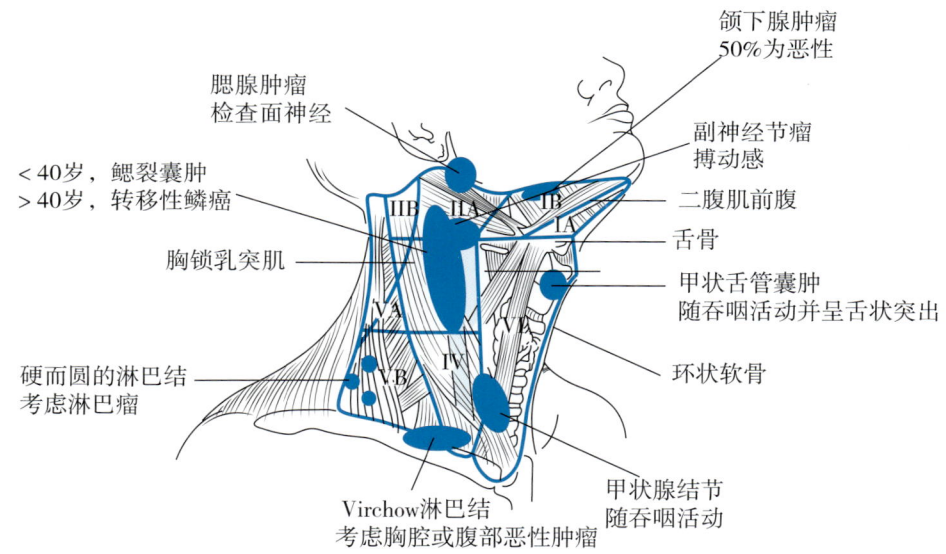

图 5.5 颈部不同部位肿块发生位置示意图

4.1.1 前哨淋巴结检查

另一个重要因素是淋巴引流情况（图5.6）。头颈部不同部位的原发肿瘤可能转移到不同的淋巴结组。必须仔细检查每一个淋巴引流区域的病变。

肿块表面的皮肤变化是很重要的征象。晚期淋巴结转移灶可见皮肤凹陷、变暗或破溃。先天性颈部肿块，如鳃裂畸形，可能存在皮肤凹陷或窦道，这有助于区分囊肿、窦道或瘘管（见第4章）。颈部触诊必须覆盖所有颈部区域。单个的颈部肿块也要仔细检查（表5.1）。

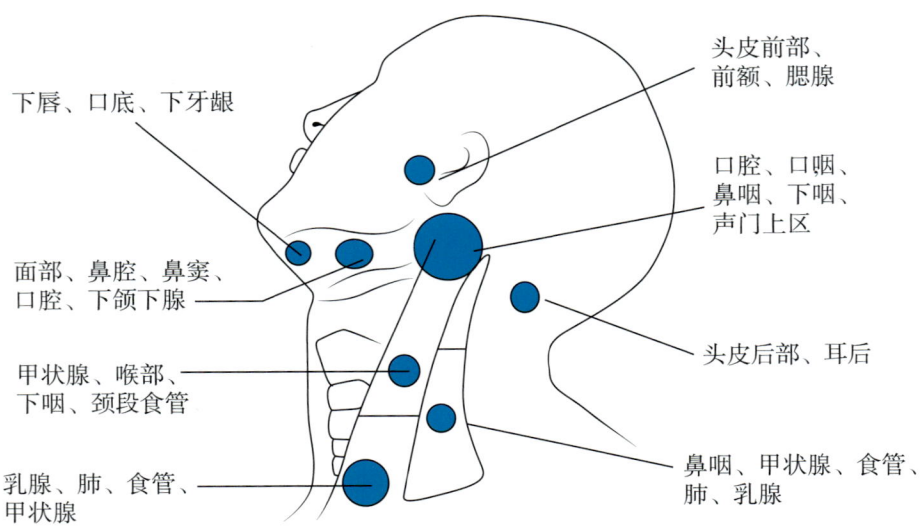

图 5.6　不同潜在原发肿瘤部位的淋巴结引流情况

表 5.1　颈部肿块检查中怀疑为恶性肿瘤的特征

很少怀疑恶性肿瘤	怀疑恶性肿瘤
病灶小	病灶大
质地软、有弹性	质地硬
可活动	固定
单发	多发
无皮肤改变	皮肤改变或破溃
无神经学改变	肩无力、面部肌肉无力、声音无力、舌无力

肿块随吞咽活动，说明其在气管前筋膜内，常见于甲状腺、甲状舌管以及喉部。肿块在舌头运动时突出，表明它附着在舌骨上，常与甲状舌管异常有关。腮腺下极和下颌下腺肿瘤也表现为颈部肿块。适当的颅神经检查对于评估颈部肿块是非常重要的。甲状腺、腮腺和先天性肿块在第6章和第14章中有更详细的讨论。

4.2　上呼吸消化道（UADT）检查

头颈部的系统检查应包括口腔和口咽部的内镜检查。上呼吸消化道检查应该从检查口腔和口咽开始，包括舌头触诊和口底双合诊。在专科检查中，灵活的软性鼻咽纤维镜已经取代了传统镜子的使用，并且可以获得图像记录，现已成为颈部肿块常规检查的必需项目。

5 鉴别诊断

颈部淋巴结肿大的鉴别诊断包括：

5.1 感染

- 淋巴结病/淋巴结炎
- 细菌、病毒、真菌、寄生虫

5.2 肉芽肿

- 感染性
  - 结核、非典型分枝杆菌感染、猫抓病
  - 血清学是有用的，但不总是能辅助诊断
- 非感染性
  - 结节病、川崎病、Castleman病、菊池病、木村病
  - 涎腺炎/涎石病
  - 自身抗体滴度，包括ANA、ENA、抗dsDNA抗体、Anti-Ro、抗La，需要进一步转诊至风湿病学科

5.3 肿瘤

- 良性
  - 良性淋巴细胞增生，如Castleman病，非常罕见
  - 很难与低度恶性淋巴瘤相鉴别
  - 需要切除活检诊断

5.4 恶性肿瘤

- 原发
  - 淋巴瘤
- 继发
  - 转移性癌，通常来自上呼吸消化道黏膜或皮肤病变
  - 转移性甲状腺癌或唾液腺癌
  - 远处转移性癌，如源于上消化道恶性肿瘤的Virchow淋巴结

6 辅助检查

根据病史和检查，颈部肿块的病因学是否具有传染性可能是显而易见的。对于病史较短的儿童和年轻成年患者，试验或观察以及适当使用抗菌药物可能是最合适的初始处理。然而，通常在患者接受二级护理时，这种初始处理措施已做过，大多数可触及的异常需要某种影像学检查来进一步对肿块进行分类。对40岁以上的患者都应如此。诊疗流程如图5.1所示。

6.1 超声检查及细针穿刺细胞学检查

超声扫描的优势是没有辐射暴露，由专业人士操作，即便是儿童不麻醉也可进行。超声的主要缺点是依赖于操作人员，而且作为一种动态检查，回顾性解释的图像不利于手术方案制订。

然而，超声扫描可以区分颈部肿块的良恶性质，并评估局部侵袭和血供情况。超声引导下细针穿刺细胞学检查（FNAC）的加入使超声扫描成为大多数颈部肿块的首选检查方法。

FNAC的优点是肿瘤播散的风险可以忽略不计，创伤小，血管并发症低。临床上可扪及的肿块可经FNAC而不需超声检查，且在影像学引导下活检可加快诊断速度。缺点是诊断阳性率不稳定，这取决于操作者的技术，以及在穿刺时是否有细胞学专家在场[6]。

在诊断性超声扫描和/或FNAC之后，术前或进一步横断面影像学检查前，可以酌情在多学科小组会议上讨论。

6.2 空心针活检

空心针活检（宽孔针获得纤细的组织条）的作用是有争议的，可以根据具体情况进行判断，它的主要作用体现在FNAC无法诊断时。空心针活检的优势是能够提供足够的组织块，后者可以进行免疫组化检查已获得足够的信息，这对于颈部转移性癌在寻找其原发灶时识别细胞标记物很有用[7]。

相比FNAC，空心针活检引起肿瘤播散的可能性更高，总体上被认为是FNAC无法诊断时的第二选择。在淋巴瘤的病理诊断中，空心针活检是非常有用的，尽管某些中心可能经常倾向于对淋巴结进行切除活检[8]。

6.3 横断面成像

横断面成像（cross-sectional imaging，CSI）的作用取决于所提出的临床问题，通常还取决于特定成像模态的专业知识。在要求CSI时，牢记这些事实是很重要的，而不是草率地要求"排他性诊断图"，否则会惹恼放射科医生、你的上级同事和管理层！

6.3.1 CT

6.3.1.1 优点

- 图像对手术计划和术中病灶定位非常有用。
- 使用造影剂可增强血管和血管肿瘤显影。
- 广泛应用，获取专业知识。
- 优良的骨细节显示对评估骨是否受累（如下颌或颅底），以及胸骨延伸肿物（如胸骨后甲状腺肿物）非常有用。
- 新一代CT扫描仪没有运动伪影。
- 可重建三维模型。

6.3.1.2 缺点
- 具有辐射性。
- 在肾损害患者中造影剂使用受限。
- 软组织分辨力差。

6.3.2 MRI

6.3.2.1 优点
- T1加权"解剖"图像具有优异的软组织分辨力和空间分辨率。
- T2加权图像优先突出水肿，因此与病理相关。
- STIR是T2加权图像，可以抑制脂肪信号，以进一步突出异常组织作为高信号。
- 与CT相比，具有更高的对比度分辨率，在适当的患者中，是口腔癌和口咽癌分期以及颈部淋巴结分期的首选方式（2016年共识文件）。
- 非常适合评估软组织肿瘤和器官侵袭。
- 非常适合评估大的周围神经侵犯（如果患者出现神经症状，可以特别要求进行MRI神经成像）。

6.3.2.2 缺点
- 较长的扫描时间会导致运动伪影，从而显著降低扫描质量，因此不适于评估胸部和喉部。
- 一些植入起搏器、除颤器和植入物者禁用，尽管较新的扫描仪能够克服这一缺点。

6.3.3 PET-CT

PET-CT是正电子发射断层扫描与CT全身成像相结合的影像检查方法，使用示踪剂标记将传统的解剖CT图像与疾病过程的功能"显像"融合在一起。

最常用的示踪剂是18-氟脱氧葡萄糖，它被优先运输并浓聚在高代谢癌组织或炎症组织中。

肌肉活动会导致浓聚假象和潜在的假阳性。当患者说话时，头颈部成像通常会在环杓肌中观察到这种浓聚。

PET-CT主要用于评估头颈部原发灶不明的转移性癌，在33%的病例中可以确定原发灶。

另一个主要作用是评估治疗反应，疑似复发癌的检查和再分期，以及某些癌症的分期（如甲状腺髓样癌）。

在存在颈部淋巴结病的情况下，PET-CT不能区分感染/炎症淋巴结和肿瘤性淋巴结，因为两者都是高代谢状况。

7 病理

7.1 反应性淋巴结炎

7.1.1 病史

- 患者通常很年轻,从青少年到青壮年,男女发病无差别。
- 病灶通常为单发。
- 一般为直径1~1.5cm的淋巴结。
- 可能在上呼吸道感染后出现,但之后不会立即消失。
- 通常无痛且持久。
- 几乎没有其他症状。

7.1.2 查体

- 通常为可触及的单个淋巴结,可活动,无触痛,无皮肤改变。
- 常见的位置包括颈部Ⅰ区和Ⅱ区淋巴结,颈内静脉、二腹肌淋巴结(下颌下三角内的Ⅱ区)是最常见的。
- 注意皮肤状况(见前文)!

7.1.3 辅助检查

超声是首选的检查方式。特征包括正常大小,卵圆形,脂肪门和结构。自信的影像科医生不会对这样的淋巴结进行细针穿刺细胞学检查(FNAC)。如果进行FNAC,可见淋巴细胞群。在流式细胞术中,如果缺乏单克隆细胞系,说明发生淋巴瘤的可能性较小。然而,值得注意的是,一些细胞学家报告说,无论如何也不能排除低级别的淋巴增生性疾病。

7.1.4 治疗

通常情况下,对无症状的低风险患者(如30岁以下的非吸烟者)只需安慰即可。对于有症状或临床怀疑指数高的患者,临床医生应考虑于6~12个月再进行超声检查。如果无变化则是令人放心的结果,患者可以安心离院。

7.2 鳃裂囊肿

关于潜在的病因学存在多种理论,但最常见的理论被认为是由于淋巴结囊性变或持续存在胚胎性颈窦所致[9]。必须注意排除原发灶不明的转移性鳞状细胞癌(SCC),尤其是40岁以上的吸烟患者。事实上,总是强调疑似鳃裂囊肿的患者要警惕癌变,除非另有证明排除。

7.2.1 病史

- 肿块通常出现在颈部的Ⅱ区和Ⅲ区,可能在上呼吸道感染后变得更明显。

- 有时患者会发现囊肿已长时间存在，且囊肿不断增大，这时需要转诊。
- 一般无痛，除非感染，后者可为急性表现，容易与脓肿混淆。
- 吸烟和饮酒史至关重要。

7.2.2 查体

- 通常出现在胸锁乳突肌中上1/3交界处。
- 除非存在感染，鳃裂囊肿通常是单发、可活动和无触痛的。
- 应仔细全面检查上呼吸消化道黏膜以及皮肤状况，如果要确定为鳃裂囊肿，这些检查都应明确。
- 应仔细检查胸锁乳突肌（SCM）下2/3的皮肤，以确定任何窦道或瘘管，这可能是先天性鳃裂畸形的一部分。

7.2.3 检查

超声特征显示为囊性结构。通常应进行FNAC，可抽出混浊或浅黄色液体，伴角质化的有核细胞和鳞状碎片[10]。如果存在鳞状细胞应疑诊鳞状细胞癌的可能性，可通过超声仔细评估囊壁情况，这对排除鳞状细胞癌有一定的针对性和好处。根据超声情况，厚壁囊肿无法定性时可采用空心针活检。

横断面成像有助于明确解剖情况和手术方案。MRI可显示病变与咽/扁桃体的毗邻关系，以及与颈部大血管、副神经和舌下神经的关系。

对于肿瘤怀疑指数高的患者，细针穿刺或空心针活检结果不明确时，PET-CT可能仍有一定作用。在这种情况下，PET-CT的阴性预测值较高（96%），但阳性预测值较低（56%）[11]。因此，PET-CT扫描阴性结果比较可信，患者大多数情况下可进行手术切除。然而，值得注意的是，细针穿刺或空心针活检本身造成的组织损伤也可引起假阳性。显然，在这种情况下，使用PET-CT等有价值的医疗检查有助于评估患者恶性肿瘤的风险。因此，作者建议对高危患者（即40岁以上没有原发癌临床症状的吸烟者）使用PET-CT，并要求尽可能在进行细针穿刺或空心针活检之前进行扫描。

7.2.4 处理

对于细胞学阴性且与影像学一致的年轻非吸烟鳃裂囊肿患者，通常采取手术切除。不适合手术或拒绝手术的患者，应接受适当的咨询并提供随访监测，除非上述因素在未来不会改变。

如果囊肿出现急性感染，应尽可能避免切开引流。如有必要，建议在超声引导下抽吸，同时静脉注射抗生素，感染控制后再择期切除。

对于40岁以上的患者，尤其是吸烟者，应疑诊鳃裂囊肿有可能存在癌变，需进行排除诊断。需要进行鉴别诊断的是未知原发灶的转移性鳞状细胞癌，或鳃裂囊肿内存在癌变，这是一个有争议的实体瘤。

如果存在癌变，最佳的手术方式是对受累层面进行超选择性颈部清扫，这样可以有很好的解剖入路识别颈内静脉、颈动脉以及颅神经Ⅹ、Ⅺ和Ⅻ。肿块切除术是更传统的方法，实际上可能是全世界最常用的方法。在大多数情况下，这可以取得良好的效果。在难以识别解剖结构的情况下以及在诊断有疑问和怀疑癌的情况下应强烈推荐选择性颈部清扫术。

在年轻的非吸烟者中，与人类乳头瘤病毒（HPV）相关的口咽鳞状细胞癌的发病率正在增加，这使问题进一步复杂化。这些癌症的大多数表现为囊性淋巴结转移，并且5%的患者在舌根等部位存在亚临床病灶。

由于缺乏高质量的数据来支持任何具体的实践，这在世界范围内许多MDT中都是有争议的话题。原则上应避免对转移性癌实施"肿块切除"手术，尽管影像学表现为良性，因为这可能会在颈部播散，并使局部治疗失败率增加3倍，因为这种切除不符合肿瘤治疗原则[12]。

本文作者认为，对于40岁以上的患者，任何一侧颈部囊性肿块都应高度怀疑肿瘤，并应采用多学科联合治疗（MDT）的模式。

如果细胞学检查不明确的鳃裂囊肿切除后发现是癌，治疗中心应在对患者进行不明原发灶的转移性癌检查后，为患者提供彻底的颈清扫和/或术后放射治疗方案（见下文）。

在存有疑问的情况下，一个安全的选择是告知患者可能的恶性肿瘤，并在术中冰冻切片的指导下进行超选择性颈部清扫，如果确认为恶性肿瘤，则进行全面的颈部清扫。

根据PET-CT的结果，可以在全内窥镜检查下进行盲法或靶向活检，包括扁桃体切除术和舌底黏膜切除术。如果阴性，则患者无需下一步治疗。如果确诊为癌，则进行全面的颈部清扫（通常为Ⅱ～Ⅳ区）以及双侧扁桃体切除术。然后，可以基于组织学分析和风险因素的情况决定辅助治疗方案。

7.3 淋巴瘤

7.3.1 病史

存在颈部肿块的患者如果出现以下情况，需进行淋巴瘤的鉴别诊断。

- 在一个淋巴结区域内存在单发或多发淋巴结肿大。
- 可能伴有疼痛。

- 高级别淋巴瘤近期表现为快速增大。
- 全身症状，比如夜间出汗和体重减轻的"B"症状，提示着全身性疾病，传统上也是一个不良的预后指标。
- 危险因素包括免疫损害，既往淋巴瘤，HIV病毒、EB病毒、HTLV-1病毒感染，类风湿关节炎、桥本病和乳糜泻。

7.3.2 查体

- 可以触摸到颈部聚集的多发的小而质韧的淋巴结，随病情进展可触及大的、快速增长的淋巴结肿块。
- 通过查体和内镜对上呼吸消化道进行全面的评估是很重要的，因为淋巴瘤可能表现为结外疾病，特别是在黏膜相关淋巴组织内，如Waldeyer环（即腭扁桃体、腺样体、舌根和舌扁桃体）。
- 如果怀疑淋巴瘤，应触诊患者的腋窝和腹股沟区域是否有淋巴结肿大。

7.3.3 检查

FNAC很难确诊淋巴瘤，但在排除转移性癌方面有关键作用。现代流式细胞术技术可以用FNAC标本来鉴别单克隆B淋巴细胞或T淋巴细胞，这样可以大大提高淋巴瘤的诊断能力。

为了准确诊断和确定治疗计划，需要足够的样本来观察组织结构，这是传统上通过开放式活检获得的最佳方法。淋巴结的切除活检（即完全切除）优于切开活检（切除淋巴结的一部分），因为前者可获得更多的组织且瘢痕组织更少。重要的是要记住，一旦排除癌变，切取活检不会导致淋巴瘤播散或恶化。因此，诊断不应该以损伤功能结构为代价。当切除会引起并发症时，可以采取大切口切开活检，同样可以获得可用于诊断的足量标本。重要的一点是，活检时，样本应及时新鲜（即不在福尔马林中固定）送检，以便病理学家可以使用和固定组织，并进行流式细胞检查。

在确诊后，PET-CT扫描现在被认为可用于淋巴瘤的分期。

7.3.4 处理

淋巴瘤的进一步治疗超出了本书的范围，因为这是血液肿瘤学家的职责范围。大多数淋巴瘤在专家MDT的背景下通过化疗、放疗或两者联合的方式进行治疗。

7.4 原发灶不明的转移癌

7.4.1 病史

高达5%的头颈部癌没有可检测到的

原发癌灶——在颈部出现的只是转移性癌。

- 通常无痛，一侧颈部肿块增大通常是无症状的。
- 在危险分层、预后判断以及临床试验的纳入标准方面，具有包年数的完整吸烟史是非常有用的病历资料。

遵循所有头颈部癌症的人口统计学规律，患者通常包括两个主要群体：传统的鳞状细胞癌患者，年龄通常超过50岁，吸烟且可能有中度至重度酒精使用史；50岁以下的年轻患者，通常健康状况良好，可能吸烟，也可能不吸烟。

年轻组患者多半为发病率增加的临床实体瘤，由于HPV16型和18型感染导致的鳞状细胞癌，其在生物学上与传统的非HPV相关鳞状细胞癌不同。

7.4.2 查体

- 评估颈部肿块，需注意肿块大小，与胸锁乳突肌以及更深层次的结构，如椎前筋膜和皮肤，是否粘连。
- 必须特别注意评估其他可触及的淋巴结，因为单个肿大淋巴结或簇状淋巴结会使其他淋巴结难以触及。
- 可以通过仔细查体来寻找原发病变，对上呼吸消化道进行充分的全黏膜检查。扁桃体和舌根需要特别注意，因为在这些部位，即使是很小的原发癌也可能在颈部导致不成比例的转移性大淋巴结。
- 还应检查皮肤是否有变化和溃疡，注意皮肤瘢痕（可能表明旧的切除的皮肤恶性肿瘤）或可疑的皮肤损伤。

7.4.3 检查

7.4.3.1 影像学检查

超声和FNAC对于确定患者的进一步检查至关重要。FNAC通常具有诊断价值，其获得的细胞学结果可表现为从非典型鳞状细胞到簇状鳞状细胞癌的改变。P16免疫组化是HPV过表达的一种有用的替代生物标记物，如果其表达量足够高，可以在细胞学样本上进行。如果FNAC无法诊断，可能需要进行空心针活检，这可以提供足够的组织以便进行后续的免疫染色，并可能有助于确定其他原发肿瘤部位，如EBV（鼻咽癌）、甲状腺球蛋白（分化型甲状腺癌）和降钙素（甲状腺髓样癌）。

假如临床未发现明显的原发病变，那么该患者属于原发灶不明的转移性肿瘤，需要进一步采用各种影像学检查以明确可能的病变。

PET-CT现在已经取代了CT和MRI检查，成为原发灶不明的转移性肿瘤的首选检查手段，并且已成为英国的诊疗标准[13]。一些MDT专家们认为在PET-CT之前可先进行MRI横断面成像，并且仅在MRI未显示原发部位的情况下才进行PET-CT。荟萃分析表明，PET-CT可以在高达44%的病例中识别出原发性肿瘤。PET-CT具有很高的阴性预测值，也是高度敏感的，但有较高的假阳性率。它还有可能遗漏最大直径<1cm的黏膜原发灶。因此，它的主要作用是帮助定位活检部位并对患者进行分期。活检部位也可能在PET-CT上出现假阳性，因此，在进行全内镜检查之前，应在MDT会议上根据PET-CT讨论下一步的决策（图5.7）。

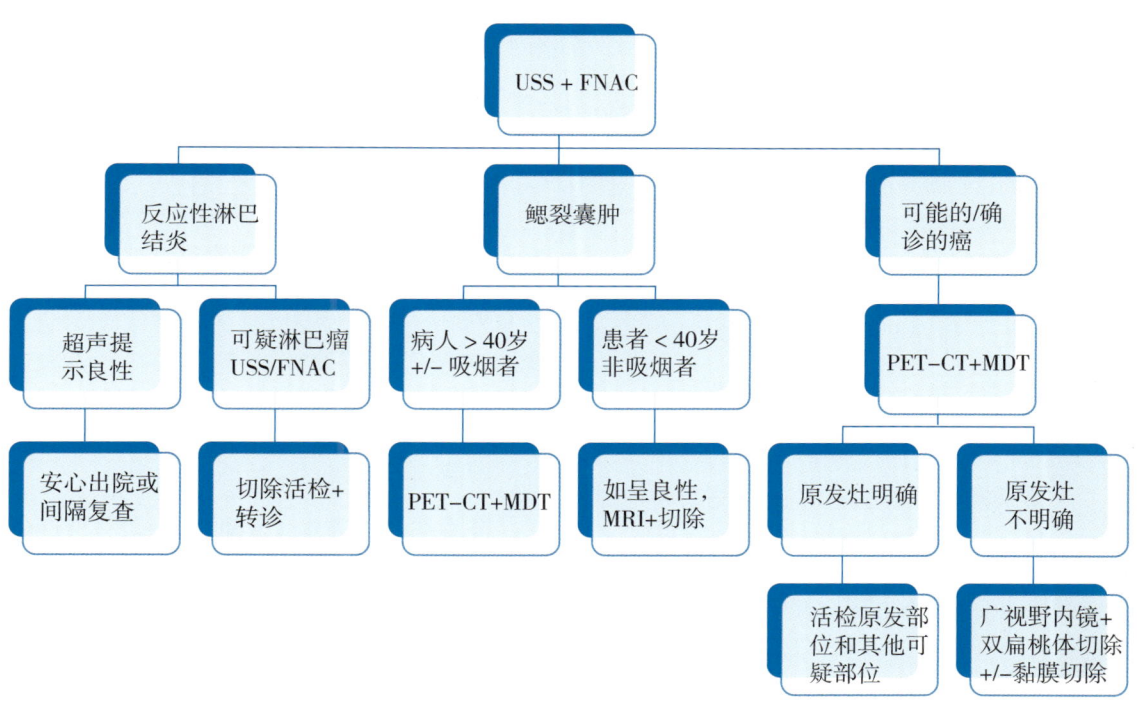

图 5.7　颈部淋巴结检查策略

7.4.3.2　广视野内窥镜检查和活检

病人必须在全身麻醉下接受内镜检查。如果影像学检查提示病灶，则进行靶向活组织检查。如果患者仍有原发灶不明的癌，必须对上呼吸消化道进行全面的黏膜检查。部位应包括鼻腔、鼻咽、口腔、软硬腭、舌根、扁桃体、咽后壁、会厌谷、声门上、声门、声门下、梨状窝、环后区和食管近端。还应进行口腔和舌基部的触诊。

如果影像学（包括PET-CT）未发现原发部位，则在某些部位仍需进行"盲检"。最近有更多的证据支持进行口咽部淋巴组织切除术，即双侧扁桃体切除术和舌根部黏膜切除术。建议对不明原发癌患者行双侧扁桃体切除术[14]。

舌根部黏膜切除术，可视为舌扁桃体的黏膜剥离，已显示出可喜的结果，可识别出80%～90%的其他未知原发癌灶。这种手术通常使用手术机器人进行，因此仅限于具有相应设备的中心[15]。

FNAC可行P16免疫组化，如果阳性，则支持显微镜下口咽原发肿瘤的存在，即使在充分调查后没有发现肿瘤。因此，绝大多数原发灶不明的头颈部癌现在被认为是一种隐匿的口咽癌。

7.4.4 处理

如果发现原发病灶，则根据有淋巴结转移的原发病灶进行治疗。一个真正的原发灶不明的转移性癌，其原发灶分期可以被归类为T0，淋巴结分期与颈部其他癌的淋巴结分期相同（表5.2）。

在所有原发灶不明的鳞状细胞癌患者中，治疗的主要目的是局部控制。在这些病人中，出现原发癌的发生率约为每年3%，这与所有其他黏膜头颈癌显示的第二原发癌的发生率一致。

表 5.2　不明原发癌的分期分类

T	N	N	分期
0	1	0	Ⅲ
0	2a	0	ⅣA
0	2b	0	ⅣA
0	2c	0	ⅣA
0	3	0	ⅣB
0	1～3	1	ⅣC

一般来说，头颈部癌症的治疗方案包括手术、放疗和化疗。

7.4.5 手术

切除肿瘤以及周围组织直至阴性切缘。在这种情况下，需要行颈清扫术。颈清术是指筋膜切除术，将颈筋膜深层的内容物切除至椎体前筋膜。目的是通过系统地切除颈筋膜，全面清除所有淋巴结。

颈清扫术分为：

根治性颈清扫术（RND）：切除椎前筋膜上方Ⅰ～Ⅴ区的所有组织，仅保留颈动脉、迷走神经和舌下神经。

改良根治性颈清扫术（MRND）：包括切除Ⅰ～Ⅴ区的所有组织，但需要保留以下三种非淋巴结构中的一种或多种：副神经、颈内静脉和胸骨乳突肌。

选择性颈清扫术（SND）：如同改良根治术，但是需保留尽可能多的与淋巴结无关的结构，包括胸骨乳突肌、颈内静脉和副神经，以及部分颈丛神经和颈襻神经。也可以根据疾病的需要调整清扫的区域。最常见的三种类型是：

- SND Ⅰ～Ⅲ（肩胛舌骨上），通常用于N0的口腔肿瘤。
- SND Ⅱ～Ⅳ（侧颈），通常用于喉部和下咽肿瘤。
- SND Ⅱ～Ⅵ（后外侧），用于皮肤、腮腺和甲状腺肿瘤。

7.4.6 放射治疗

放射治疗通常是采用外照射，总剂量（以Gy表示）通过多次分割的技术完成（如70Gy 35次分割）。尽管有现代的调强放疗（IMRT）技术，但放射治疗，尤其是对咽部的放射治疗，患者仍然会受到长期放射毒性的困扰，包括黏膜炎、口干和神经病变，这些可能会导致功能障碍和难以管理。由于放疗对脑干、脊柱和骨坏死（放射性骨坏死）有显著的副作用，它通常只能在给定的部位给予一次的根治剂量。

7.4.6.1 全黏膜照射（TMI）

TMI的基本原理是将根治性治疗剂量照射到所有潜在的黏膜原发部位（即所有上呼吸消化道）。然而，支持这种做法的证据有限，因此它仍然是一个有争议的领域，尽管它在英国很受欢迎。接受TMI的患者表现出明显的急性和慢性毒性以及较差的生活质量。虽然使用调强放疗改善了这一情况，但TMI仍然是一个可以潜在降低并发症的领域。发现镜下原发癌的治疗如舌根部黏膜切除术或舌扁桃体切除术，可以在将来发挥很大的作用。

7.4.7 化疗

以铂类为基础的药物，如顺铂（或卡铂用于肌酐清除率降低的患者），通常不认为是一种根治性的治疗方式。它们可作为放疗的辅助或同步治疗。新辅助化疗的使用证据有限。

7.4.7.1 N1期

参见图5.8。

N1期肿瘤通常可以通过一种方式（手术或放疗）来处理。关于哪种是最好的初始治疗方式，文献中仍存在争议。手术可以确定颈部的分期和病理性淋巴结外扩散，这些只通过术前影像学证实并不可靠。在p16阴性头颈癌中，淋巴结外扩散（肿瘤在淋巴结外的扩散）是最重要的预后指标，提示需要辅助治疗[16]。在p16阳性的口咽癌中，越来越多的证据表明辅助治疗与预后无关，可能不需要辅助治疗[17,18]。如果采用一种单一的治疗方式，大多数中心提倡SND或MRND（Ⅰ～Ⅴ）[19]。

7.4.7.2　N2a/b/c 期

这些患者如果接受颈清扫手术，将需要辅助治疗（放疗或放化疗）。鉴于此，通常有人认为，应提供初始非手术治疗方法，以保留手术挽救机会。有限的证据表明手术和辅助治疗的结果与单纯根治性放疗的结果相当[20]。在MDT会议讨论后，应向患者提供前期手术与非手术治疗的治疗方案[14]。

7.4.7.3　N3 期

这代表肿瘤Ⅳ期疾病，普遍预后不良。改良根治术或根治性颈淋巴清扫术在治疗和姑息治疗中都有作用。在治疗计划中，术后放化疗通常是必要的，以控制局部肿瘤。诱导放化疗也是一种有效的治疗策略，但与N2期病人一样，由于非手术治疗造成的组织损伤，需要挽救性手术的患者术后并发症发生率较高[21,22]。

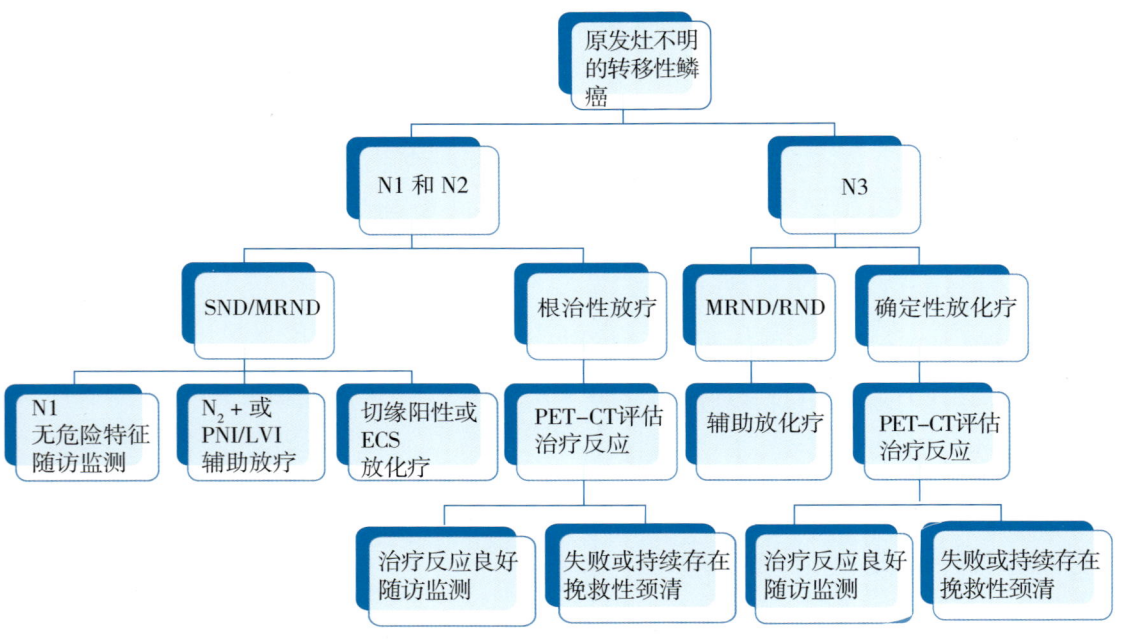

图 5.8　经活检证实颈部原发灶不明的鳞状细胞癌的处理

8　随访

根据其他黏膜头颈部癌的随访建议，所有患者应接受至少5年的随访监测。随访应该评估上呼吸消化道和颈部是否存在复发性疾病或原发性疾病。

9 特殊考虑

如果在颈部淋巴结中发现甲状腺组织，则提示甲状腺癌，除非另有证明，应通过甲状腺超声和FNAC或对任何可疑淋巴结进行检查（见第6章）。当免疫染色确定甲状腺转移性髓样癌时，PET-CT和超声在检测原发性和其他转移灶中起一定作用。如果PET-CT或淋巴结细胞学免疫染色显示原发灶在头颈部之外，当然应转诊至适当的MDT进行进一步处理。

参考文献

1. Otto RA, Bowes AK. Neck masses: Benign or malignant? Sorting out the causes by age-group. Postgrad Med. 1990;88（1）:199–204.
2. Ruhl C. Evaluation of the neck mass. Med Health R I. 2004;87（10）:307–10.
3. Weber AL, Rahemtullah A, Ferry JA. Hodgkin and non-Hodgkin lymphoma of the head and neck: Clinical, pathologic, and imaging evaluation. Neuroimaging Clin N Am. 2003;13（3）:371–92.
4. Velleuer E, Dietrich R. Fanconi anemia: Young patients at high risk for squamous cell carcinoma. Mol Cell Pediatr. 2014;1（1）:9.
5. Lopez F, Rodrigo JP, Silver CE, Haigentz M Jr., Bishop JA, Strojan P et al. Cervical lymph node metastases from remote primary tumor sites. Head Neck. 2016;38（Suppl 1）:E2374–85.
6. Layfield LJ. Fine-needle aspiration in the diagnosis of head and neck lesions: A review and discussion of problems in differential diagnosis. Diagn Cytopathol. 2007;35（12）:798–805.
7. Krane JF. Role of cytology in the diagnosis and management of HPV-associated head and neck carcinoma. Acta Cytol. 2013;57（2）:117–26.
8. Amador-Ortiz C, Chen L, Hassan A et al. Combined core needle biopsy and fine-needle aspiration with ancillary studies correlate highly with traditional techniques in the diagnosis of nodal-based lymphoma. Am J Clin Pathol. 2011;135（4）:516–24.
9. Golledge J, Ellis H. The aetiology of lateral cervical（branchial）cysts: Past and present theories. J Laryngol Otol. 1994;108（8）:653–9.
10. Valentino M, Quiligotti C, Carone L. Branchial cleft cyst. J Ultrasound. 2013;16（1）:17–20.
11. Abadi P, Johansen A, Godballe C, Gerke O, Hoilund-Carlsen PF, Thomassen A. 18F-FDG PET/CT to differentiate malignant necrotic lymph node from benign cystic lesions in the neck. Ann Nucl Med. 2017;31（2）:101–8.
12. Gleeson M, Herbert A, Richards A. Management of lateral neck masses in adults. BMJ. 2000;320（7248）:1521–4.
13. Strojan P, Ferlito A, Medina JE et al. Contemporary management of lymph node metastases from an unknown primary to the neck: I. A review of diagnostic approaches. Head Neck. 2013;35（1）:123–32.
14. Strojan P, Ferlito A, Langendijk JA et al. Contemporary management of lymph node metastases from an unknown primary to the

neck: □. A review of therapeutic options. Head Neck. 2013;35（2）:286–93.

15. Mehta V, Johnson P, Tassler A et al. A new paradigm for the diagnosis and management of unknown primary tumors of the head and neck: A role for transoral robotic surgery. Laryngoscope. 2013;123（1）:146–51.
16. Jose J, Coatesworth AP, Johnston C, MacLennan K. Cervical node metastases in squamous cell carcinoma of the upper aerodigestive tract: The significance of extracapsular spread and soft tissue deposits. Head Neck. 2003;25（6）:451–6.
17. Sinha P, Kallogjeri D, Gay H et al. High metastatic node number, not extracapsular spread or N-classification is a node-related prognosticator in transorally-resected, neck-dissected p16-positive oropharynx cancer. Oral Oncol. 2015;51（5）:514–20.
18. Sinha P, Lewis JS Jr., Piccirillo JF, Kallogjeri D, Haughey BH. Extracapsular spread and adjuvant therapy in human papillomavirus-related, p16-positive oropharyngeal carcinoma. Cancer. 2012;118（14）:3519–30.
19. Dragan AD, Nixon IJ, Guerrero-Urbano MT, Oakley R, Jeannon JP, Simo R. Selective neck dissection as a therapeutic option in management of squamous cell carcinoma of unknown primary. Eur Arch Otorhinolaryngol. 2014;271（5）:1249–56.
20. Demiroz C, Vainshtein JM, Koukourakis GV et al. Head and neck squamous cell carcinoma of unknown primary: Neck dissection and radiotherapy or definitive radiotherapy. Head Neck. 2014;36（11）:1589–95.
21. Sanabria A, Kowalski LP, Shaha AR et al. Salvage surgery for head and neck cancer: A plea for better definitions. Eur Arch Otorhinolaryngol. 2014;271（6）:1347–50.
22. Balaker AE, Abemayor E, Elashoff D, St John MA. Cancer of unknown primary: Does treatment modality make a difference? Laryngoscope. 2012;122（6）:1279–82.

第6章

甲状腺疾病

R. James A. England

甲状腺是一种内分泌腺体，容易出现结构和/或功能紊乱，进而可能出现局部或全身性的功能病变。可能影响甲状腺的病变过程有：

a. 肥大导致的直接压力效应；
b. 恶性病变；
c. 功能性障碍。

以上疾病过程可能是受遗传或环境影响，因此在一定程度上是可预测的。

甲状腺疾病管理的目的包括：

1. 排查或治疗恶性疾病；
2. 排查或治疗功能性障碍，以避免全身性疾病；
3. 包括美容在内的症状改善。

1 解剖学

甲状腺由左右两个小叶组成，中央由一个薄薄的峡部连接起来。在大约20%[1]患者中发现了从峡部向上延伸的第三个叶（通常不在中线上），称为锥体叶。峡部通常位于颈前的第三和第四气管环的表面，位于胸骨甲状肌的正下方。正常的甲状腺重量不到20g，但重量会随着年龄的增长而增加[2]。

1.1 喉部神经支配

由于以下神经与甲状腺关系密切，在此进行讨论（表6.1）。清楚了解这些神经的位置、病变和功能，对于甲状腺外科医生及其团队在术前和术后治疗这些患者是至关重要的。

喉上神经是迷走神经的一个分支。它从咽部侧面向下延伸到颈内动脉，并分为两个分支。外支在喉外侧向下延伸到胸骨甲状肌深部来支配环甲肌。它的作用是增加声带张力，改变音调。当解剖甲状腺上极的内侧时可见到。

表 6.1 喉部各神经及神经损伤的影响

神经	作用	损伤后的影响	对患者的影响
喉返神经	运动：除环甲肌外的所有喉内肌肉 感觉：声带下的感觉	声带麻痹（由于环杓后肌瘫痪而无法打开声带）	单侧：发声障碍（声音的确切特征取决于声带麻痹的位置） 双侧：如果声带在旁正中位置麻痹，则可能存在气道阻塞
喉上神经			
外支	运动：环甲肌	失去了改变声带张力的能力	会影响音高
内支	感觉：声带以上的喉部黏膜	喉部刺激反射性咳嗽消失	喉黏膜感觉缺失

内支与喉上动脉一起穿过甲状舌骨膜，它为声门上提供感觉。声门下接受来自喉返神经的感觉神经支配。声门接受来自两条神经的感觉神经支配。喉返神经（也是迷走神经的一个分支）在左侧的主动脉弓和右侧的锁骨下动脉下方环行。左侧神经在位于甲状旁腺深处的气管食管沟中行进，并在环甲关节处进入喉部。右侧神经以更倾斜的角度行进，通常是由于在锁骨下动脉下走行的影响，并且也在环甲关节处进入喉部。它支配喉部的所有内在肌肉。在甲状腺和甲状旁腺的解剖过程中，必须识别和保存喉上神经和喉返神经。

1.2 血供

甲状腺的血供是双侧对称的。甲状腺上动脉是颈外动脉的一个分支，而甲状腺下动脉是甲状颈干的一个分支（来自锁骨下动脉第一部分的一个分支）。

甲状腺最下动脉是一种独特的可变血管。这是一种胚胎残余，存在于多达10%的人群中，通常来自头臂干，但也可能直接来自主动脉弓。

静脉引流是一致的。甲状腺上静脉和中静脉注入颈内静脉，而甲状腺下静脉则注入头臂静脉。

1.3 淋巴引流

甲状腺引流至气管旁淋巴结。这些被视为Ⅵ区。Ⅵ区的边界是上至舌骨、下至胸骨切迹，外侧至颈动脉鞘。

1.4 甲状腺神经支配

甲状腺受自主神经系统支配，迷走神经和交感神经干分别提供副交感神经和交感神经纤维。

2　生理学

甲状腺的基本功能单位是甲状腺滤泡。其由一个充满胶质的管腔组成,该胶质被立方上皮细胞包围。胶质的主要成分是糖蛋白——甲状腺球蛋白。甲状腺激素的产生涉及甲状腺细胞对无机碘的主动摄取及其随后的氧化和转化为碘。碘与甲状腺球蛋白分子的酪氨酸成分结合形成单碘酪氨酸和二碘酪氨酸。然后这些分子结合形成活性代谢物四碘甲状腺原氨酸(T_4)和三碘甲状腺原氨酸(T_3)。所有T_4都在甲状腺内产生,但只有20%的活性更高的代谢物T_3在甲状腺内产生,剩余的80%是由T_4在外周循环中转化产生的。

甲状腺的基质含有滤泡旁细胞或C细胞,它们是神经嵴起源的。C细胞约占甲状腺重量的0.1%。它们主要位于甲状腺外侧的中部和上部。C细胞产生降钙素,降钙素是一种降低血清钙水平的激素,因此可以对抗甲状旁腺激素的作用。它主要通过抑制破骨细胞活性来做到这一点。成骨细胞没有降钙素受体,因此不受激素影响。降钙素还有一种作用是减少肾小管对钙和磷酸盐的再吸收。

3　病理学

3.1　甲状腺疾病谱

甲状腺作为一种内分泌器官,可能会受到内分泌活动障碍的影响,包括甲状腺素的产生不足或过量。此外,甲状腺可能会出现异常的生长模式,导致腺体弥漫性或局部肿大,这种情况称为甲状腺肿。最终,甲状腺肿瘤不管是良性还是恶性都可能会进展。以下将对每种情况依次描述。

3.2　甲状腺功能减退症

当甲状腺产生的甲状腺素不足时,就会发生甲状腺功能减退症。它可以是先天性或后天性的。

先天性甲状腺功能减退症发生率约为每4000例新生儿中发生1例,是先天性智力低下最常见的原因[3]。

全世界最常见的后天性甲状腺功能减退症原因是碘缺乏,而在碘充足地区,最常见的原因是桥本甲状腺炎或慢性自身免疫性甲状腺炎,Hakaru Hashimoto于1912年首次描述它,直到1957年才被认为是一种自身免疫性疾病。甲状腺功能减退症与Graves病密切相关,可能是由环境和遗传因素引起的。它的特点是甲状腺内淋巴细胞浸润，并伴有甲状腺过氧化物酶和甲状腺球蛋白抗体表达升高。这种情况在女性中更为常见，比例约为7∶1。

3.2.1　病史

常见症状包括：

a. 体质：嗜睡、虚弱、怕冷；

b. 胃肠道：便秘、体重增加；

c. 心理：抑郁；

d. 一般症状：头发无光泽、皮肤干燥、舌厚、声音低沉、月经不调、肌痛、面部水肿。

多见于女性、缺碘者和中年人。

药物史也很重要，尤其是服用胺碘酮和锂剂者。

既往有自身免疫性疾病、甲状腺炎、Graves病、特纳/唐氏综合征或放射治疗是危险因素。

3.2.2　查体

甲状腺肿大在甲状腺功能减退症中并不常见。

眼睑水肿和面部水肿很常见。心动过缓、舒张期高血压和肌腱反射延迟也较常见。

通过鼻内窥镜检查（FNE）可以识别水肿的声带。声带麻痹非常罕见，通常与甲状腺肿块有关。

3.2.3　相关检查

3.2.3.1　血液检查

血清促甲状腺激素（TSH）测试。

其他：血清T_4、抗甲状腺过氧化物酶抗体。

3.2.3.2　影像学检查

超声（US）不是甲状腺功能减退症的常规检查，因为没有甲状腺肿大或可触及的结节。

3.2.4　治疗手段

甲状腺激素替代治疗（甲状腺素）。

3.3　甲状腺功能亢进症

发生在甲状腺产生甲状腺素过量时。这需要与甲状腺毒症区分开来，甲状腺毒症包括甲状腺功能亢进，且包括导致循环中甲状腺素水平过高的任何情况，例如过度口服甲状腺素。

甲状腺功能亢进症最常见的原因是Graves病，大约占70%的病因。有证据表明Graves病的发病率正在增加[4]。Graves病的病因是多因素的，包括因遗传易感性导致产生自身抗体的风险增加，以及非遗传因素，如压力、吸烟和女性。其他常见的原因包括中毒性多结节性甲状腺肿、中毒性孤立性腺瘤和甲状腺炎。甲状腺毒症的罕见原因见表6.2。

表 6.2　甲状腺毒症非常见原因

胺碘酮治疗
De Quervain 甲状腺炎
Jod-Basedow 甲状腺毒症
多发性骨纤维发育不良
卵巢畸胎瘤
绒毛膜癌
葡萄胎瘤
垂体瘤
产后甲状腺炎
卵巢甲状腺肿
睾丸癌
甲状腺癌
甲状腺素过量

3.3.1　Graves病

Graves病于19世纪首次被描述为一种包括甲状腺肿大、甲状腺过度活跃、心动过速和眼部变化的疾病。每年每10万人中有20～50人发生这种情况。它在女性中的发病率是男性的6倍，可能发生在任何年龄，发病高峰年龄在30～50岁。女性的终生风险为3%，男性为0.5%。

Graves病主要是一种基因介导的自身免疫性疾病。一些基因的高甲基化已经被鉴定出来，包括那些编码促甲状腺素受体和参与T细胞信号转导的蛋白质。病因包括饮食碘、吸烟、感染和压力，也与环境因素有关。Graves病患者的甲状腺B细胞会产生针对TSH受体的IgG亚类自身抗体。

3.3.1.1　临床特征

Graves病的眼病可能会毁容并危害视力。在大约1/3的Graves病患者中，该症状更明显。其临床过程通常包括持续长达3年的活跃期，包括流泪增加、眼部不适和眼球突出，偶尔会导致复视甚至视力丧失。随后是非活动阶段，在此期间眼部症状稳定。更罕见的是甲状腺皮肤病，出现特征性的非凹陷性胫前肿胀，发生在1%～4%的Graves病患者中。在一些患有皮肤病的人中，类似于杵状指的指尖也很明显。

3.3.1.2　检查

如果没有眼病或皮肤病等病理特征，且未检测到弥漫性甲状腺肿，则放射性核素扫描显示的弥漫性摄取可以区分Graves病与甲状腺炎和多结节性甲状腺肿。促甲状腺激素受体抗体的常规检测不是强制性的，但其对Graves病的敏感性和特异性为99%。

3.3.2　甲状腺功能亢进的其他常见原因

其他常见原因包括毒性多结节性甲状腺肿和毒性孤立性腺瘤。甲状腺炎可能会导致短暂的甲状腺功能亢进。表 6.2 列出了更罕见的原因。

3.3.2.1 毒性多结节性甲状腺肿（TMNG）

这种情况往往发生在比Graves病更大的年龄组中。区分这两者很重要，因为TMNG对硫酰胺类药物治疗没有反应。

3.3.2.2 毒性孤立性腺瘤

当毒性患者有显性甲状腺结节时，应始终考虑毒性腺瘤。放射性核素扫描可确诊，该扫描显示在摄取减少的背景下结节内有强烈摄取。诊断很重要，因为在大多数病例中选择的治疗方法是甲状腺腺叶切除术，这可以提高治愈机会，而无需手术后的药物治疗。放射性碘治疗通常需要更高的剂量才能成功，通常会导致永久性甲状腺功能减退。大多数毒性腺瘤是组织病理学上的滤泡性腺瘤。

3.3.2.3 甲状腺炎

甲状腺炎包括任何引起甲状腺炎症的甲状腺疾病。这组疾病包括：桥本甲状腺炎、产后甲状腺炎、亚急性甲状腺炎、药物性甲状腺炎和Riedel甲状腺炎。

3.3.2.3.1 桥本甲状腺炎

这种情况属于甲状腺功能减退症，但最初可能表现为甲状腺功能亢进症。它的特点是甲状腺肿大，最初甲状腺自身抗体升高，并且有亚临床或明显的甲状腺毒症。

3.3.2.3.2 产后甲状腺炎

这通常发生在分娩后长达6个月内，并且通常可完全消退，尽管患者最终可能会出现甲状腺功能减退。重要的是通过TSH受体抗体测试或放射性核素扫描来鉴别该病与Graves病，后者表明在甲状腺炎的情况下甲状腺摄取减少。

3.3.2.3.3 亚急性或病毒性甲状腺炎

通常发生在病毒性疾病之后。它的特点是甲状腺肿胀和压痛。最初，患者会表现出甲状腺功能亢进的症状，但随着甲状腺细胞的破坏，可能会出现甲状腺功能减退的症状。通常使用非甾体抗炎药进行支持治疗，大多数患者会完全消退。但约5%的患者将出现永久性甲状腺功能减退症。放射性核素扫描再次显示甲状腺摄取减少。

3.3.3 治疗方法

美国甲状腺协会关于甲状腺毒症治疗的共识文件指出，硫酰胺类药物治疗、手术和放射性碘治疗都应被视为甲状腺毒症的一线疗法[5]。对于目前吸烟或以前吸烟的患者，药物治疗的效果会降低，因此戒烟的重要性怎么强调都不为过。

在普通病例中，抗甲状腺药物仍然是欧洲的一线治疗药物，在北美抗甲状腺药物治疗也比放射性碘治疗越来越受青睐。抗甲状腺药物将在短期内控制甲状腺毒症，并可在12～18个月的疗程后长期诱导甲状腺功能正常。然而，这种方式仅对40%～50%的患者有效。必须让服用硫酰胺类药物的患者意识到，服药后存在中性粒细胞减少症的风险，如果出现咽喉疼痛，需要及时停药，并在重新开始治疗前进行白细胞计数检查。提供超过18个月的治疗或将抗甲状腺药物与左甲状腺素联合使用（阻断和替代治疗）不会进一步降低复发率。

无论是消融治疗，放射性碘（RAI）治疗还是甲状腺切除术，都需要在甲状腺全切除术后终身进行甲状腺素替代治疗，因此，每种治疗方法都有其优缺点。

在接受充分咨询后，患者的偏好仍然是治疗决策的一个关键因素。根据一项为期14～21年随访的随机研究，各种治疗方案的生活质量相似，成本也相似。

对于甲状腺肿大、有幼童的女性或希望在治疗后不久怀孕的女性以及希望避免接触抗甲状腺药物或放射性碘的患者，手术可能是一个不错的选择。建议接受过手术的女性等到血清促甲状腺激素水平稳定后再尝试怀孕。

3.4 甲状腺肿

3.4.1 病因

甲状腺肿或甲状腺肿大以甲状腺体积增大为特征。世界上最常见的原因是碘缺乏症，占90%。普通人群中15.8%出现过甲状腺肿[6]。

甲状腺肿分为非结节性、多结节性或弥漫性，并可能与甲状腺功能减退、甲状腺功能正常、垂体功能障碍、甲状腺癌或良性甲状腺肿瘤有关。

根据1994年世界卫生组织的甲状腺肿分类，甲状腺肿分为两类，在颈前正中可触及，或在颈前正中可见[7]。这是评估甲状腺肿发病率的一种简单而有用的分类方法，但在其他方面几乎没有用处。

在碘充足的地区，甲状腺肿的病因尚不完全清楚，但主要因素包括遗传倾向和女性，次要因素包括吸烟、TSH升高和压力。此外，还包括膳食中致甲状腺肿的食物，如小米、硒、花椰菜、甘薯、卷心菜、西兰花、海带和萝卜。

3.4.2 病史

甲状腺肿通常被称为颈部肿块。应排除呼吸短促、呼吸有杂音或吞咽困难等压迫症状。不应鼓励患者将咽异感症等模糊的症状归咎于甲状腺肿，因为一般来说，几乎没有证据表明甲状腺手术可以解决这些症状[8]。

3.4.3 查体

颈部检查应评估胸骨后情况，并使用纤维喉镜评估声带的活动能力。出现声带麻痹应考虑到甲状腺恶性病变的可能，尽管它也能发生在极少数甲状腺良性病变中[9]。

3.4.4 检查

首先通过超声评估或细针穿刺来判断有无恶性肿瘤的可能性。目前的英国甲状腺协会（BTA）指南建议在超声评估甲状腺结节时坚持U分类（表6.3）。不确定的结节通常会通过细针穿刺细胞学进行细胞学检测，并使用"Thy"分类进行分级（表6.4）。

表 6.3　甲状腺结节的超声分类系统中的 BTA 分类

U 分类	检查结果	恶变的风险
U1	超声检查未见甲状腺结节	－
U2	超声检查良性结节特征包括： ● 高回声或等回声结节伴声晕 ● 囊性改变伴环状伪影（胶体） ● 微囊或海绵状外观 ● 周围蛋壳样钙化 ● 周围血管征	＜3%
U3	超声检查不确定的结节特征包括： ● 实性均质显著高回声结节，有晕圈（滤泡性病变） ● 低回声，有模糊的回声灶或囊性改变 ● 混合血管型或中央血管为主型	5%～10%
U4	超声检查中可疑的结节特征可能包括： ● 低回声（与甲状腺相比） ● 极低回声（与带状肌肉相比） ● 低回声伴周围钙化破坏 ● 分叶状轮廓	10%～20%
U5	超声检查恶性结节特征包括： ● 低回声分叶状或不规则轮廓和微钙化 ● 乳头状癌 　－实性低回声分叶状或不规则轮廓和球状钙化 ● 髓样癌 　－结节内血管分布 　－纵向高度大于横向宽度（纵轴大于横轴） 　－特征性淋巴结病	90%

表 6.4　甲状腺结节细胞学分级的 BTA 分类

分级	定义	恶变的风险
Thy1	非诊断性的	＜10%；若为囊性则 14%
Thy2	良性	＜3%

续表

分级	定义	恶变的风险
Thy3a	不典型特征	5%～15%
Thy3f	疑似滤泡性肿瘤	15%～30%
Thy4	疑似恶性肿瘤	70%
Thy5	诊断为恶性	90%

资料来源：Perros P et al. Clin Endocrinol (Oxf). 2014;81(Suppl 1):1-122; Kwak JY et al. Eur Radiol. 2009; 19:1923-31; Garcia-Pascual L et al. Endocrine. 2011;39:33-40; Orija IB et al. Endocr Pract. 2007;13:735-42; Trombetta S et al. Int J Surg. 2016;28(Suppl 1):S59-64; Wang CC et al. Thyroid. 2011;21:243-51.

3.4.5 治疗方法

治疗取决于原因和症状。甲状腺素治疗的效果有限，但研究表明可以使甲状腺体积减少15%～40%。如果停用甲状腺素，腺体恢复到预处理前的大小[10]。

如果使用重组人TSH，放射性碘治疗也可使甲状腺肿减少58%，但有可能会导致65%的患者出现甲状腺功能减退[10]。这种治疗方法对伴并发病的老年亚组仍然很有吸引力。此外，放射性碘给药后的短暂性甲状腺肿胀可导致急性气道损害。

在英国，外科手术是治疗甲状腺肿的主要方法。虽然以前标准的外科手术方法是甲状腺次全切除，但现在转为甲状腺腺叶切除或全甲状腺切除，因为现在认识到该手术的并发症发生率并不高，复发率可以忽略不计。此外，因不能准确估计甲状腺次全切除手术中留下的甲状腺组织量，一般建议在术后给患者使用甲状腺素，以使血清TSH值保持在较低水平，降低复发风险。

3.5 甲状腺癌

3.5.1 流行病学

甲状腺癌是最常见的内分泌恶性肿瘤，占所有癌症的3%。它是美国男性和女性中增长最快的恶性肿瘤，在1973—2002年的记录中，分化型甲状腺癌增加了2.4倍[18]。虽然部分增加归因于检测技术的改进，特别是超声检查导致了偶发微小癌（最大直径<1cm）的发现增加，但>5cm大小的肿瘤发病率每年也会增加12%。然而，尽管死亡数有所增加，但死亡率仍保持不变。

甲状腺癌包括由甲状腺滤泡细胞或滤泡旁细胞或C细胞引起的一系列肿瘤。最常见的甲状腺癌类型是分化型甲状腺癌，包括甲状腺乳头状癌（占甲状腺恶性肿瘤的80%）和甲状腺滤泡癌（占甲状腺恶性肿瘤的10%～20%）。这些细胞来源于滤泡细胞。甲状腺髓样癌是一种神经内分泌肿瘤，起源于C细胞，占甲状腺癌的6%～8%。未分化甲状腺癌，预后极差，是一种侵袭性肿瘤，被认为是由去分化的乳头状肿瘤或新生肿瘤发展而来，占甲状腺癌的1%。

3.5.2　病因

甲状腺癌的危险因素包括辐射暴露、遗传倾向、女性患者和甲状腺功能减退。1986年的切尔诺贝利灾难导致事故发生时居住在白俄罗斯、俄罗斯联邦和乌克兰受污染最严重地区的儿童和青少年中分化型甲状腺癌的发病率大幅上升。患有某些罕见遗传性疾病的患者更容易患甲状腺癌。这些包括家族性腺瘤性息肉病，其中加德纳综合征是一种亚型；Cowden综合征（即多发性错构瘤综合征），合并乳腺癌、子宫癌（PTEN基因）和甲状腺癌的可能性比较高。Carney复合体1型（PRKAR1A基因）也与一些良性肿瘤相关。此外，BRAF和TERT突变与甲状腺乳头状癌的预后较差有关。RET原癌基因的遗传突变与甲状腺髓样癌的发展相关，约占病例的1/4。这可能是多发性内分泌瘤综合征（2型）的一种，也可能不是。

此外，如果在一级亲属中患有甲状腺癌，患甲状腺癌的风险会更高。3/4的甲状腺癌患者为女性。肥胖和既往有其他癌症病史，特别是乳腺癌，也被认为会增加患甲状腺癌的风险。

3.5.3　病理生理学

甲状腺癌按其组织病理学特征进行分类。

3.5.3.1　分化型甲状腺癌（起源于甲状腺滤泡细胞）

- 甲状腺乳头状癌（80%）
- 甲状腺滤泡癌（15%）
- 具有乳头状核特征的非侵袭性甲状腺滤泡性肿瘤（NIFTP）是最近公认的一种亚型，可能占分化型甲状腺癌的20%，特点是无包膜或血管侵犯。这已不再被认为是恶性肿瘤。

3.5.3.2　低分化甲状腺癌

包括由甲状腺滤泡细胞恶变引起的甲状腺癌，其分化水平介于分化型肿瘤和未分化肿瘤之间。它们可分为实心型、岛叶型和骨小梁亚型。

3.5.3.3　未分化甲状腺癌

是一种甲状腺癌，由分化能力差、有丝分裂率高和高水平淋巴血管浸润的细胞组成。占甲状腺癌的1%～2%，预后通常较差，5年生存率低于5%。它往往发生在65岁以上既往接受过放疗和长期有甲状腺肿的患者。

3.5.3.4 C细胞来源的癌症

甲状腺髓样癌（MTC）是一种由滤泡旁细胞或C细胞恶变引起的肿瘤，因此其临床表现与其他甲状腺恶性肿瘤不同。大多数病例中，75%是散发性的，但25%是与基因相关的，并且是由RET原癌基因突变引起的。因此，对潜在的新病例应进行基因检测。

根据原癌基因检测，遗传性MTC分为三种类型：多发性内分泌瘤2A型（MEN2A）、2B型（MEN2B）和家族性MTC。所有这些都是常染色体显性遗传疾病。多发性内分泌瘤（MEN）与其他内分泌疾病密切相关（表6.5）。

表 6.5 MEN 患者伴发的其他相关疾病

MEN 类型	相关疾病	发生率
MEN2A	甲状腺髓样癌	100%
	嗜铬细胞瘤	50%
	甲状旁腺功能亢进	10%～20%
MEN2B	甲状腺髓样癌	100%
	嗜铬细胞瘤	50%
	黏膜神经瘤	95%
	马方综合征	95%

3.5.4 病史

甲状腺癌最常见的临床表现是颈部肿块。鉴于大多数甲状腺癌表现出惰性生长模式，并且多达20%的女性患有甲状腺肿，诊断可能会延迟。

小儿甲状腺结节的恶性率是成人结节的4倍。

年龄<20岁或>60岁会增加恶性结节的风险。

如果患者表现出所谓的"红旗征"，应疑诊甲状腺癌，并进行相关检查。红旗征包括[19]：

- 声音嘶哑
- 肿块快速增长
- 喘鸣
- 咯血
- 其他相关的颈部淋巴结

其他高危因素包括：

- 甲状腺疾病家族史，特别是甲状腺癌
- 伴有甲状腺功能障碍等症状（TSH升高者具有更高的恶性肿瘤风险）
- 既往有辐射暴露史

3.5.5 查体

- 彻底的检查包括：甲状腺肿评估（单结节需触诊结节的硬度，多结节需注意与周围结构的粘连程度）
- 进行相关淋巴结病理检查（特别是2a、3、4、5b区）
- 喉部评估——声带麻痹应该高度怀

疑恶性肿瘤

3.5.6 检查检验

- 血液学检查——血清 TSH（快速生长的甲状腺结节可能是良性毒性结节，如果患者有甲状腺毒症，采用FNA可能会产生误判，并可能错误地提示恶性结果，因此应避免此种情况）
- 超声扫描（ＢＴＡ指南，表6.3）——如果甲状腺结节为U2，则无需进一步检查，除非其他检查表明恶性可能

表6.6讨论了如何根据超声检查（USS）和FNAC结果提示的恶性风险进行相应的处理。

表6.6 根据甲状腺结节患者细胞学和超声检查结果的处理方法

分级	处理方法
U1	无需进一步处理
U2	除非有其他恶性证据，否则无需进一步处理
U2+Thy2	除非临床高度怀疑恶性肿瘤，否则无需进一步处理
U2+Thy3	重复超声引导的 FNAC 如果再次获得 Thy3，则行诊断手术
U3+Thy1	重复超声引导的 FNAC
U3+Thy2	重复超声引导的 FNAC
U3+Thy3	重复超声引导的 FNAC 或诊断性手术
AnyU + Thy4～5	诊断性或治疗性手术

如果有胸骨后转移、甲状腺外转移或转移扩散的证据，行包括颈部和胸部CT扫描的三维成像也是合适的方法。

所有患者的结果都应由甲状腺多学科团队（MDT）进行讨论，并制订治疗方案。所有肿瘤均应根据原发肿瘤、淋巴结、转移（TNM）情况进行分期。

3.5.7 分期

分化型甲状腺癌有多种风险分层方法。大多数使用原发肿瘤大小、组织学亚型、甲状腺外转移和转移性扩散以及诊断时的年龄等组合。这有助于预测局部复发的风险和特定疾病的死亡率。TNM分期取决于原发肿瘤的大小、转移淋巴结的数量和位置，以及远处转移的存在与否（表6.7）。美国癌症联合委员会（AJCC）使用TNM分期和诊断时年龄超过55岁的组合作为风险分层工具（表6.8）。

3.5.8 处理方法

外科手术是治疗所有甲状腺癌的主要治疗方式。手术的范围取决于肿瘤的大小和亚型、侵犯范围、发病年龄和淋巴结受累的程度。MTC在早期很可能出现淋巴结转移，因此在甲状腺切除术时进行淋巴结清扫手术是必需的。

表 6.7 甲状腺癌的 TNM 分期

原发性肿瘤（T）	
分类可细分为孤立性肿瘤 (s) 或多灶性肿瘤 (m)；最大值决定分期	
Tx	原发肿瘤无法确定
T0	无原发肿瘤证据
T1	仅限于甲状腺，最大径≤2cm
T1a	仅限于甲状腺，≤1cm
T1b	仅限于甲状腺，>1cm 但不超过 2cm
T2	仅限于甲状腺，>2cm 但不超过 4cm
T3	仅限于甲状腺且>4cm 或肿瘤侵犯带状肌
T3a	仅限于甲状腺
T3b	侵犯带状肌
T4	侵犯甲状腺外的主要颈部结构
T4a	侵犯皮下软组织、喉部、气管、食道或喉返神经
T4b	肿瘤侵犯椎前筋膜或包裹颈动脉或纵隔血管
未分化癌——所有都被认为是 T4 期肿瘤	
T4a	限于甲状腺内
T4b	甲状腺外明显侵犯
区域淋巴结（N）	
Nx	区域淋巴结无法评估
N0	无区域淋巴结转移
N1	区域淋巴结转移
N1a	转移至Ⅵ区（气管前、气管旁和喉前 /Delphian 淋巴结）
N1b	转移至单侧、双侧或对侧颈部（Ⅰ、Ⅱ、Ⅲ、Ⅳ 或Ⅴ 区）或咽后或上纵隔淋巴结（Ⅶ区）

第 6 章 甲状腺疾病

表 6.8　分化型甲状腺癌的分期（AJCC，2017）

分期	T	N	M
＜55岁的分化甲状腺癌患者			
Ⅰ	任何 T	任何 N	M0
Ⅱ	任何 T	任何 N	M1
≥55岁的分化甲状腺癌患者			
Ⅰ	T1～2	N0	M0
Ⅱ	T1～3b	N0～1	M0
	（T1～2肿瘤分期为N1）		
Ⅲ	T4a	任何 N	M0
ⅣA	T4b	任何 N	M0
ⅣB	任何 T	任何 N	M1

3.5.8.1　分化型甲状腺癌（DTC）

甲状腺全切除术适用于肿瘤＞4cm或术后适合进行放射性碘治疗（RAI）的肿瘤（多灶、双侧、甲状腺外扩散或淋巴结转移）。

对于肿瘤＜4cm的单发结节性甲状腺肿瘤，可以进行甲状腺半切除术，对于需要或希望辅助性RAI的患者，可以进行甲状腺全切除术。

如果有压迫症状或相关的甲状腺疾病，如Graves病，可以进行甲状腺全切除术。

对于那些有临床、放射学或细胞学证据的淋巴结转移患者，应进行颈部中央区（Ⅵ级）淋巴结清扫术。对于转移风险较高的患者（如T4期疾病，多灶性疾病）可行预防性中央区淋巴结清扫，目前没有明确的证据表明淋巴结清扫能改善生存期，但可能增加永久性甲状旁腺功能减退和喉返神经损伤的风险。

DTC患者应在手术后进行风险分级，用于指导术后RAI（表6.9）[12, 21]。

表 6.9　分化型甲状腺癌的术后风险分级

风险程度	临床特点
低风险	无局部或远处转移 切除了所有肉眼可见的肿瘤 局部组织/结构无侵袭 无侵袭性组织学表现（高细胞，柱状细胞，弥漫性硬化，低分化） 无血管浸润
中风险	初次手术时显微镜下可见肿瘤侵犯甲状腺周围软组织（T3） 颈部淋巴结转移 侵袭性组织学表现（见上述亚型） 血管浸润
高风险	甲状腺外浸润 肉眼可见的不完全肿瘤切除术（R2） 远处转移

3.5.8.1.1　辅助治疗

放射性碘（I-131）治疗是DTC主要的辅助治疗方法。它可用于清除甲状腺全切除术后残余的甲状腺腺体组织，也可用于治疗已知的残余或复发的局部或转移性疾病。

虽然已明确术后放射性碘治疗对一些

患者有益，但对大多数患者的益处尚不清楚。表 6.10详细说明了哪些患者可能从RAI中受益[12, 22]。

表 6.10 行 RAI 的治疗建议

不推荐进行 RAI	推荐进行 RAI	可能从 RAI 中受益
应满足以下所有标准	满足以下任何一个标准	满足以下一个或多个标准
肿瘤＜1cm，单灶或多灶 组织学为经典乳头状或滤泡型乳头状癌，或滤泡癌 无血管侵犯的微小侵犯 未侵犯甲状腺包膜（甲状腺外侵犯）	肿瘤＞4cm 任何肿瘤大小伴有明显的甲状腺外侵犯 存在远处转移	肿瘤体积大 甲状腺外侵犯 侵袭性组织学表现（高细胞、柱状或弥漫性硬化性乳头状癌，低分化成分） 广泛侵袭性组织学表现 多淋巴结受累，受累淋巴结大，转移阳性的淋巴结占比高，淋巴结外侵犯

辅助治疗主要涉及放射性碘治疗，但也包括外放射治疗和酪氨酸激酶抑制剂（TKIs）治疗，用于预后较差的肿瘤患者。各种化疗方案主要是用于IV期肿瘤患者。

放射碘治疗是针对中期肿瘤，主要根据分期和组织病理学特征进行判断。随着肿瘤变得更具侵袭性，肿瘤细胞往往会失去对碘的摄取能力，而放射性碘治疗的有效性也会降低；在这种情况下，外放射治疗和TKIs的作用就会明显。

3.5.8.2 甲状腺髓样癌（MTC）

一旦诊断为MTC，必须在首次手术前排除嗜铬细胞瘤，以避免出现罕见但有潜在致命风险的高血压危象。在初诊为MTC的患者中，通过家族性筛查，可对部分儿童患者行预防性甲状腺切除术。手术时机根据RET筛查后的RET密码子突变情况决定。例如，在密码子883和918突变的MEN2B患者中，出生后第一年即可行甲状腺切除术，可以治愈患者，避免MTC的发生。美国甲状腺协会已经对MEN2A和MEN2B中每个已知突变的风险进行了分层，并据此指导预防性手术的最佳时机[23]。

RAI对于MTC患者没有任何作用。

3.5.8.3 未分化甲状腺癌（ATC）

肿瘤体积小，位于甲状腺内或肉眼判断可完全切除的肿瘤应行甲状腺全切除术，并切除邻近受累结构，如有淋巴结受累应行治疗性淋巴结清扫[12]。外放射治疗（EBRT）联合化疗可降低死亡率。EBRT也可以用于姑息治疗。

任何未分化甲状腺癌的5年生存率都低于10%。

3.5.9 随访

3.5.9.1 低钙血症

甲状腺全切除术后低钙血症的发生率高达30%[24]。应在手术后的第2天检查血钙，低钙血症应通过口服补钙治疗。当治疗后血钙＞2.1mmol/L时，患者可以出院。如果高剂量补钙后低钙血症持续超过72小时，则应开始使用维生素D（例如阿法骨化醇或骨化三醇）。在出现严重的症状性低钙血症或血钙＜1.9mmol/L的情况下，应静脉注射钙。

这些患者中的大多数不需要终生补钙，应该对他们进行随访、监测并逐渐停止补钙。

3.5.9.2 分化型甲状腺癌

随访患者需结合临床查体、超声和监测血清肿瘤标志物等进行综合评估。其中包括甲状腺球蛋白。甲状腺球蛋白的检测结果分为非刺激性（使用抑制TSH的甲状腺素的患者）或刺激性（在已停用至少4周甲状腺素或接受重组TSH的患者）。现已证明在判断疾病复发方面，刺激性甲状腺球蛋白结果优于非刺激性的甲状腺球蛋白，但刺激性检测操作难度更大，对（暂停甲状腺素治疗）患者来说是不舒适的，并且检测结果获得成本高。

使用超生理剂量的左甲状腺素抑制TSH可降低癌症复发的风险。然而，长期TSH抑制与心房颤动、心血管疾病和骨质疏松症有关。因此，应根据DTC患者对TSH抑制治疗的不同反应结果将患者进行分类（表6.11和6.12）。在根据表6.11进行风险分层之前，所有接受过甲状腺全切除术和残留组织放射性碘消融术的患者应将TSH抑制在＜0.1mU/L 9～12个月。风险分层后，患者的TSH抑制建议根据治疗反应分类，如表6.12所示。

表 6.11 DTC 初始治疗反应分类

反应分类	表现
反应良好	以下所有表现： ● 抑制性和刺激性Tg＜1IU/L ● 颈部超声无肿瘤证据 ● 横切面成像和/或核医学影像学阴性
反应不确定	以下任何一种： ● 抑制性Tg＜1IU/L和刺激性Tg≥1且＜10IU/L ● 颈部US显示有非特异性改变或稳定的亚厘米淋巴结 ● 横断面成像和/或核医学影像证实有非特异性改变，但不完全正常
反应不佳	以下任何一种： ● 抑制性Tg≥1IU/L或刺激性Tg≥10IU/L ● Tg持续上升 ● 横断面成像和/或核医学影像证实持续存在的或新出现的病灶

注意：需在完成治疗后9～12个月进行评估[21]。

表 6.12　疗效反应和 TSH 抑制治疗建议

疗效反应	TSH 指标	直到重新评估前的控制时间
反应良好	0.3～2.0mU/L	9～12 个月
反应不确定	0.1～0.5mU/L	5～10 年
反应不佳	<0.1mU/L	不确定

资料来源：Perros P et al. Clin Endocrinol (Oxf). 2014; 81(Suppl 1):1-122.

肿瘤＜1cm 的低危患者（表6.9），除了为避免出现甲状腺功能减退外，不需要TSH抑制。

3.5.9.3　甲状腺髓样癌

MTC随访中使用的肿瘤标志物是降钙素和CEA值。升高的降钙素结合影像学检查，特别是颈部超声和颈胸部CT可识别肿瘤复发。如果在降钙素升高的情况下，上述影像学检查结果不明确，则应进行全身成像检查，如奥曲肽扫描、PET-CT或使用[123]I-MIBG的SPECT-CT。

局部区域的复发应尽可能进行手术切除。放射治疗主要用于姑息性治疗[12]。

参考文献

1. Mortensen C, Lockyer H, Loveday E. The incidence and morphological features of pyramidal lobe on thyroid ultrasound. Ultrasound. 2014;22:192–8.
2. Pankow BG, Michalak J, McGee MK. Adult human thyroid weight. Health Phys. 1985;49:1097–103.
3. Gruters A, Krude H. Update on the management of congenital hypothyroidism. Horm Res. 2007;68（Suppl 5）:107–11.
4. Nystrom HF, Jansson S, Berg G. Incidence rate and clinical features of hyperthyroidism in a long-term iodine sufficient area of Sweden（Gothenburg）2003–2005. Clin Endocrinol（Oxf）. 2013;78:768–76.
5. Ross DS, Burch HB, Cooper DS et al. 2016 American Thyroid Association guidelines for diagnosis and management of hyperthyroidism and other causes of thyrotoxicosis. Thyroid. 2016;26:1343–421.
6. Andersson M, Takkouche B, Egli I, Allen HE, de Benoist B. Current global iodine status and progress over the last decade towards the elimination of iodine deficiency. Bull World Health Organ. 2005;83:518–25.
7. World Health Organization, United Nations Children's Fund, and International Council for the Control of Iodine Deficiency Disorders. Indicators for Assessing Iodine Deficiency Disorders and their Control through Salt Iodization. World Health Organization; 1994.
8. Tomoda C, Sugino K, Tanaka T et al. Globus symptoms in patients undergoing thyroidectomy: Relationships with psychogenic factors, thyroid disease, and surgical procedure. Thyroid. 2018;28:104–9.
9. Collazo-Clavell ML, Gharib H, Maragos NE. Relationship between vocal cord paralysis and benign thyroid disease. Head Neck. 1995;17:24–30.

10. Cardia MS, Rubio IG, Medeiros-Neto G. Prolonged follow-up of multinodular goitre patients treated with radioiodine preceded or not by human recombinant TSH. Clin Endocrinol（Oxf）. 2006;64:474.
11. Valderrabano P, Mciver B. Evaluation and management of indeterminate thyroid nodules: The revolution of risk stratification beyond cytological diagnosis. Cancer Control. 2017;24:doi:1073274817729231.
12. Perros P, Boelaert K, Colley S et al. Guidelines for the management of thyroid cancer. Clin Endocrinol（Oxf）. 2014;81（Suppl 1）:1–122.
13. Kwak JY, Kim EK, Kim HJ, Kim MJ, Son EJ, Moon HJ. How to combine ultrasound and cytological information in decision making about thyroid nodules. Eur Radiol. 2009;19:1923–31.
14. Garcia-Pascual L, Barahona MJ, Balsells M et al. Complex thyroid nodules with nondiagnostic fine needle aspiration cytology: Histopathologic outcomes and comparison of the cytologic variants（cystic vs. acellular）. Endocrine. 2011;39:33–40.
15. Orija IB, Pineyro M, Biscotti C, Reddy SS, Hamrahian AH. Value of repeating a nondiagnostic thyroid fine-needle aspiration biopsy. Endocr Pract. 2007;13:735–42.
16. Trombetta S, Attina GM, Ricci G, Ialongo P, Marini P. THY3cytology: What surgical treatment? Retrospective study and literature review. Int J Surg. 2016;28（Suppl 1）:S59–64.
17. Wang CC, Friedman L, Kennedy GC et al. A large multicenter correlation study of thyroid nodule cytopathology and histopathology. Thyroid. 2011;21:243–51.
18. Cramer JD, Fu P, Harth KC, Margevicius S, Wilhelm SM. Analysis of the rising incidence of thyroid cancer using the surveillance, epidemiology and end results national cancer data registry. Surgery. 2010;148:1147–52;discussion 52–3.
19. Kumar H, Daykin J, Holder R, Watkinson JC, Sheppard MC, Franklyn JA. Gender, clinical findings, and serum thyrotropin measurements in the prediction of thyroid neoplasia in 1005patients presenting with thyroid enlargement and investigated by fine-needle aspiration cytology. Thyroid. 1999;9:1105–9.
20. Tuttle RM, Haugen B, Perrier ND. Updated American Joint Committee on Cancer/Tumor-Node-metastasis staging system for differentiated and anaplastic thyroid cancer（8th ed.）: What changed and why? Thyroid. 2017;27:751–6.
21. Tuttle RM, Tala H, Shah J et al. Estimating risk of recurrence in differentiated thyroid cancer after total thyroidectomy and radioactive iodine remnant ablation: Using response to therapy variables to modify the initial risk estimates predicted by the new American Thyroid Association staging system. Thyroid. 2010;20:1341–9.
22. American Thyroid Association Guidelines Taskforce on Thyroid Nodules and Differentiated Thyroid Cancer, Cooper DS, Dougherty GM et al. Revised American Thyroid Association management guidelines for patients with thyroid nodules and differentiated thyroid cancer. Thyroid. 2009;19:1167–214.
23. American Thyroid Association Guidelines Task Force, Kloos RT, Eng C et al. Medullary thyroid cancer: Management guidelines of the American Thyroid Association. Thyroid. 2009;19:565–612.
24. Hannan FM, Thakker RV. Investigating hypocalcaemia. BMJ. 2013;346:f2213.

第 7 章

甲状旁腺疾病

R. James A. England

甲状旁腺在钙稳态中起着至关重要的作用。它们的分泌功能可能受各种疾病进程的影响而发生改变，从而引起高钙或低钙血症的发生，并且随着慢性进展，最终导致器官发生损害。甲状旁腺功能减退症通常是医源性的，最常发生于甲状腺术后，但也可能继发于自身免疫性疾病或其他罕见的全身性疾病，在本章中未对其作详细介绍。头颈内分泌外科医生更感兴趣的甲状旁腺功能亢进症（HPT）则可能是由于腺体本身或由于缺少腺体的刺激而引起的。

1 解剖

甲状旁腺的解剖结构可部分通过胚胎学来推测，部分通过增大的腺体和吞咽之间的关系来推测。甲状旁腺来自第三和第四鳃囊的内胚层，通常有四个：两个位于上部，两个位于下部。少数情况下可能仅有两个或多达六个。

上部腺体来自第四鳃囊，而下部腺体来自第三鳃囊，由于下部腺体在发育过程中下降路径较长，其发生异位的范围更大，因此下部腺体在颈部的位置变异更大。第四鳃囊还产生后鳃体，后鳃体与上甲状旁腺一起下降。后鳃体会促进甲状腺的滤泡C细胞发育，这意味着上甲状旁腺腺体始终靠近甲状腺后方。

胸腺起源于第三鳃囊，并随下甲状旁腺迁移至纵隔。虽然在大多数情况下，它们是分开的，但在某些情况下，下甲状旁腺可以与胸腺一起于胸骨后方下降。正常甲状旁腺重约50~70mg，最大直径5~7mm。

上甲状旁腺恰好位于喉返神经背侧（手术期间，这种关系通常是反过来的，因为甲状腺会被翻过来），并且与甲状腺下动脉关系密切。下甲状旁腺多位于喉返神经的腹侧，且常位于甲状腺下极周围，尽管它们的异位位置可以出现在从下颌角到胸部的任何地方，包括食管后。

1.1 血供

大部分的血液供应由甲状腺下动脉提供，也可能有一些来自甲状腺上动脉。它们汇入甲状腺上静脉、中静脉和甲状腺静脉。

1.2 淋巴引流

甲状旁腺的淋巴管汇入气管旁淋巴结和颈深淋巴结。

1.3 神经支配

颈交感神经链的甲状腺支提供感觉和一些血管舒缩功能。

2 生理学

甲状旁腺的细胞表面存在钙感应受体。血清钙的下降会刺激甲状旁腺激素的分泌。甲状旁腺激素（PTH）的分泌通过促进骨吸收（刺激破骨细胞活性和抑制成骨细胞）来调动骨骼中的钙。甲状旁腺激素可促进肾脏的钙吸收和磷酸盐排泄。它还会促使肾脏产生骨化三醇（活化维生素D_3），从而促进肠道对钙的吸收。这些都可导致血清钙增加。血清钙升高后会产生一个负反馈循环抑制甲状旁腺激素的进一步产生。

3 病理学

3.1 甲状旁腺功能亢进症

甲状旁腺疾病分为引起甲状旁腺功能低下的疾病（甲状旁腺功能减退症）和引起功能亢进的疾病（甲状旁腺功能亢进症）。

甲状旁腺功能亢进症（HPT）可分为原发性、继发性或三发性。

原发性HPT的病因可能是单发腺瘤的进展（占85%）；腺体广泛增生（占12%），包括家族性（如MEN1或2A）和非家族性；多发腺瘤（占2%）；或者甲状旁腺癌（占1%）。

继发性HPT是由甲状旁腺的外部刺激引起的，因此去除外部刺激应该可以使甲状旁腺功能恢复。刺激因素包括血清维生素D水平低，肾功能衰竭和使用锂剂药物。

当去除外部刺激后，如果HPT依然存在，则可诊断为三发性HPT。最常见的例子是肾移植后仍然患有HPT的患者。

3.1.1 病史

HPT的症状最初可能不明显，且往往与病理性高钙血症所致的潜在病理改变有关。

a. 胃肠道：恶心、呕吐、便秘、消化性溃疡和胰腺炎

b. 肾脏：多尿多饮、肾结石、肾钙质沉着、肾功能衰竭

c. 肌肉骨骼：肌肉疼痛、关节疼痛、骨痛、病理骨折和骨质疏松症/骨质减少

d. 心血管：高血压

e. 中枢神经系统：抑郁、意识模糊、乏力

在既往史中有必要特别询问上述情况。用药史也很重要，尤其是锂剂治疗。

3.1.2 查体

由于甲状旁腺很少能被触及，故头颈部查体无异常在意料之中；如果患者甲状旁腺可被触及且合并有HPT，则应怀疑甲状旁腺癌。

纤维鼻内窥镜（FNE）被推荐用于检查声带功能，但因甲状旁腺病变侵袭而导致的术前声带麻痹是极其罕见的。

3.1.3 实验室检查

3.1.3.1 血液检查

血清钙：目前，HPT最常由于在常规血液检查中发现血清钙升高而被发现。当发现这种情况时，应复查血清钙，同时进行甲状旁腺激素测定。

血清甲状旁腺激素：升高或异常。甲状旁腺激素降低提示需要筛查以排除恶性肿瘤。

其他：一旦怀疑HPT，应排除继发性HPT的潜在致病因素，包括肾功能衰竭、锂剂治疗和维生素D水平低。

3.1.3.2 尿液检查

收集24小时尿液，检查并计算钙/肌酐清除率比值。比值＞0.01可排除家族性低尿钙性高钙血症的诊断（发病率1/78 000），这是一种由钙感应受体基因异常引起的常染色体显性疾病。该病可导致高钙血症伴正常或轻度甲状旁腺激素水平升高，不会造成终末器官损伤，也不需要治疗。

3.1.3.3 影像学检查

影像学检查的主要目的是在手术前定位病变的甲状旁腺。对于试图确定哪一个

（或几个）甲状旁腺病变，并预测异位甲状旁腺的位置，影像学检查尤为重要。在不同的医疗机构往往有不同的方法。

有报道显示，超声（US）成功识别了93%的单发腺瘤病例[1]。美国利用多普勒成像来确定不同组织的血流是提高超声检查成功率的关键[2]。

核素闪烁显像使用放射性同位素锝-99m（^{99m}Tc），这种物质在过度活跃的甲状旁腺中被吸收得更快。一些中心报道，单发甲状旁腺腺瘤检出率高达95%，多腺体病变（甲状旁腺增生）检出率高达80%[3,4]。许多中心将超声和核素闪烁显像同时作为术前检查的一部分。

由于继发性和三发性HPT涉及多个腺体病变，术前定位在初次手术中的作用可能不大。对于遗传性多腺体病变的患者，一些医疗机构仍然会采用术前定位来保证只切除最活跃的组织，最小化手术创伤和瘢痕，因为该亚组患者极有可能需要接受多次手术。

其他已被报道的检查技术包括4D CT、C-蛋氨酸PET-CT、C-胆碱PET-CT和SPECT等，但针对初次手术、多腺体病变和二次手术的最佳影像学指南仍存在争议，且上述设备在多数中心都不一定具备[5]。PET-MRI是这一领域的一种新的成像方式，在一些复发病例中也显示出应用潜力[6]。

3.1.4 治疗

原发性HPT分为有症状和无症状两种。有症状的患者应接受手术治疗。

无症状患者如符合手术条件，可实施手术治疗，具体见表7.1。也有人认为，所有无症状的患者都应接受手术治疗，以避免长期监测，预防HPT的长期并发症[7]。

表7.1　无症状HPT患者的手术指征

参数	指标
血清钙	高于正常上限值1.0mg/dl（0.25mmol/L）
骨骼	●采用DXA测量骨密度：在腰椎、全髋关节、股骨颈或桡骨远端1/3范围内T评分<-2.5 ●X线、CT、MRI或VFA显示椎骨骨折
肾脏	●肌酐清除率<60ml/min ●24小时尿钙>400mg/d（>10mmol/d）且生物化学结石风险分析显示结石风险升高 ●X线、超声或CT提示肾结石或肾钙质沉着症
年龄	<50岁

来　源：Bilezikian JP et al. J Clin Endocrinol Metab. 2014;99:3561-9.

选择不手术的无症状患者需要长期监测HPT的临床特征，以及血清钙和肌酐水平。

继发性HPT需要对潜在病因进行处

理，这可能涉及钙剂药物（如西那卡塞）使用。对甲状旁腺的负反馈调节会降低PTH和钙水平[9]。手术则是为难治性病例准备的。

三发性HPT多见于慢性肾衰竭患者，医疗管理也往往集中于这类患者。但对于任何可以足够耐受手术的难治性三发性HPT患者，手术仍然是最好的选择。

3.1.4.1 手术方式

3.1.4.1.1 单腺体与多腺体探查

术前已定位的腺瘤患者，可以采取微创方法。如在疑似腺瘤的上方做1.5～2cm的切口，并直接向下解剖至异常腺体[10]。如果发现疑似腺瘤的腺体大小是正常的，则需要改为传统的甲状腺切口和入路（包括牵动甲状腺和识别喉返神经），并探查所有四个甲状旁腺腺体，这一点需要提前获得患者的知情同意[11]。

对于继发性或三发性HPT患者，提倡对四个腺体进行探查，切除三个半腺体，并将半个甲状旁腺再植于胸锁乳突肌或前臂肌内[11,12]。

3.1.4.1.2 术中监测

术中监测甲状旁腺激素水平可预测甲状旁腺切除术是否成功。甲状旁腺激素的半衰期约为3～5分钟，因此该技术为实时预测手术是否成功提供了一个可行的方法[13]。若甲状旁腺激素水平在肿瘤切除后10分钟内下降幅度达到或超过50%，则提示手术成功[14]。

也有一些单位在术中使用伽玛探头，并在术前注射司他比锝定位显像[15]。

3.1.4.2 手术疗效

大多数HPT患者的手术成功率很高，当然大量实践可进一步提高成功率。在单发腺瘤的原发性HPT患者中，成功率应该可以达到95%以上。在多发腺瘤患者中手术成功率会低一些，一部分原因可能是手术中无法准确识别多个腺瘤，一部分原因可能是这一病理过程无法通过手术治愈，还有一部分原因可能是这一病理过程可能通过一个遗传性的或外源性的刺激驱动，从而促进复发。

除手术失败外，副作用包括轴突脱落（永久性）或神经失用症（在大多数情况下是暂时的）所导致的喉返神经麻痹、血肿和由异时性多原发腺瘤形成或由于腺瘤组织被破坏导致术后残留的腺瘤组织所引起的甲状旁腺瘤而导致的复发。在某些情况下，过度治疗HPT也可能导致甲状旁腺功能减退。

对于接受甲状旁腺手术治疗三发性HPT的透析患者，术后密切监测血清钙水平是必要的，因为预计会继发骨饥饿综合征，这需要积极和长期的钙替代治疗[16]。

对于接受手术治疗的HPT患者，发生复发性高钙血症时，应对生化指标进行系统性的重新评估，包括尿钙和影像学检查，以确保之前没有把家族性高钙血症误诊为可手术治疗的疾病。

3.2 甲状旁腺癌

3.2.1 病因

甲状旁腺癌较罕见，约占所有HPT的1%。尽管无法通过基因预测，但MEN-1、HPT下颌肿瘤综合征和孤立性家族HPT患者却有更高的甲状旁腺癌发病率[17]。只有约12%的病例可在术前得到确诊。

3.2.2 临床特点

已经发现甲状旁腺癌与严重高钙血症（＞3.0mmol/L）有关，且PTH水平升高，有颈部肿块时会引起对此诊断的关注[17]。

3.2.3 实验室检查

这些患者应像所有HPT患者一样进行实验室检查。

3.2.4 治疗

当怀疑甲状旁腺癌时，治疗的选择包括整块切除肿瘤和所有邻近周围组织，及同侧甲状腺叶。

对于淋巴结的选择性切除，建议切除同侧和对侧Ⅵ区淋巴结，其他区域淋巴结只有在临床（包括影像学）上怀疑有转移时才予以切除。有一些证据表明＞3cm的肿瘤与淋巴结转移有关[18]。

甲状旁腺癌具有相对的放射抵抗性。

该疾病转移概率较低，10年疾病特异性生存约为49%～77%[17]。不能手术的甲状旁腺癌的药物治疗包括应用拟钙剂和双膦酸盐。控制不佳的高钙血症往往会导致死亡。

3.3 甲状旁腺功能减退症

甲状旁腺功能减退症是最常见的由甲状腺手术引起的医源性疾病。然而，它也可能是由于自身免疫性疾病或由于其他罕见的遗传原因导致的（表7.2）。

表 7.2　甲状旁腺功能减退的原因

非遗传性	甲状腺/甲状旁腺术后医源性损伤（占甲状腺/甲状旁腺手术的1%～5%） 血色病 威尔逊病（肝豆状核变性） 转移癌
遗传综合征	自身免疫性多腺体综合征Ⅰ型 Di George综合征Ⅰ型 CHARGE综合征 遗传性耳聋肾发育不良综合征 Kenney-Caffey综合征 Dubowitz综合征 Bartter综合征 Kearns-Sayre综合征
遗传性非综合征	孤立性甲状旁腺功能减退

3.3.1 病史

可有低钙血症的症状，包括感觉异常、麻木和肌肉痉挛。

3.3.2 查体

通过检查Chvostek征（敲击耳前区域的面神经引起的面部肌肉痉挛）和Trousseau征（因手臂上的血压袖带膨胀而引起的腕痉挛），可以诱发神经肌肉亢奋。

3.3.3 治疗

这些患者需要由内分泌科医生来治疗，而不需要进行手术治疗。他们需要钙、维生素D和镁替代治疗，而最近提出的甲状旁腺激素的替代治疗是另一种选择。

参考文献

1. Reeder SB, Desser TS, Weigel RJ, Jeffrey RB. Sonography in primary hyperparathyroidism: Review with emphasis on scanning technique. J Ultrasound Med. 2002;21:539–52; quiz 53–4.
2. Baskin HJ, Duick DD, Levine RA. Thyroid Ultrasound and Ultrasound-Guided FNA. 2nd ed. Springer; 2008.
3. Hindie E, Melliere D, Perlemuter L, Jeanguillaume C, Galle P. Primary hyperparathyroidism: Higher success rate of first surgery after preoperative Tc-99m sestamibi-I-123subtraction scanning. Radiology. 1997;204:221–8.
4. Thompson GB, Mullan BP, Grant CS et al. Parathyroid imaging with technetium-99m-sestamibi: An initial institutional experience. Surgery. 1994;116:966–72; discussion 72–3.
5. Lee GS, McKenzie TJ, Mullan BP, Farley DR, Thompson GB, Richards ML. A multimodal imaging protocol, （123）I/（99）Tc-Sestamibi, SPECT, and SPECT/CT, in primary hyperparathyroidism adds limited benefit for preoperative localization. World J Surg. 2016;40:589–94.
6. Purz S, Kluge R, Barthel H et al. visualization of ectopic parathyroid adenomas. N Engl J Med. 2013;369:2067–9.
7. AACE/AAES Task Force on Primary Hyperparathyroidism. The American Association of Clinical Endocrinologists and the American Association of Endocrine Surgeons position statement on the diagnosis and management of primary hyperparathyroidism. Endocr Pract. 2005;11:49–54.
8. Bilezikian JP, Brandi ML, Eastell R et al. Guidelines for the management of asymptomatic primary hyperparathyroidism: Summary statement from the Fourth International Workshop. J Clin Endocrinol Metab. 2014;99:3561–9.
9. Byrnes CA, Shepler BM. Cinacalcet: A new treatment for secondary hyperparathyroidism in patients receiving hemodialysis. Pharmacotherapy. 2005;25:709–16.
10. Desiato V, Melis M, Amato B, Bianco T, Rocca A, Amato M, Quarto G, Benassai G. Minimally

invasive radioguided parathyroid surgery: A literature review. Int J Surg. 2016;28:S84–93.

11. Harari A, Allendorf J, Shifrin A, DiGorgi M, Inabnet WB. Negative preoperative localization leads to greater resource use in the era of minimally invasive parathyroidectomy. Am J Surg. 2009;197:769–73.

12. Pitt SC, Sippel RS, Chen H. Secondary and tertiary hyperparathyroidism, state of the art surgical management. Surg Clin North Am. 2009;89:1227–39.

13. Leiker AJ, Yen TW, Eastwood DC et al. Factors that influence parathyroid hormone half-life: Determining if new intraoperative criteria are needed. JAMA Surg. 2013;148:602–6.

14. Smith N, Magnuson JS, vidrine DM, Kulbersh B, Peters GE. Minimally invasive parathyroidectomy: Use of intraoperative parathyroid hormone assays after 2preoperative localization studies. Arch Otolaryngol Head Neck Surg. 2009;135:1108–11.

15. Friedman M, Gurpinar B, Schalch P, Joseph NJ. Guidelines for radioguided parathyroid surgery. Arch Otolaryngol Head Neck Surg. 2007;133:1235–9.

16. Ho LY, Wong PN, Sin HK et al. Risk factors and clinical course of hungry bone syndrome after total parathyroidectomy in dialysis patients with secondary hyperparathyroidism. BMC Nephrol. 2017;18:12.

17. Okamoto T, Iihara M, Obara T, Tsukada T. Parathyroid carcinoma: Etiology, diagnosis, and treatment. World J Surg. 2009;33:2343–54.

18. Hsu KT, Sippel RS, Chen H, Schneider DF. Is central lymph node dissection necessary for parathyroid carcinoma? Surgery. 2014;156:1336–41; discussion 41.

第 8 章

口腔病变

Jiten D. Parmar and Nick Brown

1 引言

大多数口腔头颈癌患者是因为颈部出现肿块或口腔或颈部存在可疑的溃疡/白斑/红斑/肿块而转诊肿瘤科才发现的。本章仅关注口腔癌的治疗；然而，读者应该清楚地知道，约5%~6%的头颈部恶性肿瘤在本质上主要是涎腺源性的[1]。出现颈部肿块的原因有很多，包括颈部良性疾病、血液恶性肿瘤、转移性疾病、感染和血管异常等，由于主要原因无法确定，这些都将考验临床医生的诊断技能。本章未涉及"原发灶未明的癌症"，将在另一章中讨论。

2 解剖

口腔从口裂延伸至口咽峡部。口腔的不同解剖亚部位包括唇黏膜（唇红）、上下牙槽嵴（及牙齿）、上硬腭黏膜、下口底、颊黏膜外侧及磨牙后三角区，并延伸至舌前2/3与后1/3交界处。磨牙后三角是下颌第三磨牙后方由下颌内斜线与下颌外直线相交形成的区域。腭扁桃体、喉咽、舌的后2/3和软腭是口咽的一部分。

口腔黏膜多数内衬复层鳞状上皮，散布小唾液腺、舌上的味蕾及三大唾液腺（腮腺、下颌下腺和舌下腺）的开口。

在没有专业设备的情况下，口腔是最容易直接检查和诊断的区域；然而，强烈建议在良好的光线下使用牙科镜、戴手套指检。

2.1 淋巴引流

口腔引流至Ⅰ、Ⅱ、Ⅲ和Ⅳ区淋巴结。Ⅰb区颌下淋巴结引流颊黏膜、唇、牙槽嵴、口舌和口底。Ⅰa区颏下淋巴结引流舌前部、口底前部、切牙和下唇中部。

2.2 神经支配

口腔的感觉神经支配来自三叉神经。上颌支（V2）发出分支腭大神经和鼻腭神经支配硬腭。它还发出上牙槽神经支配牙齿。下颌支（V3）发出分支舌神经支配口底和舌，发出下牙槽神经支配牙齿，颊神经支配颊黏膜。舌头的前2/3特殊味觉也通过面神经的鼓索分支支配。

运动神经包括支配舌内肌和舌外肌的舌下神经，及支配咀嚼肌的三叉神经。

3 癌前病变/潜在恶性病变

在过去几年中，癌前病变的命名已发生了很大变化，现在已将这些病变称为潜在恶性病变[2]。从本质上讲，这些应隶属于不能定义为其他疾病的任何红斑、白斑或红白混合斑片。癌前病变还包括活检诊断为"疣状增生"的另一个亚组，其恶变率也较高。

3.1 病史

这些患者主要主诉为口腔内出现黏膜异常斑片。可能有相关瘙痒、灼热或疼痛症状，也可能无症状，而是因为去牙科或其他科室就医时才被发现。口腔潜在恶性病变检查流程见图8.1。

恶变的主要风险因素包括吸烟和饮酒[3]。其他风险因素包括：

- 嚼槟榔史[4]
- 遗传因素
  - Fanconi贫血（尤其是干细胞移植后）
  - 共济失调毛细血管扩张症
  - 布卢姆综合征
  - Li-Fraumeni综合征
- 砷暴露
- 既往癌症史

3.2 查体

如解剖章节所述。

3.3 辅助检查

如果无法明确诊断为良性病变，或者如果患者有高风险因素，则可由临床医生进行活检，由于口腔入路易于进入，可局部麻醉下进行口腔活检。

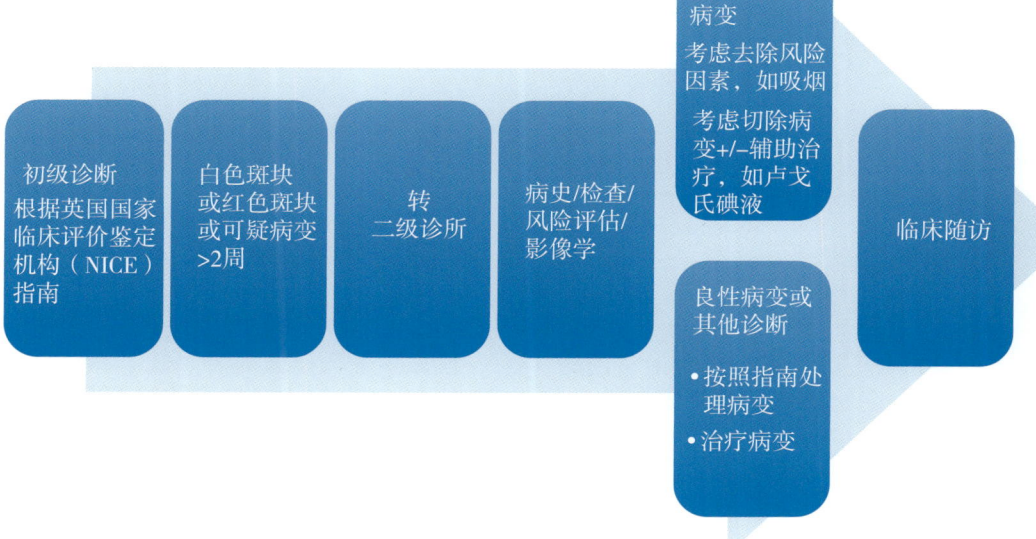

图 8.1 口腔潜在恶性病变检查流程图

Mehanna等人在观察所有红色和白色斑块后得出以下结论：这些病变中约30%为发育不良，其中红色斑块比白色斑块更可能存在结构异常[5]。据报告，整个组的癌变率为12%。Ho等人观察了来自利物浦地区同样的患者队列，发现存在以下风险因素有转化为恶性的可能[6]：

- 女性
- 非吸烟者
- 肿瘤病变范围超过200mm^2
- 病史超过2年
- 年龄>65岁

3.4 治疗

表8.1列出了一些常见的癌前病变及其治疗。该表并不详尽，必须考虑大量临床诊断为良性的病变。

表 8.1 有症状的潜在恶性口腔病变、恶变风险和治疗选择

病灶	临床表现	恶变率	治疗方法
扁平苔藓	白斑、红斑或混合斑（斑点）	每年<1%[7]	类固醇；局部、病灶内或全身使用
口腔黏膜下纤维化	白斑、黏膜僵硬、牙关紧闭、烧灼感、咀嚼槟榔史	大约每年0.5%[8]	改变不良习惯。手术应谨慎-经常导致张口困难

第 8 章 口腔病变 123

续表

病灶	临床表现	恶变率	治疗方法
慢性增生性念珠菌病	明显病变；舌、颊黏膜、口底白斑或红斑或混合斑	显著相关性不明[9]	抗真菌药 考虑激光切除
光化性唇炎	下唇溃疡/唇红结痂	未知	唇刮术、激光切除

关于这些"潜在恶性病变"处治方法没有改变。在活检中如果确定为不典型增生组织，通常会进行切除，其中最常用的是CO_2激光。

3.4.1 有用的辅助治疗

LIHNCS试验使用羧甲司坦冲洗，然后在通过激光去除之前，使用卢戈氏碘液帮助识别异型增生组织的真实程度[10]。2017年在临床肿瘤学大会上展示的数据显示，使用卢戈氏碘液显著降低了异型增生边缘的再切除率[11]。

其他辅助手段包括使用荧光成像技术和使用高清晰度显微激光切除，可以帮助临床医生改善切除和清除潜在恶性病变/异型增生病变的结局。

4 恶性病变

4.1 病史

在大多数病例中，口腔癌会表现为外生性或内生性溃疡，溃疡不断增大，最初通常无痛，但随着病变的生长而变得疼痛，导致出现进食和说话困难。

高危部位包括舌和口底，传统上一直被认为是由于致癌物的重力"汇集"效应。患者的检查流程见图8.2。

4.2 查体

需要如前所述进行口腔全面检查。

值得注意的是，在最新（第8版）的美国癌症联合委员会（AJCC）癌症分期手册中，口腔的解剖学特征已被调整，以解释唇癌和口腔癌的病因差异。认为口腔开始于湿性和干性黏膜的边缘，唇部唇红缘按皮肤癌进行分期[12]。

需要进行光纤鼻内镜检查和颈部检查，以评估局部范围，排除同步原发灶，并对颈部淋巴结转移进行临床分期。

4.3 检查

影像学检查是必不可少的，通常用颈

部和胸部计算机断层扫描（CT）来评估局部范围及颈部和胸部影像分期。头部、面部和颈部的增强对比MRI扫描有助于评估软组织范围。累及下颌骨和上颌骨骨性结构的病变也可从这些结构的CT扫描或锥形束CT（CBCT）扫描中获益，因为骨侵犯将使肿瘤分期升级。

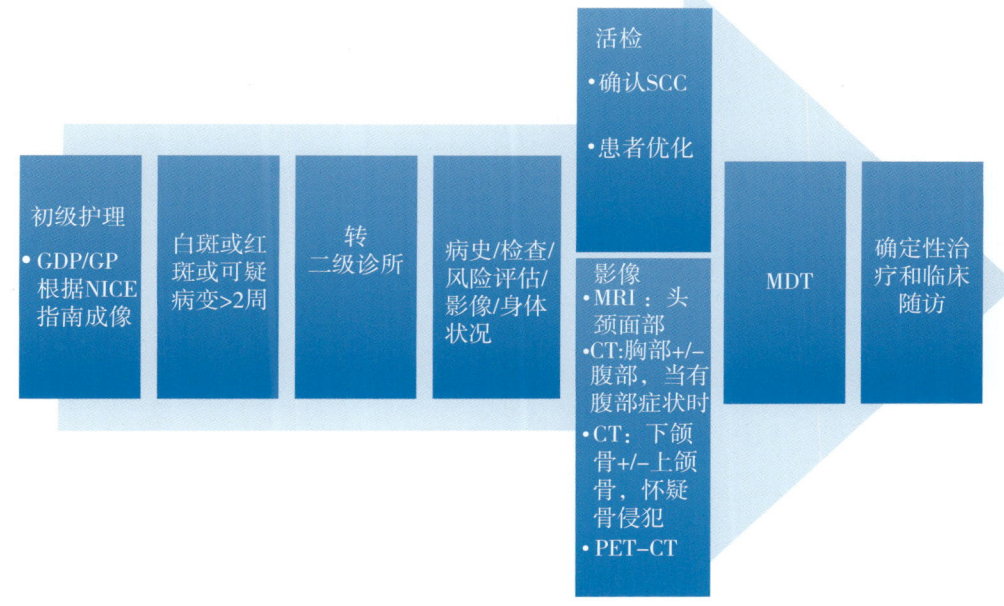

图 8.2　口腔恶性病变检查流程图

临床医生应明确的是，临床查体中恶性体征不明显的一些病变，由于活检而造成的炎症可能会使MRI影像上的病变范围增大。最近这种传统的错误观念受到质疑，Howe等人最近的一项研究已经表明MRI上的肿瘤分期没有显著升高。事实上，采用"MRI优先"研究方案时活检的延迟实际上是延迟了总体治疗的时间（43天比16天）[11]。

4.4　治疗

一旦获得组织学诊断，在多学科团队（MDT）会议上将讨论并整理患者临床、病理和影像学信息，并提出明确的治疗建议。在确定性治疗前应对患者进行临床分期（包括影像学评价），但疾病分期的金标准仍然是依据切除的肿瘤和区域淋巴结的病理学检查结果（表8.2和8.3）。

表 8.2　TNM 分期（第 8 版）

T 分期	
T1	肿瘤最大径 ≤ 2cm 或侵袭深度（DOI）≤ 5mm
T2	肿瘤最大径 ≤ 2cm 或 DOI > 5mm 或肿瘤 > 2cm 且 ≤ 4cm，DOI ≤ 10mm
T3	肿瘤最大径 > 4cm 或 DOI > 10mm
T4a	下颌骨、上颌骨或皮肤侵袭［注：牙龈原发性骨／牙槽（单独）表面侵蚀不足以将肿瘤归类为 T4］
T4b	侵犯咀嚼肌间隙、翼板、颅底或包绕颈内动脉
N 分期	
N0	无淋巴结受累
N1	单个同侧淋巴结转移，最大径 ≤ 3cm，且淋巴结胞膜外侵犯（ENE）（−）
N2a	单个同侧淋巴结转移，最大径 > 3cm ≤ 6cm，并且 ENE（−）
N2b	同侧多个淋巴结转移，最大径 ≤ 6cm，并且 ENE（−）
N2c	任何双侧或对侧淋巴结转移，最大径 ≤ 6cm，并且 ENE（−）
N3a	单个淋巴结转移，最大径 6cm，并且 ENE（−）
N3b	任何淋巴结转移，并且临床明显 ENE（+）
M 分期	
M0	无远处转移
M1	远处转移

来　源：Brierley JD et al. UICC TNM Classification of Malignant Tumours, 8th ed. John Wiley & Sons Ltd, 2017; Amin MB et al. CA Cancer J Clin. 2017;67:93-9.
注释：DOI 为浸润深度而非肿瘤厚度。

手术仍然是治疗口腔头颈部恶性肿瘤的主要方法，切缘为1cm，可进行选择性颈清扫术（如果重要结构允许）[15]。在组织病理学检查中发现高达30%的cN0的患者颈部有隐匿性转移性疾病，将其升级为N+[16]。

4.4.1　颈淋巴结清扫术

在过去10年中，选择性颈淋巴结清扫术的作用一直是争论的主题。传统认为，确诊的口腔鳞状细胞癌（SCC）病灶存在超过15%～20%的颈部转移风险，则应进行选择性颈淋巴结清扫术[17]，诸如肿瘤侵袭深度＞4mm被认为是转移的重要阈值；然而，较高风险部位（如口底、舌和颊黏膜）即使肿瘤侵袭深度较浅，也有转移风险增加的趋势。

传统上认为疣状癌转移至颈部的风险较低，但由于其位于口腔内（通常为花斑状并与牙槽组织相关），通常需要骨重建，一般采用游离皮瓣和微血管重建，因此，颈清扫术通常作为微血管入路手术的一部分。

在N0患者中，小T1和T2肿瘤可以切除，而不需要用游离皮瓣重建，对N0患者采取"观察和等待"策略是可行的。在2016年D'Cruz等人发表的一篇里程碑式的论文显示，与观察等待和挽救性颈淋巴结清扫术患者（3年生存率67.5%）相比，早期临床和影像学的T1/T2 N0的头颈癌患者行选择性颈淋巴结清扫术具有总体生存优势（3年生存率80%）[16]。该论文还报道了择期颈清扫组的总无病生存率提高。研究还发现，侵袭深度超过4mm的肿瘤转移的发生率更高［3mm（5.6%）比4mm（16.9%）］[16]。

由于靠近或越过中线的病变存在双侧淋巴引流，通常需要双侧颈清扫术。大多数口腔癌患者（N0、N1、N2a）将接受Ⅰ～Ⅳ区的选择性颈清扫术。N2b～c或N3（高容量）疾病患者可行改良根治性颈清扫术（包括Ⅰ～Ⅴ区）。

最近进行了使用前哨淋巴结活检（SLNB）和标本活检来确定是否需进行选择性颈清扫术的试验研究[18,19]。尽管试验数据显示SLNB可以识别转移性患者，但早期文献综述揭示了学习曲线陡峭和假阴性率高于预期的问题（尤其是用于口底等区域时）。随着活检经验的增加和改良示踪剂的使用，已将假阴性率降低至约2%[20]。尽管活检的准确性比较高，而且有让患者免于颈清扫术的优势，但英国中心（迄今为止）进行该诊断的数量有限，可能是由于学习曲线陡峭、医疗服务的额外成本和所需的额外工作时间。这是否减少了患者整体恶性发病率并节省了手术时间尚待观察。

4.4.2 重建手术

如前所述，对于那些有适应证的患者，手术仍然是主要的治疗方法，已有可用的成熟技术（从一期缝合、局部皮瓣、植入物和闭孔器到微血管硬组织和软组织重建）进行重建。微血管皮瓣重建技术的进步意味着基于供区的皮瓣成功率增加＞95%～98%，发病率和功能缺陷降低。随着组织工程和移植手术的不断发展，及技术、技巧、生物相容性和病例选择的改善，重建外科医生的选择也越来越多。这在第16章中进行了更详细的讨论。

表 8.3　口腔癌分期（第 8 版）

分期	T	N	M
Ⅰ 期	T1	N0	M0
Ⅱ 期	T2	N0	M0
Ⅲ 期	T3	N0	M0
	T1	N1	M0
	T2	N1	M0
	T3	N1	M0
ⅣA 期	T4a	N0	M0
	T4a	N1	M0
	T1	N2	M0
	T2	N2	M0
	T3	N2	M0
	T4a	N2	M0
ⅣB 期	任何 T	N3	M0
	T4b	任何 N	M0
ⅣC 期	任何 T	N3	M0
	T4b	任何 N	M0

来源：Brierley JD et al. UICC TNM Classification of Malignant Tumours, 8th ed. John Wiley & Sons Ltd, 2017; Amin MB et al. CA Cancer J Clin. 2017; 67:93-9.

4.5　辅助治疗

4.5.1　原发灶的切除

辅助放射治疗的适应证包括肿瘤接近边缘（在口腔癌中通常定义为＜5mm）或累及边缘，包绕神经，侵犯血管[15]。除了切缘受累的情况，只要病人身体状况能够耐受66Gy/33分次的调强放疗（IMRT），在原发灶部位有两个以上其他风险特征通常都是辅助治疗的指征。

当然，在治疗开始前进行牙科评估是至关重要的，最好由修复牙医作为MDT成员中的一部分。

4.5.2　颈部放射治疗

当超过一个淋巴结受累或有淋巴结外扩散的证据时，通常需要对颈部进行放射治疗。

4.5.3　化疗

头颈癌化疗的适应证包括淋巴结的包膜外扩散或原发部位切缘受累。顺铂在头颈部癌症治疗中起到放射增敏剂的作用，并具有一定的生存益处（约6%~8%）。在这种情况下，它不是主要的辅助治疗。此外，根据MACH-NC综述的临床数据，没有证据表明70岁以上者的存活率有所提高[21]。这可能与患者的整体状态有关，而不仅仅是年龄本身。如有指征时，化疗与放疗可同时进行，即顺铂[或对有肾小球滤过率（eGFR）受损的患者使用卡铂]剂量为100mg/m^2。通常每周3次或其他等效方案[22]。

新辅助化疗未被确立为口腔癌的常规治疗。

4.5.4　生物治疗

在头颈部，最常用的药物是单克隆抗体西妥昔单抗，它是一种抗表皮生长因子受体（EGFR）抗体。在40%~95%的头颈部鳞状细胞癌（HNSCC）和癌前黏膜中，EGFR呈过表达，并且西妥昔单抗可阻止生长因子与EGFR结合[23]。

当西妥昔单抗与放疗联合使用时，可替代常规化疗[24]。Vermorken等研究表明，西妥昔单抗还可提高其他化疗药物的活性，与铂类和氟尿嘧啶单药治疗相比，铂类、氟尿嘧啶和西妥昔单抗联合治疗显著改善了生存期[25]。西妥昔单抗目前在临床试验中占有重要地位，并已用于姑息治疗。其他生物制剂（如纳武利尤单抗）也可在接受化疗后进展的头颈癌治疗中发挥作用，在姑息治疗背景下也可能延长生命[26]。未来生物治疗在头颈癌的治疗中的作用将会变得更加突出。

4.6 转归

口腔癌的总生存结局约为[27,28]：
- Ⅰ期为86%
- Ⅱ期为70%
- Ⅲ期为50%
- Ⅳ期为40%

在接受治疗的口腔癌患者康复过程中，营养师、语言治疗师、临床心理学家和癌症专科护士的早期和持续的定期参与，对于患者获得最佳的功能、心理和生存结局非常重要。

4.6.1 颌骨放射性骨坏死

颌骨放射性骨坏死（Osteoradionecrosis，ORN）是头颈部放疗最严重的慢性副作用之一。在接受放疗的口腔癌或口咽癌患者中，发生率为5%~10%[29,30]。ORN是放射诱导的纤维化，伴有成纤维细胞的紊乱和成骨细胞的死亡，且这些细胞没有复制。由于血供仅限于单一功能性终末动脉（下牙槽动脉），下颌骨容易发生ORN[31]。

既往接受过颌骨放疗的患者骨暴露超过8周，应怀疑为ORN。许多ORN病例在死骨分裂成碎骨片后会自发分解，但这可能是一种非常麻烦的疾病，易导致长期的骨暴露，病变范围可逐渐增大并导致病理性骨折和皮肤瘘管形成。

可通过在手术开始前至少2周拔除任何预后不良的患牙，及用高氟牙膏进行放疗后细致的口腔清洁及定期的牙科检查来预防ORN。因此，修复牙医作为MDT的成员，在治疗开始前评估患者是否需要拔牙至关重要。然而，一些ORN病例可能是自发性的，但更常见的是与拔牙或义齿创伤相关。ORN的Notani分类见表8.4[32]。

如果治疗区域的剂量低于60Gy，则ORN不常见，并且下颌骨的风险远大于上颌骨。其他风险因素包括吸烟、营养不良、酗酒、大分割剂量和近距离放射治疗。原发性肿瘤手术期间的骨切除也可能增加ORN的风险[30]。

表8.4 颌骨放射性骨坏死的 Notani 分类

分类	
分类 I	ORN 局限于牙槽骨
分类 II	ORN 限于下牙槽管水平以上的牙槽骨和/或下颌骨
分类 III	ORN 累及下牙槽管水平以下的下颌骨，ORN 伴皮肤瘘管和/或病理性骨折

来源：Notani K et al. Head Neck. 2003;25:181-6.

Marx首先根据辐射骨易患条件即缺氧、血供不足和细胞减少的"3H"理论，提出了骨暴露的理论，他用高压氧治疗ORN[33]。他在拔牙前使用了不同的预防方案，并对已确定治疗方法的患者使用了不同的方案。不幸的是，他的研究结果没有在现代试验或研究中被复制得出。Annane等人基于他们的高压氧治疗实验，发表了非常值得称赞但有争议的结果（他们认为结论无效）；然而，该研究的对照组存在缺陷，纳入研究组没有正确匹配[34]。HOPON 试验（高压氧预防放射性骨坏死）未能显示既往接受过下颌骨放疗的患者在拔牙前接受高压氧治疗的任何获益[35]。

Delanian 等人的研究显示己酮可可碱和维生素E治疗ORN出现了有希望的结果。这个基于18例患者进行研究的试验，在2012年没有被McLeod等人再次试验成功[36,37]。

4.6.2 随访

随访时间的确定是一个有争议和可变的领域。局部区域复发最常见的时间是前2年内。大多数癌症患者随访至少5年，随着时间的推移，随访频率降低。

作为常规头颈癌随访的一部分，口腔检查比较简单易行。颈部检查至关重要，每次访视时应监测体重。大多数医疗机构对患者随访5年，建议采用以下方法进行随访，如表8.5所示。

表8.5 口腔癌患者的常见随访方案示例

随访时间（年）	随访
1	每月
2	每2个月
3	每3个月
4	每4个月
5	每5个月

复发体征：
- 新发溃疡
- 淋巴结肿块
- 新发体重减轻

参考文献

1. Ferlay J, Colombet M, Soerjomataram I et al. Cancer incidence and mortality patterns in Europe: Estimates for 40countries and 25major cancers in 2018. Eur J Cancer. 2018; 103:356–87.
2. Warnakulasuriya S, Johnson NW, van der Waal I. Nomenclature and classification of potentially malignant disorders of the oral mucosa. J Oral Pathol Med. 2007; 36:575–80.
3. Blot WJ, McLaughlin JK, Winn DM et al. Smoking and drinking in relation to oral and pharyngeal cancer. Cancer Res. 1988;48:3282–7.
4. IARC Working Group on the Evaluation of Carcinogenic Risks to Humans. Personal habits and indoor combustions. Volume 100 E. A review of human carcinogens. IARC Monogr Eval Carcinog Risks Hum. 2012;100:1–538.
5. Mehanna HM, Rattay T, Smith J, McConkey CC. Treatment and follow-up of oral dysplasia: A systematic review and meta-analysis. Head Neck. 2009;31:1600–9.
6. Ho MW, Risk JM, Woolgar JA et al. The clinical determinants of malignant transformation in oral epithelial dysplasia. Oral Oncol. 2012;48:969–76.
7. Gandolfo S, Richiardi L, Carrozzo M et al. Risk of oral squamous cell carcinoma in 402patients with oral lichen planus: A follow-up study in an Italian population. Oral Oncol. 2004;40:77–83.
8. Murti PR, Bhonsle RB, Pindborg JJ, Daftary DK, Gupta PC, Mehta FS. Malignant transformation rate in oral submucous fibrosis over a 17-year period. Community Dent Oral Epidemiol. 1985;13:340–1.
9. Alnuaimi AD, Wiesenfeld D, O'Brien-Simpson NM, Reynolds EC, McCullough MJ. Oral Candida colonization in oral cancer patients and its relationship with traditional risk factors of oral cancer: A matched case-control study. Oral Oncol. 2015; 51: 139–45.
10. McCaul JA, Cymerman JA, Hislop S et al. LIHNCS – Lugol's iodine in head and neck cancer surgery: A multicentre, randomised controlled trial assessing the effectiveness of Lugol's iodine to assist excision of moderate dysplasia, severe dysplasia and carcinoma in situ at mucosal resection margins of oral and oropharyngeal squamous cell carcinoma: Study protocol for a randomised controlled trial. Trials. 2013;14:310.
11. McCaul JA, McMahon JM, Quantrill J et al. LIHNCS: Lugol's Iodine in Head and Neck Cancer Surgery—A multi-centre, randomised, controlled trial assessing the effectiveness of Lugol's Iodine to assist excision of moderate dysplasia, severe dysplasia and carcinoma in-situ at mucosal resection margin of oral and oropharyngeal squamous cell carcinoma. J Clin Oncol. 2017;35:6065.
12. Lydiatt W, O'Sullivan B, Patel S. Major changes in head and neck staging for 2018. Am Soc Clin Oncol Educ Book. 2018:505–14.
13. Brierley JD, Gospodarowicz MK, Wittekind C et al. UICC TNM Classification of Malignant Tumours, 8th ed. John Wiley & Sons Ltd; 2017.
14. Amin MB, Greene FL, Edge SB et al. The 8th ed. AJCC Cancer Staging Manual: Continuing to build a bridge from a population-based to a more "personalized" approach to cancer staging. CA Cancer J Clin. 2017;67:93–9.
15. Kerawala C, Roques T, Jeannon JP, Bisase B. Oral cavity and lip cancer: United Kingdom National Multidisciplinary Guidelines. J Laryngol Otol. 2016;130:S83–9.

16. D'Cruz AK, Vaish R, Kapre N et al. Elective versus therapeutic neck dissection in node-negative oral cancer. N Engl J Med. 2015;373:521–9.
17. Weiss MH, Harrison LB, Isaacs RS. Use of decision analysis in planning a management strategy for the stage N0neck. Arch Otolaryngol Head Neck Surg. 1994;120:699–702.
18. Alkureishi LW, Ross GL, Shoaib T et al. Sentinel node biopsy in head and neck squamous cell cancer: 5-year follow-up of a European multicenter trial. Ann Surg Oncol. 2010;17:2459–64.
19. Schilling C, Stoeckli SJ, Haerle SK et al. Sentinel European Node Trial（SENT）: 3-year results of sentinel node biopsy in oral cancer. Eur J Cancer. 2015;51:2777–84.
20. Schilling C, Shaw R, Schache A et al. Sentinel lymph node biopsy for oral squamous cell carcinoma. Where are we now? Br J Oral Maxillofac Surg. 2017;55:757–62.
21. Pignon JP, le Maitre A, Maillard E, Bourhis J, MACH-NC Collaborative Group. Meta-analysis of chemotherapy in head and neck cancer（MACH-NC）: An update on 93randomised trials and 17,346patients. Radiother Oncol. 2009;92:4–14.
22. Bernier J, Cooper JS, Pajak TF et al. Defining risk levels in locally advanced head and neck cancers: A comparative analysis of concurrent postoperative radiation plus chemotherapy trials of the EORTC（#22931）and RTOG（#9501）. Head Neck. 2005;27:843–50.
23. Specenier P, Vermorken JB. Cetuximab in the treatment of squamous cell carcinoma of the head and neck. Expert Rev Anticancer Ther. 2011;11:511–24.
24. Bonner JA, Harari PM, Giralt J et al. Radiotherapy plus cetuximab for squamous-cell carcinoma of the head and neck. N Engl J Med. 2006;354:567–78.
25. Vermorken JB, Mesia R, Rivera F et al. Platinum-based chemotherapy plus cetuximab in head and neck cancer. N Engl J Med. 2008;359:1116–27.
26. Ferris RL, Blumenschein G, Jr., Fayette J et al. Nivolumab for recurrent squamous-cell carcinoma of the head and neck. N Engl J Med. 2016;375:1856–67.
27. Ganly I, Goldstein D, Carlson DL et al. Long-term regional control and survival in patients with "low-risk," early stage oral tongue cancer managed by partial glossectomy and neck dissection without postoperative radiation: The importance of tumor thickness. Cancer. 2013;119:1168–76.
28. Zhang H, Dziegielewski PT, Biron VL et al. Survival outcomes of patients with advanced oral cavity squamous cell carcinoma treated with multimodal therapy: A multi-institutional analysis. J Otolaryngol Head Neck Surg. 2013;42:30.
29. Moon DH, Moon SH, Wang K et al. Incidence of, and risk factors for, mandibular osteoradionecrosis in patients with oral cavity and oropharynx cancers. Oral Oncol. 2017;72:98–103.
30. Kuhnt T, Stang A, Wienke A, Vordermark D, Schweyen R, Hey J. Potential risk factors for jaw osteoradionecrosis after radiotherapy for head and neck cancer. Radiat Oncol. 2016;11:101.
31. Delanian S, Lefaix JL. The radiation-induced fibroatrophic process: Therapeutic perspective via the antioxidant pathway. Radiother Oncol. 2004;73:119–31.
32. Notani K, Yamazaki Y, Kitada H et al. Management of mandibular osteoradionecrosis corresponding to the severity of osteoradionecrosis and the method of radiotherapy. Head Neck. 2003;25:181–6.

33. Marx RE. Osteoradionecrosis: A new concept of its pathophysiology. J Oral Maxillofac Surg. 1983;41:283–8.
34. Annane D, Depondt J, Aubert P et al. Hyperbaric oxygen therapy for radionecrosis of the jaw: A randomized, placebo-controlled, double-blind trial from the ORN96study group. J Clin Oncol. 2004;22:4893–900.
35. Shaw RJ, Butterworth CJ, Silcocks P et al. HOPON（Hyperbaric Oxygen for the Prevention of Osteoradionecrosis）: A randomised controlled trial of hyperbaric oxygen to prevent osteoradionecrosis of the irradiated mandible after dentoalveolar surgery. Int J Radiat Oncol Biol Phys. 2019;104:530–9.
36. Delanian S, Depondt J, Lefaix JL. Major healing of refractory mandible osteoradionecrosis after treatment combining pentoxifylline and tocopherol: A phase Ⅱ trial. Head Neck. 2005;27:114–23.
37. McLeod NM, Pratt CA, Mellor TK, Brennan PA. Pentoxifylline and tocopherol in the management of patients with osteoradionecrosis, the Portsmouth experience. Br J Oral Maxillofac Surg. 2012;50:41–4.

第 9 章

口咽病变

Emma King and Neil de Zoysa

1 解剖学

概述见图9.1。

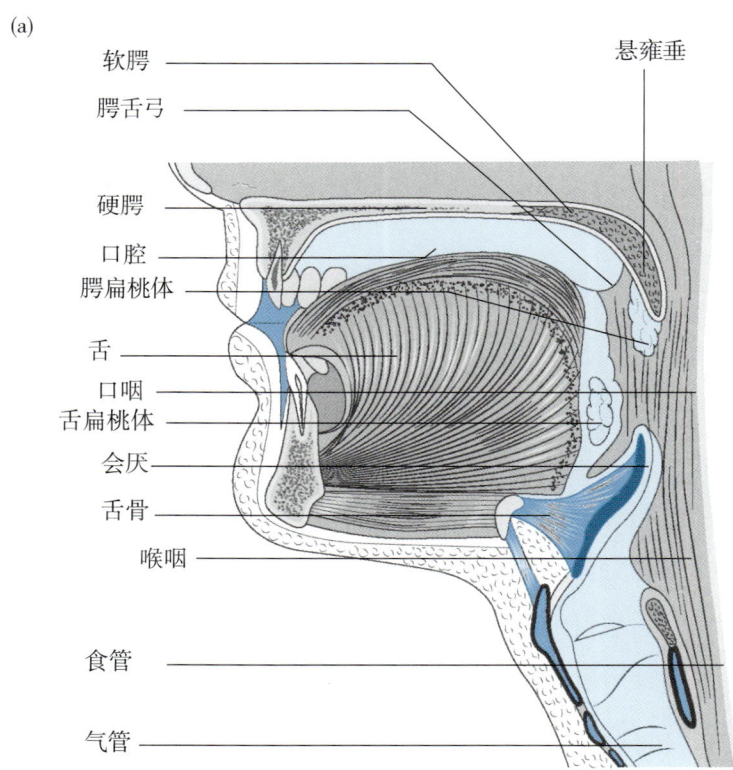

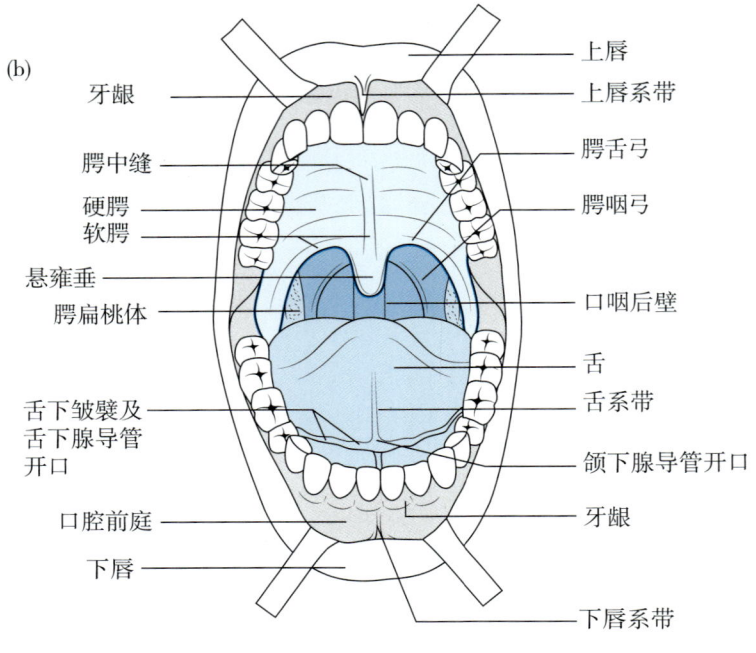

图 9.1　口咽解剖

咽部自上而下可分为鼻咽、口咽和喉咽（下咽），其内衬非角化复层鳞状上皮。

口咽位于口腔的后方，自上腭向下延伸至舌骨水平（颈椎C2～C3）。其前界包括舌根、会厌谷和会厌舌面，并向前经咽峡与口腔相通。

口咽的上界为软腭，其解剖结构及功能较为复杂。软腭外侧壁有两条弓状肌性皱襞，前者是由起自软腭腱膜的腭舌肌延伸至舌根形成；后者是由同样起自软腭腱膜的腭咽肌，连接到附着于甲状软骨后缘的茎突咽肌上形成。腭咽肌与腭舌肌之间相隔开形成一隐窝，腭扁桃体便位于其中。

1.1　咽淋巴环（Waldeyer环）

口咽的黏膜层内汇集着丰富的淋巴组织。这些淋巴组织汇集成的主要集群称为扁桃体，同时连接成环称为Waldeyer扁桃体环（图9.2），这是指环绕咽腔周围的淋巴组织集合。这些淋巴组织会对摄入或吸入的抗原产生应答，通过激活T细胞、B细胞，并将抗体分泌到黏液和血流中。

1.2　咽周间隙

在颈深部有两个与口咽关系密切的间隙：咽旁间隙和咽后间隙（图9.3）。

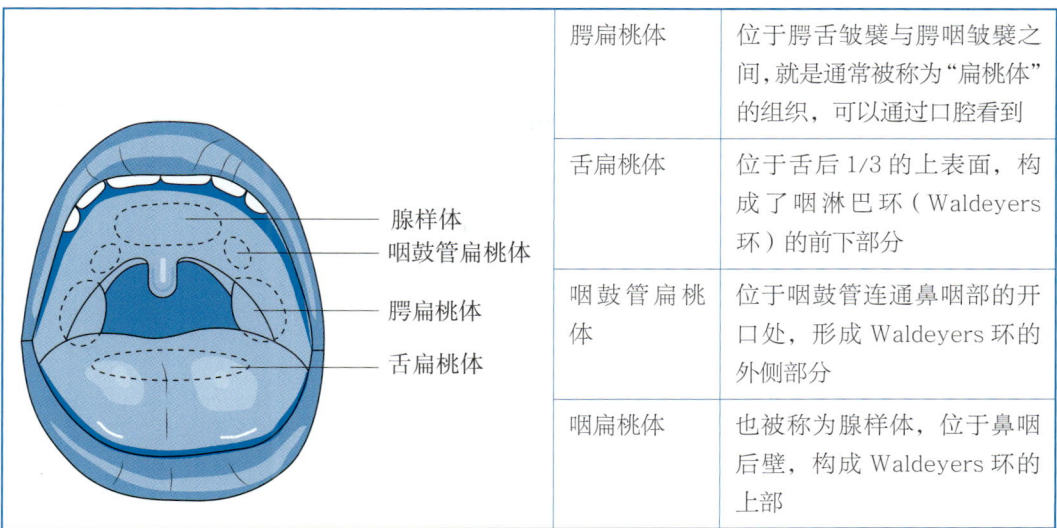

	腭扁桃体	位于腭舌皱襞与腭咽皱襞之间,就是通常被称为"扁桃体"的组织,可以通过口腔看到
	舌扁桃体	位于舌后1/3的上表面,构成了咽淋巴环(Waldeyers环)的前下部分
	咽鼓管扁桃体	位于咽鼓管连通鼻咽部的开口处,形成Waldeyers环的外侧部分
	咽扁桃体	也被称为腺样体,位于鼻咽后壁,构成Waldeyers环的上部

图 9.2　Waldeyer 环的组成

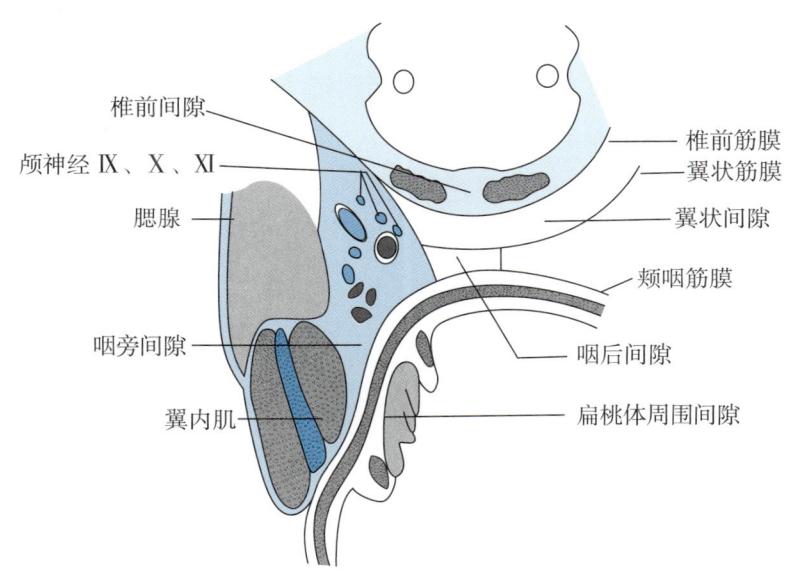

图 9.3　咽旁间隙和咽后间隙轴位示意图

1.2.1　咽后间隙

咽后间隙位于咽腔和食管的后方,从颅底至第6胸椎(T6)水平。通常可以在舌骨水平上方的咽后间隙内找到咽后淋巴结。这些淋巴结引流到咽腔、鼻腔、鼻窦和中耳。因此,咽部感染可能会导致咽后间隙内的化脓性淋巴结炎和脓肿形成。这些淋巴结在儿童时更为明显,成年后大多数会萎缩,这也是咽后脓肿好发于儿童和青少年的主要原因。间隙内容物主要包含脂肪、淋巴结和小血管。

第 9 章　口咽病变

口咽的边界和相邻关系

	边界	相邻
前界	颈深筋膜中层	翼状间隙——也被称为危险间隙；从颅底一直延伸至横膈膜，感染扩散到该间隙可迅速扩散至胸腔，导致纵隔炎 颈动脉间隙
后界	翼状筋膜，将咽后间隙与翼状间隙分隔开	咽黏膜间隙 咽旁间隙
外侧	颈深筋膜深层	
上界	斜坡（颅底）	
下界	第 4～6 胸椎水平（T4～6），翼状筋膜与颈深筋膜中层相互融合的部位	

1.2.2 咽旁间隙

咽旁间隙主要由脂肪结缔组织组成，同时包含三叉神经分支和颈部大血管。

咽旁间隙形状类似于倒金字塔，其底部位于颅底，顶点向下指向舌骨大角（图9.4）。以颅底的茎突为界将其分为两个部分（茎突前和茎突后）（表9.1和9.2）。

脓肿和肿瘤是咽旁间隙最常见的病症。对该区域解剖学知识的清晰认知有助于病症的处理，也是学院考试中经常会涉及的知识点！

1.3 淋巴回流

口咽淋巴主要引流至Ⅱ～Ⅳ区颈深淋巴结[1]。靠前毗邻口腔的病灶，也可引流至ⅠB区[1,2]。另外，靠后的病灶也可引流至咽后淋巴结，正如其名，即位于咽后部咽后间隙内的淋巴结[3]。

1.3.1 手术时需特别注意的淋巴结

在常规颈淋巴结清扫术中，通常不会切除咽后淋巴结。它们也未被纳入口咽癌的传统肿瘤分期体系中。如果在术前影像学检查中发现可疑的咽后淋巴结，则必须进行特殊的清扫手术并明确淋巴结性质。随着经口机器人手术的发展，如果有必要，可以将咽后淋巴结同原发肿瘤一并切除，前提是在术前影像学检查中识别到或者是在切除原发肿瘤时能看到。此外，无论是经口手术还是开放手术，咽后淋巴结都应作为晚期或复发口咽癌手术切除的一部分[4]。

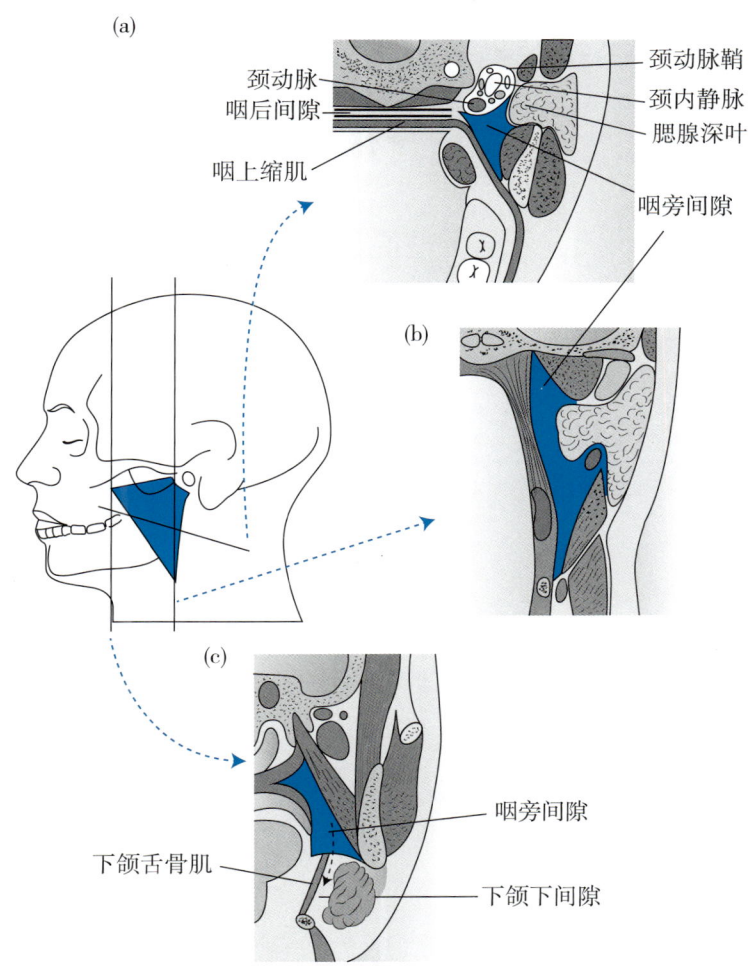

图 9.4 咽后间隙和咽旁间隙与口咽的位置关系示意图。(a)轴位；(b)后冠状位；(c)前冠状位

表 9.1 咽旁间隙内的结构

包含结构	
茎突前	茎突后
● 咽旁脂肪 ● 颈外动脉分支，包括颌内动脉和咽升动脉 ● 翼静脉丛和下颌后静脉	● 颈内动脉 ● 颈内静脉 ● 舌咽神经（Ⅸ） ● 迷走神经（Ⅹ） ● 副神经（Ⅺ） ● 舌下神经（Ⅻ） ● 交感神经干 ● 淋巴结

表 9.2　咽旁间隙的边界和相邻关系

	边界	相邻关系
前界	覆盖翼内肌的筋膜（颈深筋膜浅层）	椎前间隙
后界	椎前筋膜	翼内肌
外侧	覆盖腮腺深叶的筋膜（颈深筋膜浅层）	咽黏膜间隙
上界	颅底和茎突	
下界	舌骨大角	
内侧	颈深筋膜中层（气管前）	咀嚼肌间隙

1.4　神经支配

咽神经丛支配咽部绝大部分的感觉和运动。大部分神经丛位于咽中缩肌的后方。它由迷走神经（X）咽支、舌咽神经（Ⅺ）和三叉神经上颌支（V2）以及交感神经纤维组成。

咽神经丛中的运动神经元主要来自迷走神经，它支配咽部和软腭的几乎所有肌束，但除外由舌咽神经支配的茎突咽肌和由三叉神经分支支配的腭帆张肌。

咽神经丛中的感觉神经元主要来自舌咽神经，舌咽神经支配着咽腔三大部分的绝大多数感觉。

1.4.1　临床意义

高位迷走神经病变可以通过观察休息状态下（由于消耗）和自主上腭抬高（发"啊"音）时的上腭平面不对称来检查。孤立的舌咽神经病变更不易被察觉，通常只能通过功能性吞咽评估来鉴别（见第10章）。

咽神经丛的医源性损伤较罕见，通常仅见于侵袭性或挽救性的口咽部切除手术，例如咽后淋巴结清扫，或者是放疗后期出现的神经损伤。

1.5　血液供应

口咽主要接受来自颈外动脉分支的血液供应，包括咽升动脉、面动脉、上颌动脉和舌动脉（图9.5）。

1.5.1　口咽肿瘤经口手术的相关问题

在腭扁桃体良性和恶性病变的经口手术解剖和止血过程中，需要高度重视的是腭扁桃体的血供情况。腭扁桃体的动脉供血是来自咽升动脉（扁桃体后）、面动脉（扁桃体后）、舌动脉（扁桃体前）和上颌动脉（扁桃体上）的分支。因此，许多外科医生会事先结扎舌面干，或同时结扎咽升干和舌面干，亦或直接结扎整个颈外动脉，以降低经口手术中口咽外侧大出血的风险。

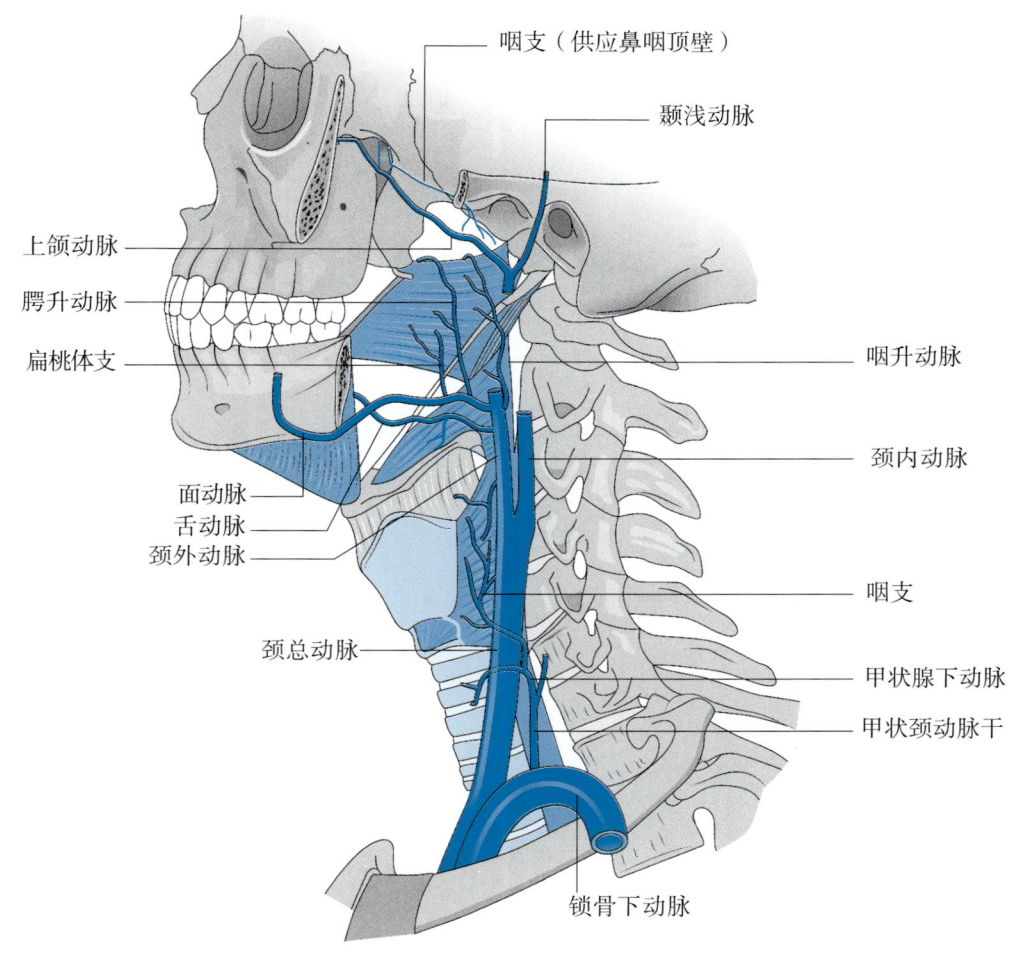

- 咽升动脉，颈外动脉内侧组
- 腭升动脉，来自颈外动脉上的面动脉
- 扁桃体动脉
- 上颌动脉
- 舌动脉

图 9.5 咽部的血液供应

2 吞咽

咽部肌肉的主要功能是吞咽，这在第 10 章会有详细的阐述。简而言之，吞咽是一种复杂的神经肌肉活动，可以让食物从口腔经咽腔进入食道。食物穿过咽腔这一环节是整个吞咽过程中速度最快但也是最复杂的阶段。食物团块在进入舌根时触发了吞咽过程中的口咽阶段。

软腭（腭帆）抬高关闭了口咽与鼻咽之间的通道，从而防止鼻腔反流。但如果无法完全关闭，即为腭咽闭合功能不全。

茎突咽肌、咽鼓管咽肌和腭咽肌协同腭肌收缩后，促进咽缩肌（上、中、下）层层蠕动，并将食物团块推入食管。

3 病史

口咽的主要功能是作为通气道和吞咽通道的组成部分（协助食物和液体从口腔移动到下咽）。此外，它还是预防鼻咽部反流的瓣膜（腭咽闭合功能），同时辅助鼻咽瓣膜使言语发音更为清晰。

因此，口咽的病理学症状通常包含以下一种或多种症状：

- 打鼾/喘鸣
- 吞咽困难
- 吞咽疼痛
- 牵涉性疼痛（耳痛）
- 声音改变（有别于声音嘶哑的声音低沉或构音障碍）
- 与上述症状相关的偏侧症状并伴随同侧颈部肿块的出现，需重点警惕恶性肿瘤。

需要重点关注的病史特征：

- 睡眠习惯（患者是否打鼾、嗜睡、疲劳、儿童发育延迟）
- 同侧吞咽痛伴耳痛：同时发生需警惕恶性肿瘤
- 吸烟和饮酒史：主要与恶性肿瘤背景下的风险分层相关
- 鼻咽反流/腭咽闭合功能不全（患者吞咽时是否会反流至鼻腔，尤其是进食流质时）
- 相关病史-既往头颈部手术/放疗史；心肺合并症

4 咽功能评估

见第10章。

5 病理学

5.1 扁桃体炎

50%～80%的感染性咽喉疼痛是由病毒诱发的，主要包括鼻病毒、冠状病毒和副流感病毒[5]。此外，大约1%～10%的病例是由EB病毒（EBV，引起单核细胞增多症或腺热）引起。细菌性扁桃体炎可在最初的病毒感染基础上重新发生或叠加。最常见的细菌微生物是A组β-溶血性链球菌[6]。其他细菌包括肺炎衣原体、肺炎支原体、流感嗜血杆菌、假丝酵母菌、脑膜炎奈瑟菌和淋病奈瑟球菌[6]。

5.1.1 病史

具体要点应包括：

- 疼痛（咽喉痛）
- 吞咽疼痛
- 吞咽困难
- 发热和/或寒战
- 免疫抑制
- 已确诊的糖尿病

气促或呼吸作响（打鼾）应视为红旗征，要重点关注，并需进一步检查。这对于根据病史来快速鉴别扁桃体炎和扁桃体周围脓肿非常重要（表9.3）。

表 9.3　扁桃体炎和扁桃体周围脓肿的症状

症状	扁桃体炎	扁桃体周围脓肿
咽喉痛	双侧	单侧
吞咽痛	双侧	单侧
耳痛	不常见，双侧	常见，单侧
牙关紧闭	不存在	可出现
症状持续时间	较长（通常数天）	较短（通常1天或更短）

5.1.2 查体

患者一般情况：

- 体温、血压、呼吸频率、心率
- 正常对答

特殊检查包括：

- 颈部淋巴结
- 口咽部检查
  - 扁桃体/上腭的大小和对称性
  - 是否存在渗出液
  - 牙关紧闭症
- 纤维内镜检查，以确保气道安全并排除急性声门上喉炎——这一点非常重要，尤其是患者合并有气促、打鼾或免疫力低下的情况时。

5.1.3 检查

- 全血细胞计数
- 尿素和电解质

- C-反应蛋白
  - 单核细胞检测

5.1.4　治疗

如果不能保证充足的经口摄入，患者需要在入院时接受静脉输液、镇痛、抗生素（如青霉素过敏可用苄青霉素或克拉霉素）和类固醇（静脉注射地塞米松）治疗。已证实类固醇可加快疼痛的缓解速度[7]。

当患者能够口服药物和流质且血流动力学稳定时，可出院回家继续口服抗生素和镇痛药治疗。

5.1.5　并发症

并发症包括扁桃体周围脓肿、咽旁间隙脓肿及其他颈深部间隙感染。

阻塞性睡眠呼吸暂停可继发于急性扁桃体炎期间的反应性扁桃体肥大。

扁桃体炎未经治疗时，可能诱发猩红热、风湿热和肾小球肾炎。这些情况在易于获得抗生素的发达国家很罕见。

5.2　扁桃体结石

扁桃体结石是由扁桃体隐窝内的细菌和细胞碎片积聚形成，很常见。其最常见于腭扁桃体，也可见于舌扁桃体。Stoodley等人证实扁桃体结石具有生物膜结构，并通过生物活性形成化学梯度[8]。扁桃体石结石的最外层有氧化作用，中层有反硝化作用，底层有酸化作用。这一特点的意义目前尚不清楚。

5.2.1　病史

患者经常会发现扁桃体结石。

扁桃体结石主要与口臭有关，少数情况下也会出现单侧咽喉痛或者患者主诉感觉"有东西卡在咽喉部"。

另外，扁桃体肿瘤也常表现为单侧咽喉痛，切勿当做良性扁桃体结石而忽略掉，这在后面会有详细阐述。

5.2.2　查体

扁桃体结石通常在口腔检查时可见，如果近期已取出结石，通常可见一较大的隐窝。

5.2.3　检查

临床查体通常就能确诊扁桃体结石。

5.2.4　治疗

扁桃体切除是扁桃体结石的根治性治疗方法。但扁桃体结石是一个良性病症，手术的必要性仍存在争议。患者通常会接受用钝器（例如棉签）去清理隐窝内的碎石。

5.3　扁桃体周围脓肿

扁桃体周围脓肿是扁桃体囊（被膜）

与咽缩肌之间的脓液蓄积。

扁桃体周围脓肿为急性扁桃体炎的并发症,或是由于位于扁桃体周围间隙的小唾液腺(Weber腺)感染所致。它是最常见的颈深部感染[9]。青少年和青壮年最好发,男性发病率高于女性。病原体包括A组链球菌(约20%的病例培养可见)和流感嗜血杆菌,在许多病例中,可以看到需氧菌和厌氧菌的混合性生长[9]。

5.3.1 病史

扁桃体周围脓肿的临床表现与扁桃体炎相似但又不同(表9.3),通常会在较短的病程内发生更为严重的症状,且范围更广。

5.3.2 查体

牙关紧闭通常是由炎症诱发的翼内肌痉挛导致。合并败血症的患者在急性发作期时出现的软腭不对称是扁桃体周围脓肿的特异性表现。由于软腭肿胀,同侧的扁桃体常显示不清,这有利于区分扁桃体周脓肿和咽旁脓肿,因后者的扁桃体通常偏向内侧。

5.3.3 治疗

治疗包括引流脓液和静脉注射抗生素。

引流方法包括针吸引流、切排引流或电刀扁桃体切除术。

引流完成后,后续仅用青霉素治疗即可。但在尚未引流脓液或脓肿尚未形成时,补充使用甲硝唑治疗是合理的措施[10]。对青霉素过敏的患者可选择克拉维酸或克林霉素。

有人认为电刀扁桃体切除术是扁桃体周围脓肿治疗的金标准,但通常仅在引流无效或气道狭窄的情况下进行。

5.3.4 并发症

并发症包括气道阻塞、咽旁脓肿、Lemierre综合征(颈内静脉感染性血栓性静脉炎)、坏死性筋膜炎、纵隔炎、颈内动脉侵蚀和爆裂、颅内脓肿和链球菌中毒性休克综合征。这些情况较为罕见,但一旦发生则症状比较明显,且后果严重。

5.4 扁桃体腺样体肥大

扁桃体腺样体肥大是指咽淋巴环(Waldeyer环)上黏膜相关性淋巴组织的肥大。其病因各不相同。它可以是原发性的(原因不明),也可以是继发性的(例如,对过敏原或恶性肿瘤等刺激产生反应)。由于扁桃体腺样体肥大与面部形态和生长方式以及年龄和肥胖之间的关系复杂,其临床表现可多种多样。

扁桃体腺样体肥大会导致鼻腔和咽鼓管阻塞,从而引起张口呼吸、鼻塞、低鼻音言语、打鼾、阻塞性睡眠呼吸暂停、慢性鼻窦炎和复发性中耳炎[11]。扁桃体腺样体肥大是引起阻塞性呼吸暂停最主要的解剖因素[12]。呼吸暂停综合征会造成一些不良后果，包括认知障碍、代谢和心血管危害、行为缺陷和较低的生活质量（QoL）[13]。尽管并非对所有的患者都有效，但可以通过术前评估和术后验证来判断扁桃体腺样体切除术对这些不良后果的干预效果。在谨慎选择患者的情况下，腺样体扁桃体切除术可以改善绝大多数上述症状[14]。

扁桃体腺样体肥大患者的炎症细胞因子表达增加，对抗炎类药物例如皮质类固醇反应良好。经证实，鼻用糖皮质激素可减少扁桃体和腺样体混合细胞培养系统中的细胞增殖和促炎性细胞因子的产生，并已应用于临床，有效降低了这类患者的手术率[11]。

通常来说，扁桃体腺样体肥大会影响咽淋巴环（Waldeyer环）中所有黏膜相关的淋巴组织。但有时它也可以表现为仅部分淋巴组织受影响，这就引起了不对称扁桃体肥大的治疗问题。这部分患者通常仅表现为扁桃体不对称，这是唯一的症状和检查结果。有数据表明这种情况有很小的百分比是由恶性肿瘤引起的。可选择切除扁桃体进行组织学检查以明确性质，但回顾性研究表明，如果患者其他临床症状不明显，则可采取持续观察随访策略[15, 16]。在这种情况下患者的选择是决定治疗策略的主要因素。

最后，PET-CT扫描偶然发现扁桃体不对称摄取是转诊至耳鼻喉科的重要途径。回顾性研究表明，在无临床症状或体征不明显的情况下，恶性肿瘤的风险评估可以通过不对称性腭扁桃体的一系列检查后确定[17]。当然，这一过程必须排除已证实为原发灶不明转移癌（CUP）的患者，推荐全内镜检查和双侧扁桃体切除作为其一线治疗方案。

5.5 口咽肿瘤

5.5.1 良性肿瘤

可分为上皮增生性疾病（包括乳头状瘤）和腺体源性肿瘤（包括潴留性囊肿和多形性腺瘤）。

确诊需要组织学检查。如果怀疑多形性腺瘤，可以选择切除活检（包括乳头状瘤）和针吸活检。

5.5.2 恶性肿瘤：口咽癌

以往，口咽鳞状细胞癌（OPSCC）被认为主要是由长期的香烟烟雾和/或酒精暴露所致。在Hashibe等人[18]的一项研究中，归因于风险的总人群为72%；其中烟草占33%，酒精占4%，但两者的协同作用下则为35%。而最近，一种由病毒驱动的癌症亚型［人乳头瘤病毒16亚型（HPV 16）］已证实为口咽部位鳞状细胞癌（SCC）的主要病因。尽管在癌症中也发现了其他亚型（例如HPV 18），但迄今为止HPV16仍是最常见的。如今，高达70%的口咽恶性肿瘤被认为是由HPV16驱动的[19,20]。这种病因学的变化被认为是与美国和英国在1990—2006年间OPSCC增加2倍的原因有关[21]。p16是一种肿瘤抑制蛋白，可采用免疫组化法检测。病理学家将其用作识别HPV阳性（+）病例的替代标志物。

尽管许多HPV（+）患者表现为淋巴结转移，但与HPV阴性（-）患者相比，其预后通常更好。不考虑治疗因素，HPV（+）患者的5年疾病特异性生存率（DSS）约为80%，而HPV（-）患者仅为40%[22]。

HPV（+）和HPV（-）OPSCC之间存在几个显著的病理生理学差异。虽然HPV（+）的普遍分化较差，常表现为较大的淋巴结转移，并经常表现为淋巴结包膜外侵犯，这些都是传统意义上的重大不良预后因素，但它们在HPV（+）OPSCC中却并没有表现出那么强的预后影响。此外，对肿瘤有强烈免疫应答反应（病理学检查显示肿瘤浸润淋巴细胞水平较高）的患者生存期延长[23,24]。

5.5.3 病史

良性肿瘤主要表现为局部症状：
- 扁桃体不对称
- 声音改变
- 吞咽困难
- 咽喉部异物感
- 牵涉性痛（耳痛）在良性疾病中较少见

恶性肿瘤通常表现为：
- 颈部肿块（颈部转移淋巴结）
- 单侧咽喉痛/吞咽痛
- 牵涉性痛（耳痛）较常见
- 声音改变（晚期）
- 吞咽困难（晚期）

5.5.4 查体

在出现颈部淋巴结转移的患者中，有部分患者可能很难在临床上发现原发肿瘤。出现偏侧症状时应加以重视。

颈部检查后应继续进行口腔检查和纤维鼻内窥镜（FNE）检查。临床上也可尝试进行触诊扁桃体/舌根，但通常患者耐受性较差，可以尝试在麻醉下检查，这时舌根会变软。

5.5.5 检查

增强MRI是明确口咽肿瘤和颈部淋巴

结分期的首选方式。同时建议进行胸部 CT 检查，以完善肿瘤分期。

PET-CT 在探究原发灶不明颈部淋巴结转移癌患者中具有重要作用。需注意如果在活检后进行，术后炎症反应可能会影响成像结果。

建议在麻醉下检查以评估口咽局部结构受累情况，因为有时候很难单纯通过影像学检查进行评估。在口咽癌经口手术（激光或机器人）迅速发展的时代，明确认识到扁桃体切除术或扁桃体活检的作用是非常重要的：对于肿瘤临床表征明显的患者，活检切取足以明确诊断。对于扁桃体临床表现正常的患者，可选择扁桃体切除术以保证肿瘤确诊的最佳时机。对于明确的扁桃体癌患者来说，标准扁桃体切除术并不具有治疗意义或对患者有利，而且它会使后续的经口手术更具挑战性，因此不建议将其作为患者的治疗方式。

5.5.6　口咽癌分期

国际抗癌联盟（UICC）根据原发肿瘤、区域淋巴结、远处转移来分级，并结合放射影像学、内镜和临床表现，制定了 TNM 分期标准。从 2017 年最新版本的分期标准中可以发现 OPSCC 的分期发生了显著变化[25]。因为 p16（HPV）的表达状况产生了很大影响（表 9.4 和 9.5）。

表 9.4　p16 阳性和阴性口咽恶性肿瘤 TNM 分期第 8 版 T 分期对比

	p16 阳性	p16 阴性
T1	≤ 2cm	≤ 2cm
T2	> 2 ~ 4cm	> 2 ~ 4cm
T3	> 4cm，或侵犯会厌舌面	> 4cm，或侵犯会厌舌面
T4	注意：不划分 T4a 或 T4b； 肿瘤侵犯以下任何一项：喉、舌内/外肌、翼状肌、硬腭、下颌骨、翼状板、鼻咽外侧、颅底或包绕颈动脉	T4a- 肿瘤侵犯以下任何一项：喉、舌内/外肌、翼内肌、硬腭、下颌骨 T4b- 肿瘤侵犯以下任何一项：翼外肌、翼状板、鼻咽外侧、颅底或包绕颈动脉

出处：Amin MB et al. CA Cancer J Clin. 2017;67:93-9.

表 9.5　p16 阳性口咽恶性肿瘤 TNM 分期第 8 版 N 分期

	临床	病理
N0	无区域淋巴结转移	无区域淋巴结转移
N1	同侧单个或多个淋巴结转移，最大径 ≤ 6cm	淋巴结转移数目 1 ~ 4 枚
N2	对侧或双侧淋巴结转移，最大径 ≤ 6cm	淋巴结转移数目 ≥ 5 枚
N3	转移淋巴结最大径 > 6cm	N/A

出处：Amin MB et al. CA Cancer J Clin. 2017;67:93-9.

TNM分期系统可用于口咽癌患者的分期，如表9.6所示。

表 9.6　p16 阳性口咽恶性肿瘤 TNM 分期第 8 版 [25]

癌症分期	临床			病理		
Ⅰ	T1～2	N0～1	M0	T1～2	N0～1	M0
Ⅱ	T1～2 T3	N2 N0～2	M0 M0	T1～2 T3	N2 N0～1	M0 M0
Ⅲ	T1～4 T4	N3 任何N	M0 M0	T3～4	N2	M0
Ⅳ	任何T	任何N	M1	任何T	任何N	M1

出处：Amin MB et al. CA Cancer J Clin. 2017;67:93-9.

HPV诱发的口咽癌通常表现为区域淋巴结转移，但该人群的生存期良好。为了反映生存率的提高，在美国癌症联合委员会（AJCC）和UICC最近的更新中，对HPV（＋）口咽癌的分期标准重新进行了定义。例如，1例原发灶1.5cm（p16阳性）、同侧颈部2枚淋巴结转移的扁桃体癌患者，根据TNM分期第7版为Ⅳ期，但按第8版分期则为Ⅰ期，以此反映其良好的预后。

在撰写本文时，英国皇家病理学院建议病理学家采用TNM 第8版对这些肿瘤进行分期。由于TNM 第8版分期尚未在患者人群中经过大样本的前瞻性研究进行验证，因此其对患者预后的影响仍不明确。这也引起了临床医疗界的关注，因为可能存在这样的风险，即由于TNM 第8版分期肿瘤的"分期降低"，临床医生将TNM分期从第7版变更为第8版时，可能会改变甚至取消治疗计划。

5.6　治疗

所有确诊的口咽癌病例都应在头颈部多学科协作团队（MDT）会议中讨论。

治疗选择包括：

- 以治愈为目的并接受一定程度并发症的根治性治疗。
- 姑息治疗，主要治疗目的是在控制症状的同时不增加并发症。
- 通过最佳的支持性治疗控制患者的症状，但不治疗疾病本身。

5.6.1　早期病变

通常，早期病变（Ⅰ、Ⅱ期）采用单一方式治疗，手术或放疗。目前尚无对比两种治疗方式的高质量数据。整体来说两者生存数据相当，因此，治疗方式的选择是基于大多数中心对于肿瘤切除边缘充分的把握，这些中心通常都具备经口手术的设施（激光或机器人）[26-28]。

在可能实施的情况下，为降低并发症，经口入路手术要比传统开放手术（需要切开唇和下颌骨离断术）更有利。许多人错误地认为，早期口咽癌经口手术是最近发展的新技术，但事实上近30年来已在国际中心常规使用[29]，并已经详细描述过经口激光、机器人和内镜操作[30]。

高达30%的N0患者存在隐匿性淋巴结转移[31]。因此，所有患者均应接受选择性的颈部淋巴结治疗（Ⅱ～Ⅳ区），包括手术治疗患者的择区颈淋巴清扫术和非手术治疗患者的颈部淋巴结放射治疗。

虽然T1～2N0期口咽癌的治疗以单一模式为主，但由于术后易复发的不良病理特征，则可能需要进行术后辅助放疗（RT）或放疗联合化疗。目前来说，对于接受手术治疗的以下患者，推荐进行术后辅助放化疗：

- 原发肿瘤的手术切缘有残留。
- 淋巴结包膜外侵犯。越来越多的证据认为，淋巴结外侵犯是对p16阳性口咽癌影响较小的不良预后因素，而与之形成鲜明对比的是，淋巴结外侵犯对非口咽部位和p16阴性口咽癌的生存期会产生巨大影响[32]。

在肿瘤切缘较近或淋巴管浸润的情况下，可单独行辅助放疗。

术后辅助放疗计划的原则应与根治性放疗相同；通常推荐60Gy/30分次的剂量。辅助治疗可能影响术后的功能性康复。

欧洲的一项试验"BEST OF"[NCT02984410]正在招募Ⅰ期和Ⅱ期口咽癌患者，并随机分配至传统调强放疗（IMRT）组、经口手术和颈部清扫术组，这将是首项直接比较早期口咽癌两种治疗模式优劣性的高质量试验。

5.6.2 晚期病变

晚期疾病（Ⅲ、Ⅳ期）通常采用综合治疗模式：手术联合辅助放疗或更常用的同步放化疗（CCRT）。化疗通常采用含铂类为基础的化疗方案，例如顺铂或卡铂。铂类药物的主要副作用包括耳毒性、神经毒性和肾毒性。接受化疗患者的额外生存获益为6.5%[33]。然而，这种获益并不包括70岁以上的患者，在该组人群中有时会使用靶向生物制剂如西妥昔单抗来替代。要注意的是，西妥昔单抗也可能导致显著毒性，并非毫无风险。这种生存获益的缺失可能与体力状态的改变相关，而不仅仅是与年龄有关。

常规放疗包括同时针对原发肿瘤和影像学提示累及的淋巴结给予70Gy/35分次的放射剂量。存在风险但影像学检查提示正常的部位通常接受50Gy/25分次的预防性剂量。

由于低危HPV阳性疾病的预后极好，De-ESCALaTE-HPV，一项随机临床试验设立了放疗联合顺铂化疗与放疗联合西妥昔单抗两组进行对比，旨在减少化疗的毒性。研究结果发现西妥昔单抗在降低毒性上并没有获益，且有更差的肿瘤控制率[34]。对于高危患者（HPV阴性，更晚期的吸烟者），正在进行的CompARE试验将研究治疗强度递增是否能改善其生存率。

由于HPV（+）口咽癌的预后良好，目前倾向于对该部分患者进行分层分析，在保证良好治疗效果的同时，尽量减少HPV（+）肿瘤治疗的相关毒性。在英国，PATHOS试验旨在探索这一问题，选取那些为减少并发症而只采用单一治疗模式但仍有较高生存率的患者人群，入选PATHOS的患者在经口手术和颈淋巴清扫术后，根据其术后组织学检测结果进行风险分层，然后在辅助治疗阶段，将患者随机分配至常规治疗组与治疗强度递减组[35]。

5.7 随访

HPV是一个显著而独立的生存指标。与HPV阴性OPSCC相比，HPV阳性OPSCC的死亡风险降低了58%[36]。

HPV阳性患者的3年总生存率为82.4%，相比之下，HPV阴性患者的3年总生存率仅为57.1%（$P<0.001$）[36]。

诸如吸烟（尤其是发病时吸烟）和淋巴结转移数量等因素会增加HPV阳性OPSCC患者的风险分层[36]。

PET-CT被确定为非手术治疗效果的评估标准。这应在治疗完成后3个月内进行，且其阴性预测价值较高［即若颈部淋巴结未摄取氟代脱氧葡萄糖（FDG），则癌症残留的几率很小］[37]。此外，目前通常对患者进行定期临床随访复查，两次复查时间间隔随着治疗后时间的延长而延长，直至治疗后第5年。

5.7.1 缓解症状

在不适合或不愿意进行根治性治疗的患者中，可以通过姑息治疗在尽量不增加并发症的情况下控制症状。虽然可以给予短期放疗，但这种情况下通常还是对局部晚期疾病进行化疗，以控制疼痛或出血。

需要结合患者的症状、生存时间和意愿来决定是否通过治疗来缓解气道、消化道阻塞等情况，例如通过气管造口术来保证气道通气或通过胃造口置管来配合营养支持治疗，但这些措施都可能会增加患者的痛苦。

5.8 血液系统恶性肿瘤

出现在口咽部的血液系统恶性肿瘤并

不少见，尤其是淋巴瘤和髓外浆细胞瘤。这两种肿瘤在临床表现上与鳞癌截然不同，通常表现为更加良好的预后。淋巴瘤一般采用化疗，手术的目的通常只是为了切取足够的肿瘤组织以明确诊断。如果怀疑淋巴瘤，在从患者体内取出肿瘤组织后，应将样本分成两半，一半放入生理盐水中，一半放入福尔马林中。理想状况下，每份组织样本（淋巴结）应至少为 1cm^3 [38]。髓外浆细胞瘤较为罕见，但有 80%发生在头颈部[39]。虽然首选治疗是放疗，但放疗失败后可能需要手术[40]。

参考文献

1. Lindberg R. Distribution of cervical lymph node metastases from squamous cell carcinoma of the upper respiratory and digestive tracts. Cancer. 1972;29:1446–9.
2. Byers RM, Clayman GL, McGill D et al. Selective neck dissections for squamous carcinoma of the upper aerodigestive tract: Patterns of regional failure. Head Neck. 1999;21:499–505.
3. Werner JA, Dunne AA, Myers JN. Functional anatomy of the lymphatic drainage system of the upper aerodigestive tract and its role in metastasis of squamous cell carcinoma. Head Neck. 2003;25:322–32.
4. Troob S, Givi B, Hodgson M et al. Transoral robotic retropharyngeal node dissection in oropharyngeal squamous cell carcinoma: Patterns of metastasis and functional outcomes. Head Neck. 2017;39:1969–75.
5. Bird JH, Biggs TC, King EV. Controversies in the management of acute tonsillitis: An evidence-based review. Clin Otolaryngol. 2014;39:368–74.
6. Ebell MH, Smith MA, Barry HC, ives K, Carey M. The rational clinical examination. Does this patient have strep throat? JAMA. 2000;284:2912–8.
7. Hayward G, Thompson MJ, Perera R, Glasziou PP, Del Mar CB, Heneghan CJ. Corticosteroids as standalone or add-on treatment for sore throat. Cochrane Database Syst Rev. 2012;10:CD008268.
8. Stoodley P, Debeer D, Longwell M et al. Tonsillolith: Not just a stone but a living biofilm. Otolaryngol Head Neck Surg. 2009;141:316–21.
9. Klug TE. Peritonsillar abscess: Clinical aspects of microbiology, risk factors, and the association with parapharyngeal abscess. Dan Med J. 2017;64.
10. Herzon FS, Meiklejohn DA, Hobbs EA. What antibiotic should be used in the management of an otherwise healthy adult with a peritonsillar abscess? Laryngoscope. 2018;128:783–4.
11. Sakarya EU, Bayar Muluk N, Sakalar EG et al. Use of intranasal corticosteroids in adenotonsillar hypertrophy. J Laryngol Otol. 2017;131:384–90.
12. Dayyat E, Kheirandish-Gozal L, Sans Capdevila O, Maarafeya MMA, Gozal D. Obstructive sleep apnea in children: Relative contributions of body mass index and adenotonsillar hypertrophy. Chest. 2009;136:137–44.
13. Tan HL, Gozal D, Kheirandish-Gozal L. Obstructive sleep apnea in children: A critical

update. Nat Sci Sleep. 2013;5:109–23.
14. Marcus CL, Moore RH, Rosen CL et al. A randomized trial of adenotonsillectomy for childhood sleep apnea. N Engl J Med. 2013;368:2366–76.
15. Puttasiddaiah P, Kumar M, Gopalan P, Browning ST. Tonsillectomy and biopsy for asymptomatic asymmetric tonsillar enlargement: Are we right? J Otolaryngol. 2007;36:161–3.
16. Sunkaraneni VS, Jones SE, Prasai A, Fish BM. Is unilateral tonsillar enlargement alone an indication for tonsillectomy? J Laryngol Otol. 2006;120:E21.
17. Heusner TA, Hahn S, Hamami ME et al. Incidental head and neck (18) F-FDG uptake on PET/CT without corresponding morphological lesion: Early predictor of cancer development? Eur J Nucl Med Mol Imaging. 2009;36:1397–406.
18. Hashibe M, Brennan P, Chuang SC et al. Interaction between tobacco and alcohol use and the risk of head and neck cancer: Pooled analysis in the International Head and Neck Cancer Epidemiology Consortium. Cancer Epidemiol Biomarkers Prev. 2009;18:541–50.
19. Chaturvedi AK, Anderson WF, Lortet-Tieulent J et al. Worldwide trends in incidence rates for oral cavity and oropharyngeal cancers. J Clin Oncol. 2013;31:4550–9.
20. Steinau M, Saraiya M, Goodman MT et al. Human papillomavirus prevalence in oropharyngeal cancer before vaccine introduction, United States. Emerg Infect Dis. 2014;20:822–8.
21. Price PRM, Crowther R, Wight R. Profile of Head and Neck Cancers in England: Incidence, Mortality and Survival. In: Unit NCI (ed.). Solutions for Public Health; 2010.
22. Mellin H, Friesland S, Lewensohn R, Dalianis T, Munck-Wikland E. Human papillomavirus (HPV) DNA in tonsillar cancer: Clinical correlates, risk of relapse, and survival. Int J Cancer. 2000;89:300–4.
23. Ward MJ, Thirdborough SM, Mellows T et al. Tumour-infiltrating lymphocytes predict for outcome in HPV-positive oropharyngeal cancer. Br J Cancer. 2014;110:489–500.
24. Wood O, Woo J, Seumois G et al. Gene expression analysis of TIL rich HPV-driven head and neck tumors reveals a distinct B-cell signature when compared to HPV independent tumors. Oncotarget. 2016;7:56781–97.
25. Amin MB, Greene FL, Edge SB et al. The Eighth Edition AJCC Cancer Staging Manual: Continuing to build a bridge from a population-based to a more "personalized" approach to cancer staging. CA Cancer J Clin. 2017;67:93–9.
26. Dowthwaite SA, Franklin JH, Palma DA, Fung K, Yoo J, Nichols AC. The role of transoral robotic surgery in the management of oropharyngeal cancer: A review of the literature. ISRN Oncol. 2012;2012:945162.
27. White HN, Moore EJ, Rosenthal EL et al. Transoral robotic-assisted surgery for head and neck squamous cell carcinoma: One- and 2-year survival analysis. Arch Otolaryngol Head Neck Surg. 2010; 136: 1248–1252.
28. Weinstein GS, O'Malley BW, Jr., Magnuson JS et al. Transoral robotic surgery: A multicenter study to assess feasibility, safety, and surgical margins. Laryngoscope. 2012;122:1701–7.
29. Steiner W, Fierek O, Ambrosch P, Hommerich CP, Kron M. Transoral laser microsurgery for squamous cell carcinoma of the base of the tongue. Arch Otolaryngol Head Neck Surg. 2003;129:36–43.
30. Zoysa N, Sethi N, Jose J. Endoscopic video-assisted transoral resection of lateral oropharyngeal tumors. Head Neck. 2017;39:2127–31.

31. Lim YC, Koo BS, Lee JS, Lim JY, Choi EC. Distributions of cervical lymph node metastases in oropharyngeal carcinoma: Therapeutic implications for the N0neck. Laryngoscope. 2006;116:1148–52.
32. Sinha P, Lewis JS, Jr., Piccirillo JF, Kallogjeri D, Haughey BH. Extracapsular spread and adjuvant therapy in human papillomavirus-related, p16-positive oropharyngeal carcinoma. Cancer. 2012;118:3519–30.
33. Pignon JP, le Maitre A, Maillard E, Bourhis J, MACH-NC Collaborative Group. Meta-analysis of chemotherapy in head and neck cancer（MACH-NC）: An update on 93randomised trials and 17,346patients. Radiother Oncol. 2009;92:4–14.
34. Mehanna H, Robinson M, Hartley A et al. Radiotherapy plus cisplatin or cetuximab in low-risk human papillomavirus-positive oropharyngeal cancer（De-ESCALaTE HPV）: An open-label randomised controlled phase 3trial. Lancet. 2019;393:51–60.
35. Owadally W, Hurt C, Timmins H et al. PATHOS: A phase Ⅱ/Ⅲ trial of risk-stratified, reduced intensity adjuvant treatment in patients undergoing transoral surgery for Human papillomavirus（HPV）positive oropharyngeal cancer. BMC Cancer. 2015;15:602.
36. Ang KK, Harris J, Wheeler R et al. Human papillomavirus and survival of patients with oropharyngeal cancer. N Engl J Med. 2010; 363: 24–35.
37. Mehanna H, Wong WL, McConkey CC et al. PET-CT surveillance versus neck dissection in advanced head and neck cancer. N Engl J Med. 2016; 374: 1444–54.
38. Ramsay A et al. Tissue Pathways for Lymph Node, Spleen and Bone Marrow Trephine Biopsy Specimens. Royal College of Pathologists; 2008.
39. Galieni P, Cavo M, Pulsoni A et al. Clinical outcome of extramedullary plasmacytoma. Haematologica. 2000;85:47–51.
40. Bachar G, Goldstein D, Brown D et al. Solitary extramedullary plasmacytoma of the head and neck – Long-term outcome analysis of 68cases. Head Neck. 2008;30:1012–9.

第 10 章

下咽病变

Patrick J. Bradley and Neeraj Sethi

1 解剖

下咽位于喉部的后方，上方为口咽，下方为食管。其上界为舌骨上缘构成的皱襞（或为会厌谷底部），下界的前方为下咽与喉部分开的杓会厌皱襞，其后方是由环状软骨下缘与两侧梨状窝顶点构成[1]。

下咽包括以下亚结构：两侧梨状窝，咽后壁及环后区。梨状窝为细长的梨形（希腊语："piri"意为"梨"，拉丁语："pyri"意为"火"），有三个侧壁，从内侧通向咽腔，并在喉两侧（甲状软骨）向前和横向延伸。梨状窝在下方与环状软骨后方延续，该区域为漏斗形，从杓状软骨后表面延伸至环状软骨下缘，向下延伸至食管入口。

下咽壁由4层组成：黏膜层、纤维层、肌层和疏松结缔组织层。

1. 黏膜层由非角化复层上皮构成。黏膜下层由黏液和浆液性分泌腺构成，该部位淋巴管尤其丰富，在炎症性和肿瘤性疾病中，其是导致淋巴相关病变的原因。

2. 中间纤维层（咽部基底筋膜）位于黏膜层及肌层之间，位于黏膜下层。上方延续枕骨处的基底部。筋膜层由纤维带（咽中缝中线）向后加强，为收缩肌提供附着处。

3. 肌层由下缩肌构成，包括两部分：甲咽肌及环咽肌。甲咽肌从甲状软骨板和环状软骨侧面倾斜延伸。纤维向后穿过并进入咽中缝。上部纤维与中部收缩肌重叠。环咽肌起源于环状软骨的一侧，环绕咽食管交界处，并进入环状软骨的另一侧。环咽肌与食道的圆形纤维相连，被认为是括约肌。

4. 颊咽筋膜是一层薄的纤维层，与咽肌的深表面相连，包含咽神经丛和静脉。在后面，颊咽筋膜连接到椎前筋膜，在侧面连接到茎突和颈动脉鞘[1]。

1.1 淋巴引流

下咽部位的淋巴液主要流向颈部Ⅱa区、Ⅲ区及Ⅳ区。

原发于梨状窝及环后区的肿瘤，淋巴液亦可流向咽后及气管旁区域。

1.2 神经支配

咽部通过咽丛神经丛接受运动、感觉、自主神经支配，咽丛神经丛位于颊咽筋膜内，由舌咽神经（CN Ⅸ）、迷走神经（CN Ⅹ）的咽支和颈上神经节的交感神经纤维组成。除茎突咽肌外，所有的收缩肌都由该神经丛支配。咽丛中的感觉纤维来自舌咽神。迷走神经的喉上支参与下咽的感觉神经支配。

2 吞咽

为了理解吞咽过程，需要了解下咽病理生理学及对咽部进行长期观察。吞咽过程可以分为三个阶段：口腔、咽腔及食管[2]。口腔阶段包括咀嚼及将食团输送向咽峡部，此处为咽部的起始处。与此同时，有几个动作同时发生：

1. 软腭抬高以封闭鼻咽
2. 声门内收
3. 舌骨/喉复合体的抬高
4. 咽壁收缩，将食团推向食管

食团在咽部的运动最初通过上咽缩肌的半同心收缩完成。而在咽部较低部位，中、下括约肌的收缩继续形成蠕动波，向下推动食团。环咽肌充当肌肉瓣膜［又名食管上括约肌（UES），或咽食管段］。除非受到刺激，否则UES在肌肉的强直收缩下一直保持闭合状态。受到刺激后，通过环状软骨的附着肌肉使喉向前和向上移位，导致环咽开口，进而使食团通过食管入口进入食管。

3 下咽病变的分类

见表10.1。

表 10.1　下咽病变的分类

依据部位	依据病因		
咽腔内	先天性	后天获得性	
咽腔壁		神经肌肉疾病	憩室
咽腔外		肿瘤疾病	医源性疾病

4　下咽病变临床表现

下咽的主要功能是将食团安全地从口腔或口咽部位转运至食管，而不伴随明显的滞留或延迟，并避免进入喉腔[3]。下咽病变的主要的症状包括：

- 吞咽困难
- 吞咽痛
- 咽喉痛
- 发音困难
- 牵涉痛（耳痛等）

一侧出现持续症状更可能提示为恶性肿瘤。颈部出现肿块同时伴随上述症状时，亦提示恶性肿瘤可能。

在病史中出现的一些重要特征包括：

- 饮食习惯（饮食、喂养方法、进餐时间、体重减轻、咳嗽、进食哽噎）
- 持续咳嗽史
- 烧心
- 反流
- 相关病史
- 头颈部手术/放疗史
  - 神经/神经肌肉疾病
  - 吸入性肺炎
  - 胃食管反流病史
  - 药物（如抗组胺药、抗精神病药、抗抑郁药和利尿剂）
  - 其他因素——烟草和酒精的使用

5　下咽功能的评估

咽部吞咽功能的评估[4-6]：

- 吞咽食团的运输和清除
- 气道保护
- 腭–咽闭合
- 咽收缩
- 舌骨/喉抬高
- 环咽肌的功能

5.1　咽部的挤压动作

由Bastian[7]首先描述，咽部的挤压动作临床上可以通过纤维喉镜检查咽腔观察到。要求患者发出高音，使咽缩肌紧张，最好逐渐加大力度。在正常吞咽患者中，可见在正常咽中咽缩肌明显聚集。吞咽困难者的这种聚集减少或不存在。这一动作与咽缩肌收缩比率和吞咽功能明显相关，该比例已被验证为衡量吞咽功能的可靠指标。

5.2 自我评估

患者自我评估已被证明有助于确定功能性健康状况和与健康相关的生活质量。经验证的可用工具包括进食评估工具（EAT-10）、MD安德森吞咽困难量表和悉尼吞咽问卷。

5.3 纤维内镜吞咽检查及感觉测试

纤维内镜吞咽检查（FEES）可以观察到舌根、下咽及喉的结构，并可以评估上气道-消化道的功能。放置纤维内窥镜并评估喉咽外观后，评估分泌物聚集情况以及发声、咳嗽、吸入和咳嗽时的喉部运动情况。然后使用可见的食物和液体进行吞咽测试。

FEES主要优点包括：

1. 直接观察喉咽结构
2. 在门诊或住院环境中易于执行
3. 无需影像引导
4. 无需给造影剂
5. 观察吞咽前或吞咽后食物过早溢出、吸入和穿过喉部，以及会厌或梨状窝处的滞留并观察咽下后残留物
6. 还可以评估吞咽动作的影响因素

FEES主要缺点包括：

1. 它不能评估吞咽的口腔阶段
2. 由于吞咽过程中会出现"无法看见"（舌骨/喉部抬高引起）的情况，咽部吞咽功能的评估受到影响。

纤维内镜吞咽功能检查合并感觉测试（FEESST）是一种评估气道保护功能的测试，包括向由喉上神经内支支配咽喉部进行脉冲气压刺激，以引发喉内收肌反射，这是一种脑干介导的气道保护反射。据报道，下咽运动功能缺陷和下咽感觉缺陷之间存在强烈的相关性。喉内收肌反射缺失的患者会出现明显的稀薄液体和泥状食物误吸症状。

5.4 造影剂吞咽检查

对比吞咽检查包括吞咽造影剂，然后对咽、食道和胃进行X射线成像。造影剂通常为钡剂，除非有过敏史或已知穿孔或瘘（在这种情况下，可以使用泛影葡胺，因为它是水溶性的，对组织的刺激性较小）。造影检查仍然是诊断吞咽功能障碍的金标准，可以显示食管运动障碍及咽部吞咽功能不全。

5.5 吞咽造影录像检查（VFSS）

VFSS又称改良吞钡检查（MBS），这项检查是放射性吞咽评估的主要方法，可以观察吞咽过程的所有四个阶段。这项检查见表10.2。

表 10.2 电视荧光内镜吞咽功能研究与 FEES/FEEST 的对比

	造影剂吞咽检查 /FNL	FEES/FEESST
完整的吞咽评估	√	
喉咽解剖观察		√
声带功能评估		√
吞咽功能障碍的诊断	√	
需要鼻腔器械		√
床边检查		√

FNL：纤维鼻喉内镜

1. 识别现有的口腔和吞咽障碍
2. 确定吞咽任何食物时是否存在溢出或吸入
3. 评估吞咽的速度
4. 评估治疗策略的效果，如姿势变化和吞咽动作改变等
5. 允许在同一次就诊期间进行食道造影

5.6 经鼻食管镜检查（TNE 或 TNO）

在TNO的检查中，由鼻前庭到胃部贲门处的黏膜病变均可被观察到。它操作简单，易耐受，安全，很少需要麻醉，因此越来越受咽部感觉异常、咽喉和胃食管反流患者以及头颈癌筛查患者的欢迎[8]。

5.7 咽部及食管压力测试（食管上括约肌：UES）

压力测试可以客观地评估咽缩肌和环咽肌（亦称为食管上括约肌）的协调性和压力，也可以评估吞咽强度和收缩持续时间、UES松弛的完整性以及吞咽过程中咽和UES之间的协调性。在内窥镜检查（包括食管、胃-十二指肠内镜检查）或影像学检查无法确诊吞咽困难时，可以考虑采用食管测压。它被认为是诊断食管运动障碍和放置pH电极的最准确方法。

其他检查包括：

- 24小时pH监测

- CT
- PET-CT 扫描
- 内窥镜检查和活检

6 病理学

6.1 第三和第四鳃裂畸形

详见第4章。

6.2 隔膜、僵硬和狭窄

这些可继发于各种病因，包括创伤（腐蚀性、穿透性或医源性）、肿瘤（良性或恶性）或Plummer-Vinson综合征等[9]。Plummer-Vinson综合征（又名Paterson-Brown-Kelly综合征或缺铁性吞咽困难）是一种由缺铁引起的综合症状，主要见于30~50岁的女性。由梨状乳头萎缩引起的萎缩性舌炎、角型唇炎以及偶尔出现的口腔黏膜角化过度病变、口疮、食冰癖和隔膜形成，可导致恶性病变。隔膜最初位于前方，在环状软骨后区，但后来可变为环形。据报道，由于这种铁缺乏引起的全身慢性炎症，纤维化发展，可导致隔膜形成和不可逆的长时间狭窄。

6.2.1 病史

明显吞咽困难，可分为进行性或非进行性，取决于潜在病理的病因性质。

这类患者的既往病史最为关键：

- 缺铁性贫血
- 某些黏膜和皮肤疾病，如大疱性表皮松解症、类天疱疮、Behcet病
- 狭窄可能与钝性创伤、咽部手术、腐蚀性吞食有关，还与近期咽部癌放化疗有关

6.2.2 查体

虽然Plummer-Vinson综合征会引起萎缩性舌炎，伴有过度角化的口腔黏膜病变和口裂，但临床检查可能没有发现任何异常结果。

6.2.3 检查

据报道，多达8%的患者接受了吞咽造影剂检查[10]。大多数隔膜位于咽食管交界处2cm以内。典型的隔膜在透视图上显示为前壁垂直线性充盈缺损（图10.1）。其厚度均匀，很少超过2mm，隔膜很少发展为环周。隔膜与吞咽困难和其他疾病之间的关系仍然存在一定的争议。

6.2.4 治疗

任何缺铁都需要被纠正，自身免疫性

疾病应得到适当的治疗。

隔膜、僵硬和狭窄都需要直接可视化检查、活检和扩张，可以使用连续的充气器械或球囊扩张来进行检查。应提醒患者有穿孔和牙/唇损伤的风险，以及症状复发和需要重复治疗的可能。

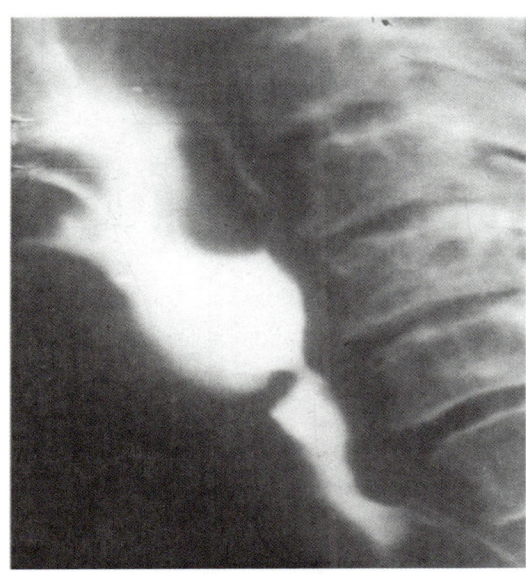

图 10.1　造影剂显示下咽前下部位的隔膜，导致狭窄

6.3　咽异感症或咽异感综合征

咽异感指咽喉部感觉异常伴咽干，或吞咽困难，这种感觉在进食或饮水过程中完全消失，且往往不能明确病因[11]。症状可能是持续性或间歇性的，但有重要鉴别意义的是无明显疼痛。临床症状通常比较持久，难以治疗，有反复倾向。咽异感的诊断应为排除诊断之一。

6.3.1　病史

感觉咽喉部异物、卡他症状或后鼻孔处鼻涕难以清除。

这种感觉很难定位。无明显高危症状，如吞咽障碍、食欲不振、咽喉疼痛、耳痛、体重下降、声音嘶哑等。因此，单侧的持续症状很重要，应特别重视。

常见的相关症状包括：

- 反流症状
- 心理问题

6.3.2　查体

应进行颈部触诊，口腔检查及口咽部触诊，并采用纤维鼻内镜检查上呼吸道及上消化道黏膜表面。

如果可以使用TNO，是比较好的检查方法，据报道，TNO检查可以让病人放心，并使他们确信他们没有严重的疾病。

6.3.3　检查

有报道显示，除了常规检查以外的其他检查往往不能提供更多的有用信息，有时还有很严重的风险，如硬质内镜检查[12]。几乎所有的咽异感症的病因都可以通过详细的病史筛查及检查排除，最后可诊断咽部异感症。

6.3.4　治疗

咽部异感症的病因仍不明确，但是有

可能是由多种病因引起的（表10.3）。尽管数据有限，但最近的研究集中在胃食管反流病（GERD）、UES异常、心理和精神障碍以及压力是导致咽部异感症的主要因素。由于缺乏关于治疗咽部异感症的对照临床试验，目前还没有循证证据，因此应对每个病人进行个体化治疗。鉴于病变的良性性质、长期症状持续存在的可能性以及缺乏高效的药物治疗，治疗主要是解释和安抚。抗反流药物（海藻酸盐）是一个合理的选择，但随访发现可能不能获益。

表10.3 咽部异感症的原因

胃－食管反流
食管上括约肌功能异常
食管运动异常
咽部炎症（原发/继发咽炎）
舌根肥大
会厌后倾
颈部胃黏膜异位
Forestier病（颈椎体突出）
精神因素或应激压力
甲状腺疾病
上消化道及上气道恶性肿瘤

6.4 环咽肌功能障碍

环咽肌功能障碍是导致吞咽症状的常见原因，包括咽期吞咽时环咽肌未能适当放松。可能的病因多种多样，包括解剖、神经肌肉、医源性、炎症、肿瘤和特发性。环咽肌的开放需要三个因素：对强直性内括约肌收缩的神经抑制，UES的及时收缩导致喉体向前上的举升，以及当食团通过下咽时内括约肌的被动拉伸。在疾病状态下，环咽肌顺应性改变或神经信号受损，导致食团误入喉前庭，引发窒息、咳嗽或误吸（表10.4）。

表10.4 环咽肌功能障碍的潜在病因

中央神经系统	小脑梗死 脑干梗死 帕金森病 肌萎缩侧索硬化 颅底肿瘤
周围神经系统	周围神经病变 糖尿病神经病变 延髓型脊髓灰质炎 重症肌无力 肿瘤
环咽肌炎	多发性肌炎 眼－咽肌营养不良 甲状腺功能亢进/减退
环咽肌断裂	喉切除术 声门上喉切除术 颈部照射 口咽根治术 肺切除术
环咽肌痉挛	裂孔疝 胃食管反流
特发性环咽失弛缓症	

6.4.1 病史

典型症状包括：

- 吞咽困难
- 咽部异感症
- 进食时咳嗽或窒息发作

6.4.2 查体

大多不显著。通过纤维鼻内窥镜可以看到分泌物聚集。

6.4.3 检查

造影剂检查可以显示环咽肌切迹，这在部分正常人群亦可见。透视吞咽检查（VFSS）可以用来评估肌肉的动态功能。压力测量可能有助于确诊，尽管人们对其价值看法不一。当有提示恶性肿瘤的临床或影像学特征时，可进行内窥镜检查。肌电图也被一些研究人员用来诊断吞咽障碍。

6.4.4 治疗

环咽肌功能障碍的治疗取决于其根本原因，但一般包括：

- 扩大开口（扩张、肌切开术）
- 诱导松弛（肉毒杆菌毒素注射）
- 增强当前功能（吞咽疗法和位置疗法）
- 通过咽食管段进食（非口服喂养）

肉毒杆菌毒素的注射和环咽肌扩张术与较高的复发风险相关，但更适合于老年患者和伴合并症的患者。在需要行肌切开术的患者中，内镜入路与经典的经颈手术入路法相比，其病死率更低[13]。

6.5 下咽憩室（咽部囊袋）

下咽憩室（也被称为咽或咽食管囊袋）已被报道，其中Zenker憩室（ZD）最常见，据报道每年发病率约为2/10万。该疾病最常见于老年男性，发病高峰在70~90岁[14]。咽-食道憩室可分为几种类型（表10.5）。

表 10.5　憩室的分类

分类系统	种类
依据位置	下咽 食管中段 膈上
依据病理	膨出性和牵引性憩室
依据组成	真性和假性憩室

膨出性憩室（表10.6）是由于外肌层薄弱而突出，因为腔内压力增加通常被视为假性憩室（表明在囊壁中仅存在黏膜和黏膜下组织）。牵引性憩室是由于某些邻近的炎症过程（如穿孔后的瘢痕收缩、淋巴结发炎或颈椎前路手术后）导致的咽部或食道全层管壁牵拉引起的，被认为是真性憩室（表明囊壁中存在黏膜、黏膜下和外肌层组织）。

表 10.6 膨出性憩室的分类

分类	解剖	比例
Zenker 憩室（经典咽囊袋）	发生在环咽肌上方，位于 Killian 裂口处（甲状腺咽肌的斜纤维和环咽肌的水平上缘之间的三角形薄弱区）	70%
Killian-Jamieson 憩室	通过喉返神经进入喉的薄弱部位突出	25%
Laimer 憩室	位于近端食道的发散纵向肌纤维之间，其中仅存在食道的圆形纤维	<5%
咽囊肿	咽黏膜经甲状舌骨膜突出	极少见

6.5.1 病史

无论下咽憩室的位置或病因如何，其临床表现和症状相似。主要症状为：

- 高度吞咽困难
- 未消化食物反流（有时超过24小时）

其他症状可能包括：

- 口臭
- 误吸
- 咳嗽
- 体重降低
- 声嘶
- 喉咙咯咯作响

6.5.2 查体

检查可能完全正常。很少触诊到颈部肿胀，触诊时可能会发出咯咯声（Boyce征）。

6.5.3 检查

造影剂吞咽检查可确诊（图10.2）。有多种分类系统，但没有一种系统被普遍使用（表10.7）。大多数有经验的临床医生认为这种分类在临床上几乎没有什么区别，Zenker憩室仅仅存在大小的区别。

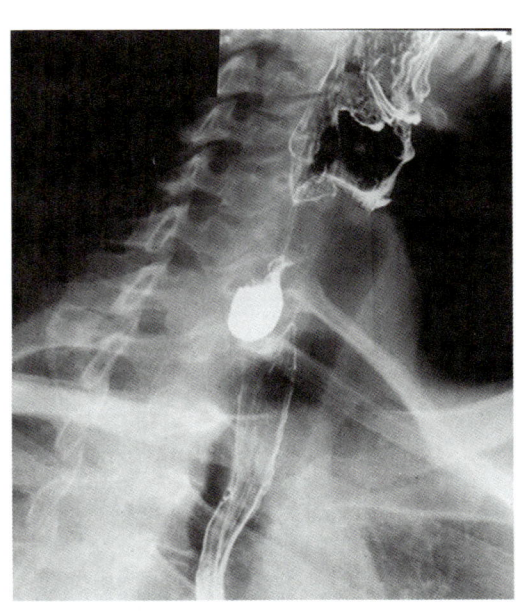

图 10.2 造影剂吞咽检查显示咽部憩室

表 10.7　Zenker 憩室的三种常用分级系统；没有一种被认为是通用的

分类系统	I	II	III	IV
Brobart（1973）：采用 UES 测定憩室大小	2～3mm 玫瑰刺状	4～8mm 球棒状	＞9mm	压迫食管
Morton 和 Bartley（1993）：依据钡造影显示的大小	＜2cm	2～4cm	＞4cm	
Von Overbeek 和 Groote（1994）：依据椎体数目	＜1个椎体	1～3个椎体	＞3个椎体	

内镜检查可以用来识别更加罕见的变异。

6.5.4　治疗

治疗方式为外科手术。对于更为常见的Zenker型下咽憩室，可以采用开放入路或内镜入路（表10.8）。关于每种技术的优点仍有很多争论（详见下文）。两种方法的共同点是环咽肌切开术。这是至关重要的，因为环咽肌为憩室形成的屏障。

表 10.8　下咽憩室外科手术开放入路和内镜入路的比较

开放入路	内镜入路
憩室切除术和环咽肌切开术	"缝合憩室"；使用外科内吻合器，同时将食道和食道憩室之间的壁（环咽肌壁）分开，并缝合伤口边缘
单纯环咽肌切开术	Dohlman 氏手术（环咽肌电灼术）
	环咽肌 CO_2 激光切割术
	经口纤维内镜环咽肌切开术

6.5.4.1　内镜入路

大多数患者可采用内镜入路治疗，且住院时间短，症状可迅速改善。然而，憩室并没有被切除，环咽肌切开也没有开放手术广泛。与开放手术相比，症状复发率更高（高达20%），但可以重复手术[15]。

硬质内镜入路的相对禁忌证和绝对禁忌证包括：

a.无法获得憩室的清晰视图（可能在进行内窥镜检查之前无法实现，或者可能存在颈短、严重后凸、舌骨距离减小和/或体重指数高）

b.小憩室（＜2cm），具有小的环咽肌脊或带

c.存在明显的妨碍硬质内窥镜检查的解剖因素（如上颌牙齿突出、下颌开口不足或颈部活动不足）

经口纤维内镜环咽肌切开术被描述为不需要全身麻醉。环咽肌通常用针刀分割（尽管可用其他工具）。一些技术建议使用软质憩室镜来稳定隔膜，以提高可视性，并进一步引导切口器械。该技术适用于颈部伸展不良和/或下颌回缩受限的患者，因为使用内镜范围更广，直径更小，且不需要全身麻醉。

6.5.4.2 开放入路

Zenker憩室的开放式（经颈部）手术是一项技术要求很高的手术，但需要进行完整的环咽肌切开术，并根据大小进行憩室检查和切除术或内翻缝合术。这是一种根治性手术，复发风险最小，因此对年轻患者来说是更好的选择，但通常有更长的住院时间、鼻饲和更高的吻合口瘘风险。

据报道，较大的咽憩室和复发性咽憩室与罕见伴发癌症发生有关[16]。

开放式手术的适应证：

a.适用于小型咽憩室和年轻患者

b.当内镜入路不能缓解患者症状时（高达20%），可进行二次治疗

环咽肌切开术不充分被认为是复发和/或症状持续的主要原因。据报道，仅行环咽肌切开而不切除咽憩室临床疗效亦较好。开放手术入路被认为有一个明显的优势是，扩大环咽肌切开术可以更好地解决病理生理学病因。

6.5.5 结果和并发症

对内镜和开放式手术治疗咽憩室的系统回顾发现，开放式和内镜方法的失败率分别为4.2%和18.4%，相应的并发症发生率分别为11%和7%[17]。在内镜入路中，吻合器憩室切除术的失败率为18.9%，激光憩室切除术为21.7%。相应的并发症发生率分别为4.3%和7.9%。有趣的是，纤维内窥镜技术的失败率较高（14.3%）。大多数报告的经颈开放手术并发症主要与喉返神经损伤和唾液瘘有关，发生率分别为3.4%和3.7%，而内镜手术并发症主要为肺气肿和纵隔炎，发生率分别为3.0%和1.2%。两组均发生了与手术相关的死亡，但开放式手术稍高（0.9%比0.4%）。

术后住院期间应特别注意排除下咽穿孔，包括：

- 任何关于胸部或肩胛骨间疼痛的主诉
- 任何静息性、持续性心动过速或发热
- 外科手术相关的肺气肿

唾液瘘主要采用抗生素和鼻胃管喂养保守治疗，可能需要数周才能自行愈合。当炎症消退（2周）时进行的造影剂吞咽试验可以为临床治疗提供一些指导及使患者更加安心。

经口内镜入路的潜在优势包括并发症发病率低，住院时间短，中期疗效与开放入路和环咽肌切开术相似。但由于经口内镜入路长期症状复发率较高，并发症发病率低和易于重复手术的优势被抵消掉了。

6.6 下咽肿瘤

下咽癌占上呼吸-消化道恶性肿瘤的5%~10%（英国每年约450例）。该肿瘤与吸烟和饮酒密切相关。与其他头颈部的恶性肿瘤亚型一样，90%以上是鳞状细胞癌（SCC）。大多数患者表现为晚期症状（>80%为Ⅲ或Ⅳ期）。下咽有丰富的淋巴引流，这使肿瘤易于发生广泛的三个维度的黏膜下扩散，并在发现时已出现转移性淋巴结病变。在5%~10%的患者中可发现同步第二原发肿瘤（头颈部、肺或食道）。

6.6.1 病史

这种肿瘤往往发生在老年患者（>65岁），且超过75%的患者为男性。临床症状包括：

- 喉咙痛（尤其是偏侧）
- 同侧耳牵涉痛（迷走神经相关）
- 颈部肿块（>50%有转移性淋巴结肿大）
- 嘶哑
- 进行性吞咽困难
- 体重减轻

6.6.2 既往病史

与该癌症相关的综合征包括：

- Plummer-Vinson综合征
- Fanconi贫血（一种罕见的遗传病，导致骨髓衰竭，易患头颈部恶性肿瘤）
- 颈部放疗病史

诊断时患者的伴随疾病已被证明是选择任何可能治疗方法的主要决定因素[18]。

6.6.3 查体

- 颈部检查将发现任何颈部肿大淋巴结病变。喉部捻发音提示椎前筋膜受到侵犯（Muir裂纹/Bocca征）。
- 纤维鼻内窥镜可以识别大多数肿瘤（发声或Valsalva动作可以打开梨状窝，以更好地检查梨状窝）。声带固定对原发肿瘤的分期至关重要（表10.9）。

6.6.4 检查

- 应进行针吸细胞学检查。它诊断颈部转移瘤的敏感性和特异性至少为90%。
- 实验室检查：全血计数（FBC）、尿液检查和电解质（U&E）、肝功能测试（LFT）（贫血、营养不良和电解质紊乱很常见）。

表 10.9　UICC（2017 年第 8 版）下咽恶性肿瘤 T 分期

Tx	原发肿瘤无法评估
T0	无原发肿瘤证据
Tis	原位癌
T1	肿瘤限于下咽的一个亚区且最大径＜ 2cm
T2	肿瘤侵犯超过下咽一个亚区或相邻亚区，且肿瘤最大径为 2～4cm，无半喉固定
T3	肿瘤最大径＞ 4cm 或伴随半喉固定
T4a	肿瘤侵犯甲状软骨或环状软骨、舌骨、甲状腺、食管或中央区组织（包括喉前带状肌和皮下脂肪）
T4b	肿瘤侵犯椎前筋膜，包绕颈动脉或侵犯纵隔结构

- 全身麻醉下的硬质内窥镜检查可全面评估肿瘤的范围。它可以显示通过FNE检查不能见到的梨状窝尖端的病变以及环状软骨后病变。它需要获得组织学诊断，并排除上呼吸－消化道中的第二原发肿瘤。

- 影像学：应该在活检前，进行CT和/或MRI颈部检查（因当地多学科团队的不同而偏好不同），以完成局部和区域分期。胸部CT检查以排除远处转移。对于可能适合初次手术治疗的患者，或出于治疗目的接受非手术治疗并被认为适合挽救性手术治疗的患者，应考虑常规使用PET-CT检查。

- 根据国际抗癌联盟（UICC）肿瘤、淋巴结、转移（TNM），结合影像学、内镜和临床表现进行分期（表 10.10）。这被最广泛地用于原发性肿瘤的分期。据报道，基于肿瘤体积和代谢肿瘤体积的替代分期系统更能预测患者的临床结果，对于选择非手术治疗的患者可能更合适[19,20]。

表 10.10　在确认肿瘤为鳞状细胞癌、早期疾病（I/II 期）和晚期疾病（III/IV 期）后，结合影像学、内镜和临床表现进行分期（UICC 第 8 版，2017 年）

分期	T	N	M
0 期	Tis	N0	M0
I 期	T1	N0	M0
II 期	T2	N0	M0
III 期	T3 T1,T2,T3	N0 N1	M0
IV A 期	T1,T2,T3 T4a	N2 N0,N1,N2	M0
IV B 期	T4b 任何 T	任何 N N3	M0
IV C 期	任何 T	任何 N	M1

6.6.5 治疗

- 在多学科团队会议上讨论后，与患者一起做出治疗决策[21,22]。
- 关于下咽癌治疗结果的大型研究表明，初期放射治疗或手术加或不加辅助放射治疗均无明显生存优势，但这些研究结果并不具有权威性。20世纪90年代后期，只有一项比较下咽癌手术与非手术治疗的随机对照试验报道，但引起了很多争议[23]。

6.6.5.1 早期疾病

手术选择包括内镜激光/机器人切除或开放性部分喉咽切除术，伴或不伴单侧或双侧选择性颈淋巴结清扫术Ⅱ～Ⅴ级的重建。

非手术治疗包括放射治疗（如可用，可采用调强放射治疗）。一个示例方案是将70Gy分为35次，每次2Gy/d，照射原发肿瘤和受累的淋巴结，同时将50 Gy分在25次，每次2Gy/d，照射高危淋巴结部位。

6.6.5.2 晚期疾病

经口（激光或机器人）手术已被报道。

开放性手术包括部分或全部喉咽切除术，同时行皮瓣重建、双侧颈淋巴结清扫术和辅助放射治疗。

建议的手术切缘为上方1.5cm，下方3cm，侧面2cm[22]。由于黏膜下延伸率和解剖学上的限制（如邻近的颈总动脉），获得这样的切除结果通常具有挑战性。

喉咽切除术中的重建主要指游离组织移植[24]。最受欢迎的选择包括：

6.6.5.2.1 肌皮瓣

a.前臂桡侧皮瓣：适用于部分喉咽切除术。

b.大腿前外侧管状皮瓣：这是一种供区发病率低的穿支皮瓣，术后可耐受放疗。

6.6.5.2.2 内脏皮瓣

a.空肠瓣：更容易发生放疗引起的狭窄，并可能产生异常分泌物。它还涉及打开第二体腔。

b.胃网膜皮瓣：类似的缺点，但大网膜似乎具有抗炎和促进愈合的特性，可用于挽救性手术。

非手术治疗包括一期化疗和放疗。这通常采用顺铂（肌酐清除率降低的患者使用卡铂），每三周给予100mg/m^2，或每周给予30～40mg/m^2。这对患者的绝对生存率有好处，比单纯放疗约高6.5%[25]。体力状态较差（或年龄＞70岁）的患者不会从化疗中受益。

之前提到的放疗，往往是术后的辅助治疗，但是辅助放射治疗总剂量为66Gy。

靶向治疗（如西妥昔单抗）适用于禁用铂类治疗的患者。下咽癌患者的常规治疗中，目前尚未得到证实新辅助化疗有效的证据。

目前用于治疗下咽癌的大部分非手术治疗经验主要来自20世纪90年代的喉癌治疗经验，采用随机对照试验，严格按标准选择患者，但大多数临床医生在日常实践中很难遇到这样的患者。虽然通过联合放化疗方案（CRT）的实施使许多患者的喉部功能得以保留，但出现了令人担心的晚期毒性和低生存率，这可能（部分）归因于不适当的病人选择[25]。最近有人承认，喉癌CRT试验数据可能不适用于下咽癌，并且缺乏足够力度的临床试验数据来提供治疗建议[26,27]。

6.6.6 结果和并发症

早期疾病——＞60%的5年生存率
晚期疾病——＜30%的5年生存率

不到15%的患者诊断时为早期病变。高达60%的患者在治疗后的第一年发生局部复发。方框10.1中列出了不良预后因素。

方框10.1 下咽癌的不良预后因素

临床特征	组织病理学
年龄大 Karnofsky 评分低 肿瘤或淋巴结分期增加 扫描发现肿瘤或淋巴结肿块增加 多发性淋巴结转移 下颈部疾病	淋巴结侵犯包膜 低分化癌 神经周围/血管内/淋巴管侵犯

下咽癌患者在治疗后的主要困扰是持续性病变（诊断＜3个月）或复发性病变（诊断＞3个月）。适当选择合适的患者进行治疗似乎是减少此类事件发生的关键。即使通过术后放射治疗，不完全切除或边缘阳性的病例也极有可能发生复发。对于最初接受CRT治疗的"治愈"患者——目前只有可能的外科治愈标准——因此，CRT后复发的患者在开始挽救性手术之前应该评估适合外科治疗的可能性。

6.6.7 姑息性治疗

姑息性治疗可提供给那些不适合任何一线治疗的患者，或有转移性或复发性疾病的患者[28]。选择包括气管切开术或插入胃造口术以缓解阻塞和营养支持。姑息性放射治疗可用于止血或缓解疼痛，在一些合适和选择的患者中，可提供靶向治疗，如西妥昔单抗或免疫治疗。

6.6.8 手术并发症

见表 10.11

表 10.11　下咽癌手术并发症

喉咽切除术	颈部淋巴结清扫术
皮瓣坏死	出血
咽瘘	颅神经XI、X、XII损伤
切口感染	乳糜漏
咽部狭窄	

注：如果患者以前接受过放疗，则发生所有并发症的风险较高

皮瓣失败或唾液瘘的形成最初可以采用抗生素和抗毒蕈碱药保守治疗，以减少唾液量。可能需要返回手术室进行冲洗、清创和进一步皮瓣重建，以降低颈动脉破裂的风险。

6.6.9 随访

针对所有接受头颈部癌治疗的患者，尤其是下咽癌患者的随访作用和频率，仍然是一个有争议和逐渐变化的领域。局部复发最常见的时间间隔为前2年。大多数癌症患者至少要随访5年，随着时间的推移，随访频率会降低。接受治疗的患者发生异时性多发癌的风险会增加，此类患者应在余生中筛查是否存在肺癌和食管癌。

需要关注的关键问题：

- 吞咽
- 失音
- 体重减轻

这些变化可能表明狭窄需要内镜扩张和排除疾病复发。

颈部疼痛/耳痛是一种高度可疑的疾病复发症状，应尽可能在进行MRI检查的同时进行直接可视化检查（内镜检查）。症状持续的病例应考虑行PET-CT检查。

胸部症状或关节/背痛可提示转移性病变，应尽早进行横断面成像（CT）检查。

检查应包括：

- 口腔——排除局部复发或第二原发肿瘤
- FNE
- 颈部
- 营养状况

重要提示：大多数复发病变都是由患者主诉给临床医生的，因此请认真倾听！

7　创伤

孤立性下咽创伤相对少见，通常是颈部/喉部创伤的一部分。气管插管（麻

醉）或咽或食道检查（诊断或治疗）期间的医源性创伤是最常见的原因（图10.3）。创伤分类包括：擦伤（黏膜和中层）、血肿（黏膜和中层）、撕裂伤（涉及黏膜和中层）和穿透伤（涉及所有4层——与外科肺气肿相关）。

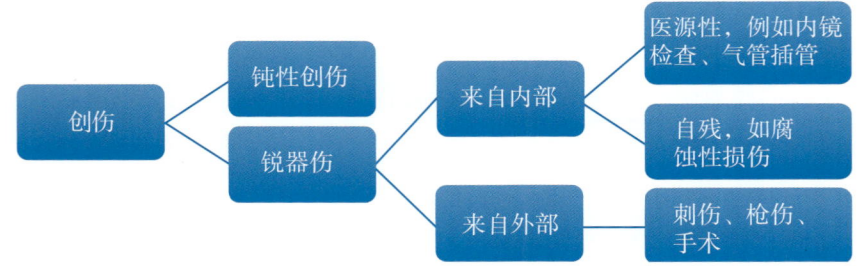

图 10.3　下咽创伤的简单分类示意图

7.1　病史

患者经常表现为头部和颈部创伤。如果无意识，意识评分指数低至关重要。

钝性创伤是由于随后的水肿和/或血肿而对气道造成的风险。症状包括咽喉痛、吞咽困难、咯血、声音改变、呼吸杂音和呼吸梗阻感。

穿透性创伤（包括医源性穿孔）存在颈部败血症和纵隔炎的风险。任何胸部或肩胛骨间疼痛都是一个危险的症状。

7.2　查体

喉部喘鸣提示即将发生严重的呼吸道梗阻。

检查患者是否存在相关颈椎损伤的高风险（如有必要，在固定后检查）。

症状包括喉部压痛、瘀斑和喉偏位。其他原因不明的发热或静止性心动过速与穿孔有关，颈部手术出现肺气肿提示可能存在医源性损伤。

FNE应在安全的地方进行（如，对于喘息患者，应在配有适当麻醉和手术人员的手术室进行）。

7.3　检查

造影剂吞咽检查可以确认穿孔的存在。

疑似脊柱损伤需要通过颈部CT进行评估。颈部穿透性损伤通常也需要CT血管造影来评估任何血管损伤。

一些人认为内镜检查在识别下咽穿孔方面具有比造影剂吞咽检查更高的敏感性。

7.4　治疗

治疗这些患者通常需要团队合作，包括神经外科医生、创伤外科医生、麻醉师、语言治疗师和营养师。重要的是尽早呼叫帮助！

必须首先固定气道和颈椎。

我们将简要讨论这些损伤的单独处理方式。

7.4.1 钝性损伤

当只有轻微的喉损伤时，通常可以通过以下保守方法治疗：

- 类固醇
- 加湿
- 抗反流治疗
- 避免发音

如果存在误吸，则需要通过鼻胃管喂养并进行正式的吞咽评估。当气道损伤更严重时，必须确保气道安全并建立营养通道（必要时通过鼻胃管），通常需要气管切开术。偶尔，大量血肿可能需要手术探查和引流。

7.4.2 穿透性损伤

在确诊的情况下，这些需要至少以下方式进行治疗：

- 鼻饲
- 抗反流治疗
- 抗生素

对于那些未能改善病例，必须进行探查和引流，一些人主张进行一次性修复。通常，在患者血流动力学稳定、同时存在多处损伤、治疗计划比较周全的情况下，可以考虑一次性修复。

7.4.3 医源性下咽穿孔

医源性下咽穿孔虽然罕见，但最常与临床操作相关——诊断或治疗［如鼻胃管插管、气管插管或内窥镜检查（硬质或软质）］[29]。

由于患有肿瘤、憩室或狭窄的患者的诊断和治疗的操作更困难，使用扩张器/探条时会增加黏膜擦伤、撕裂和/或穿孔的可能性。如果术后出现下咽出血，则必须怀疑穿孔或撕裂。

7.4.3.1 病史

手术后1.5～38小时内可能出现相应症状或体征。疼痛是最常见的主诉，可发生在颈部、胸部或上腹部的任何地方。其他症状包括呕吐、呕血、吞咽困难和呼吸困难[29,30]。

7.4.3.2 查体

最常见的症状是心动过速、发热、皮下气肿和呼吸急促。

7.4.3.3 检查

应尽早发现可能的穿孔，一旦胸部或颈部X线片显示可能存在手术后肺气肿或纵隔内有游离气体，应尽早通过吞咽造影检查确认。高危患者是指手术难度大或有创伤、视野差、出血、黏膜损伤严重，伴有异物或食团的患者。

7.4.3.4 治疗

保守的方法可以开始采用禁食和静脉滴注抗生素，同时密切监测患者的生命体征。有学者建议，在穿孔后和确诊前之间的时间里已进食的患者，在穿孔后经24小时或更长时间才诊断出来，或显示全身毒性症状的患者，保守治疗失败的风险更高，应紧急进行外科治疗，建立引流。

参考文献

1. Frenz D, Smith RV. Surgical anatomy of the pharynx and esophagus. In: H. Vdwtras, ed. Otolaryngology: Basic Science and Clinical Review. Thieme Medical Publishers Inc; 2006.
2. Kendall KA, Leonard RJ, McKenzie SW. Sequence variability during hypopharyngeal bolus transit. Dysphagia. 2003;18（2）:85–91.
3. Hendrix TR. Art and science of history taking in the patient with difficulty swallowing. Dysphagia. 1993;8（2）:69–73.
4. Manabe N, Tsutsui H, Kusunoki H, Hata J, Haruma K. Pathophysiology and treatment of patients with globus sensation – From the viewpoint of esophageal motility dysfunction. J Smooth Muscle Res. 2014;50:66–77.
5. Bradley PJ, Narula A. Clinical aspects of pseudodysphagia. J Laryngol Otol. 1987;101（7）:689–94.
6. Patel R. Assessment of swallowing disorders. In: G. Mankekar, ed. Swallowing – Physiology, Disorders, Diagnosis and Therapy. Springer; 2015.
7. Bastian RW. videoendoscopic evaluation of patients with dysphagia: An adjunct to the modified barium swallow. Otolaryngol Head Neck Surg. 1991;104（3）:339–50.
8. Abou-Nader L, Wilson JA, Paleri V. Transnasal oesophagoscopy: Diagnostic and management outcomes in a prospective cohort of 257consecutive cases and practice implications. Clin Otolaryngol. 2014;39（2）:108–13.
9. Goel A, Bakshi SS, Soni N, Chhavi N. Iron deficiency anemia and Plummer-vinson syndrome: Current insights. J Blood Med. 2017;8:175–84.
10. Grant PD, Morgan DE, Scholz FJ, Canon CL. Pharyngeal dysphagia: What the radiologist needs to know. Curr Probl Diagn Radiol. 2009;38（1）:17–32.
11. Lee BE, Kim GH. Globus pharyngeus: A review of its etiology, diagnosis and treatment. World J Gastroenterol. 2012;18（20）:2462–71.
12. Karkos PD, Wilson JA. The diagnosis and management of globus pharyngeus: Our perspective from the United Kingdom. Curr Opin Otolaryngol Head Neck Surg. 2008;16（6）:521–4.
13. Kocdor P, Siegel ER, Tulunay-Ugur OE. Cricopharyngeal dysfunction: A systematic review comparing outcomes of dilatation, botulinum toxin injection, and myotomy. Laryngoscope. 2016;126（1）:135–41.
14. Little RE, Bock JM. Pharyngoesophageal diverticuli: Diagnosis, incidence and

management. Curr Opin Otolaryngol Head Neck Surg. 2016;24（6）:500–4.

15. Law R, Katzka DA, Baron TH. Zenker's diverticulum. Clin Gastroenterol Hepatol. 2014;12（11）:1773–82; quiz e111–2.

16. Khan AS, Dwivedi RC, Sheikh Z et al. Systematic review of carcinoma arising in pharyngeal diverticula: A 112-year analysis. Head Neck. 2014;36（9）:1368–75.

17. Verdonck J, Morton RP. Systematic review on treatment of Zenker's diverticulum. Eur Arch Otorhinolaryngol. 2015;272（11）:3095–3107.

18. Bradley PJ. Symptoms and signs, staging and co-morbidity of hypopharyngeal cancer. Adv Otorhinolaryngol. 2019;83:15–26.

19. Yang CJ, Kim DY, Lee JH et al. Prognostic value of total tumor volume in advanced-stage laryngeal and hypopharyngeal carcinoma. J Surg Oncol. 2013;108（8）:509–15.

20. Roh JL, Kim JS, Kang BC et al. Clinical significance of pretreatment metabolic tumor volume and total lesion glycolysis in hypopharyngeal squamous cell carcinomas. J Surg Oncol. 2014;110（7）:869–75.

21. Kwon DI, Miles BA, Education Committee of the American Head and Neck Society. Hypopharyngeal carcinoma: Do you know your guidelines? Head Neck. 2019;41（3）:569–76.

22. Pracy P, Loughran S, Good J, Parmar S, Goranova R. Hypopharyngeal cancer: United Kingdom National Multidisciplinary Guidelines. J Laryngol Otol. 2016;130（S2）:S104–10.

23. Lefebvre JL, Chevalier D, Luboinski B, Kirkpatrick A, Collette L, Sahmoud T. Larynx preservation in pyriform sinus cancer: Preliminary results of a European Organization for Research and Treatment of Cancer phase Ⅲ trial. EORTC Head and Neck Cancer Cooperative Group. J Natl Cancer Inst. 1996;88（13）:890–9.

24. Van der Putten L, Spasiano R, de Bree R, Bertino G, Leemans C Rene, Benazzo M. Flap reconstruction of the hypopharynx: A defect orientated approach. Acta Otorhinolaryngologica Italica. 2012;32:288–96.

25. de Bree R. The current indications for non-surgical treatment of hypopharyngeal cancer. Adv Otorhinolaryngol. 2019;83:76–89.

26. Siddiq S, Paleri V. Outcomes of tumour control from primary treatment of hypopharyngeal cancer. Adv Otorhinolaryngol. 2019;83:90–108.

27. Forastiere AA, Weber RS, Trotti A. Organ preservation for advanced larynx cancer: Issues and outcomes. J Clin Oncol. 2015;33（29）:3262–8.

28. Bradley PJ, Fureder T, Eckel HE. Systematic therapy, palliation and supportive care of patients with hypopharyngeal cancer. Adv Otorhinolaryngol. 2019;83:148–58.

29. Zenga J, Kreisel D, Kushnir VM, Rich JT. Management of cervical esophageal and hypopharyngeal perforations. Am J Otolaryngol. 2015;36（5）:678–85.

30. Daniel M, Kamani T, Nogueira C et al. Perforation after rigid pharyngo-oesophagoscopy: When do symptoms and signs develop? J Laryngol Otol. 2010;124（2）:171–174.

第11章

喉部病变

James Moor and Amit Prasai

1 引言

喉位于上呼吸道和下呼吸道的连接处。其功能包括：

- 保护下呼吸道不被摄入的食物和液体侵入。
- 发声器官

2 解剖学

喉部骨骼由一系列成对和不成对的软骨组成。软骨的运动由内部和外部的韧带和肌肉共同参与（表11.1）。

特别值得一提的是环杓肌，它的作用是使声带外展，因此对维持气道通畅至关重要。

声门，或称声门缘，是由声带和杓状软骨围成的区域或空间，并不是一个解剖学结构，而是能将喉实际分为声门上区、声门区和声门下区。喉内的临床相关间隙包括声门旁间隙和会厌前间隙，声门旁间隙位于声带外侧，会厌前间隙位于会厌软骨前方。喉室是由上方的室带（又称假声带）和下方的声带围成的腔隙（图11.1），并向上延伸不同的距离。

组织学上，声带由复层鳞状细胞上皮（黏膜）覆盖，黏膜下腺体缺乏或罕见。其深面是固有层，分为浅层、中层和深层；声带固有层的浅层称为Reinke间隙，中层和深层形成声韧带。声带肌位于固有层深层，是构成声带的主体。

表 11.1 喉的解剖学特征

			功能
软骨	成对	杓状软骨 小角软骨 楔状软骨	喉骨
	不成对	会厌软骨 环状软骨 甲状软骨	声带活动与喉部括约肌闭合
韧带	内则	方形膜、弹性圆锥、环甲膜	形成声带
	外侧	甲状舌骨膜和环甲韧带	
肌肉	内侧		声带活动
	外侧		喉上升/下降

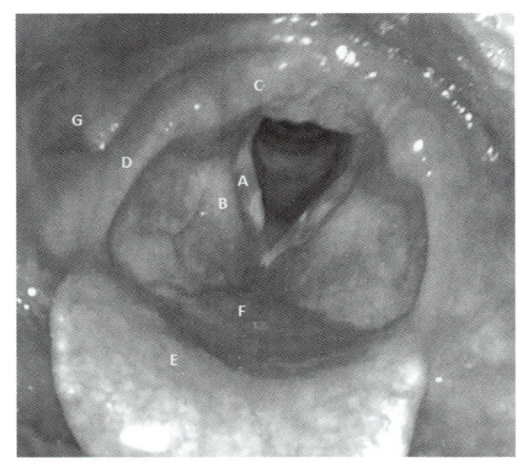

图 11.1 喉镜显示右侧声带白斑，活检证实中度不典型增生。导致左侧声带变色的是接触性损伤。A：（真）声带；B：假声带；C：杓状软骨；D：杓会厌皱襞；E：会厌；F：会厌柄；G：梨状窝。

在发声过程中，黏膜和声带受到被动控制，但声带肌的力学特性受到被动和主动的调节。在喉的其他部位，会厌黏膜为复层鳞状上皮，类似于口腔，具有变异的唾液腺，分泌稠厚的黏液。声门上黏膜的其余部分是纤毛柱状上皮，具有变异的唾液腺。声门下的黏膜与气管和主支气管的黏膜相似。

2.1 神经支配

所有肌肉的黏膜感觉和运动神经支配都来自迷走神经的分支。声门水平以上的黏膜感觉由喉上神经内支支配，声门水平以下的黏膜感觉由喉返神经支配。环甲肌由喉上神经外支支配，其他肌肉由喉返神经支配。

2.2 脉管系统

动脉供应来自喉上动脉和喉下动脉，它们分别是甲状腺上动脉和甲状腺颈干的分支。静脉与动脉伴行，并且静脉与其伴行的动脉同名。

2.3 淋巴引流

来自声门水平的淋巴引流被认为是最少的,因此病灶较小的声门癌发生局部转移的风险很小。相反,喉的声门上区有丰富的淋巴引流至位于颈深上链的同侧和对侧淋巴结。声门下区淋巴管引流至气管旁和下颈深淋巴结。

3 生理学

出生时,喉在颈部处于高位;从鼻咽到喉部入口存在直接通道,经喉部入口将鼻子吸入的空气输送到气管和下呼吸道。这种结构允许同时呼吸和进食,一直持续到18~24个月大,此后喉逐渐下降,成年时喉位于颈部低位。由于喉部入口(包括会厌、杓会厌皱襞和杓状软骨)被认为是咽前壁的缺损,因此这种喉部下降可导致下呼吸道受到摄入食物、呕吐物或反流物的潜在损害。

防止吸入的机制包括:

- 吞咽时呼吸停止
- 暂时抬高喉,使会厌接近杓状软骨、小角软骨和楔状软骨
- 声带对位,闭合喉部括约肌

一旦吞咽成功,喉头下降到其静止位置,同时声带张开并恢复正常呼吸。

发声是由吸入的气流不断冲击内收的声带而产生的。声门水平的各种生理活动导致气流形成波形,其频率在男性(100~120Hz)、女性(180~220Hz)和儿童(250~300Hz)之间各不相同。然后,声门处产生的声波通过声门上、口咽和口腔的结构进行调节,从而产生共振、发音和放大的语音。

4 恶性病变

4.1 喉鳞状细胞癌

4.1.1 病因

鳞状细胞癌(squamous cell carcinoma,SCC)是喉部最常见的恶性肿瘤。英格兰的标化发病率约为3.0/10万人,男女比例为6:1[1]。最强的致病因素是吸烟[2]。在亚洲和非洲的部分地区,嚼槟榔很常见,它具有高度致癌作用,因此头颈部癌更为常见。酒精并未被证实是头颈癌的个体风险因素,但似乎与

吸烟有协同作用，增加了发病的相对风险[2, 3]。

近年来，喉鳞状细胞癌的发病率有所下降，随后逐渐稳定在目前的水平，这可能反映了英国各地吸烟习惯的变化[4]。

喉癌根据肿瘤发生的位置分为三个不同的亚组：声门、声门上或声门下。

4.1.2 病史

4.1.2.1 声门癌

声门癌（图11.2）通常表现为持续性的声音嘶哑，并随着病变范围的扩大而逐渐加重。

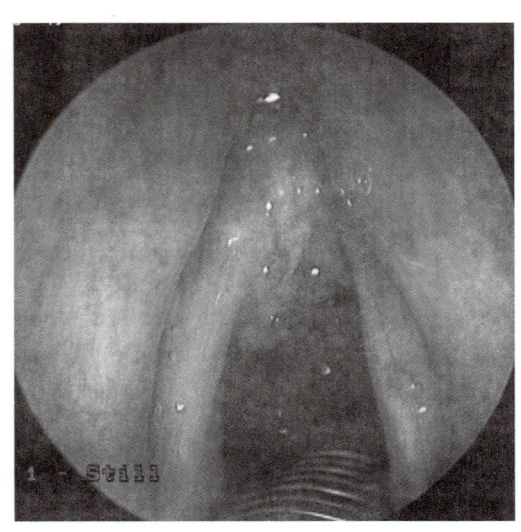

图11.2　SCC侵犯左前声带，越过前连合累及右声带前部。术中观察到肿瘤明显累及声门下。肿瘤分期为T1bN0M0。

较大的肿瘤可表现为喘鸣、吞咽困难、吞咽疼痛和牵涉性耳痛。这通常表明肿瘤扩散到声门外进入声门上，甚至更远。

原发性肿瘤的生物学行为具有异质性，可以看到一些肿瘤相对浅表，并沿着黏膜表面蔓延，侵入喉室并到达假声带的游离缘或向下至声门下。其他肿瘤可能倾向于深入黏膜下结构，并侵犯声韧带、声带肌和声门旁间隙。

一旦喉的深部结构受累，声带活动度逐渐降低并最终固定，这些可反映在原发肿瘤的T分期中。

4.1.2.2 声门上癌

声门上癌没有明显的临床症状。

早期肿瘤可能无症状或表现为轻度吞咽困难和咽喉不适。

晚期肿瘤可能会引起更加明显的吞咽困难和误吸、吞咽疼痛和咽喉部疼痛（通常为单侧）以及牵涉性耳痛。

颈部淋巴结转移引起的颈部肿块，或喘鸣及气道狭窄并不少见。由声门或声门上癌扩散到其他部位，可能会使肿瘤分类变得困难。

4.1.2.3 声门下癌

原发性声门下鳞状细胞癌非常罕见。最常见的症状是机械性阻塞引起的喘鸣和呼吸困难[5]。

体重减轻、饮食习惯改变以应对吞咽困难或疼痛都是恶性肿瘤的危险症状。

4.1.2.4 查体

患者被叫到咨询室开始临床评估，此

时可以全面了解他们的身体状况、活动能力、外观和一般人格特征。在手的指骨远端的皮肤上或患者的头发上可能有明显的烟草染色，并且衣服可能散发出烟草的气味。

对颈部进行检查，以评估颈部淋巴结是否肿大。

触诊喉部以评估甲状软骨的形状和形态（大体积喉部肿瘤可使甲状软骨的后缘向外侧扩展，就像一本书被打开一样）；可以通过将手放在喉上左右活动来评估吞咽时喉部的正常抬高情况和椎前筋膜的骨擦音、捻发音（喉部骨擦音、捻发音的消失表明肿瘤可能侵入椎前间隙）。

在良好的照明下检查口腔和口咽，并进行光纤鼻内窥镜检查以观察喉部。系统检查口咽（舌根、会厌谷、咽侧壁）、声门上（舌骨上和舌骨下会厌、杓会厌襞、杓状软骨、假声带）、声门（声带、前连合、后连合、喉室入口）和下咽部（梨状窝、咽后壁）的每个部位，并评估声带的活动度。所有的检查结果都应记录在医疗记录中，最好有照片记录。

4.1.3 辅助检查

对于所有喉部肿瘤，都需要对喉、颈部淋巴结、纵隔、肺和肝脏进行影像学分期，除了不累及前连合的T1a肿瘤，因为这些肿瘤在横断面成像中很少见。现代64层多平面CT可以在1秒内采集喉部图像，因此与MRI所需的较长扫描采集时间相比，消除了呼吸、发声和颈动脉搏动对喉部和颈部软组织运动的影响。MRI可以更好地评估软骨受累程度，但目前英国常规使用CT扫描来评估原发性喉肿瘤和肺野。

在全身麻醉下进行内窥镜检查和活组织检查是必需的。这样可以对门诊无法评估的上呼吸消化道（UADT）区域（环状软骨后区域、近端食管和气管）进行全面检查，以确保没有同步原发性肿瘤。第二同步原发头颈癌的风险估计为5%～10%[6, 7]。然后在悬吊喉镜系统下进行显微喉镜检查，并使用0°、30°和70°硬质内窥镜评估肿瘤的分布。进行适当的照相记录，并取活组织切片作组织学诊断。

在治疗前进行临床分期（表11.2）。

4.1.4 治疗

在多学科团队（MDT）会议或同等会议上讨论患者管理时，应考虑所有相关数据。

与所有疾病一样，在考虑治疗方案时，必须考虑以下几点：

- 患者因素（如患者选择、合并症、体能状态）
- 肿瘤因素（如分期、可及性）

表 11.2　原发性喉癌的 TNM 分期第 8 版

部位	T 分期	定义
声门上	1	肿瘤仅限于一个亚区
	2	肿瘤侵犯至声门上的一个以上的邻近亚区，或延伸至声门，或延伸至声门上以外的邻近区域，声带无固定
	3	肿瘤局限于喉部，伴有声带固定，和/或侵犯以下任何一个部位：环后区、会厌前间隙、声门旁间隙和/或伴有轻微甲状软骨侵蚀（软骨内皮层）
	4a	肿瘤侵犯甲状软骨和/或侵及喉外组织（如气管、颈部软组织、舌深肌、带状肌、甲状腺、食管）
	4b	肿瘤侵及椎前间隙、纵隔或包绕颈动脉
声门	1a	肿瘤局限于一侧声带，声带活动正常
	1b	肿瘤累及双侧声带，声带活动正常
	2a	肿瘤侵犯声门上和/或声门下，声带活动正常
	2b	肿瘤侵犯声门上和/或声门下，声带活动受限
	3	肿瘤局限于喉部，伴有声带固定，和/或扩展至声门旁，和/或伴有轻微甲状软骨侵蚀
	4a	肿瘤侵犯甲状软骨或侵犯喉外组织（如气管、颈部软组织、带状肌、甲状腺、食管）
	4b	肿瘤侵及椎前间隙、纵隔或包绕颈动脉
声门下	1	肿瘤局限于声门下
	2	肿瘤侵及声带，声带活动正常或受限
	3	肿瘤局限于喉部，声带固定
	4a	肿瘤侵犯环状软骨或甲状软骨和/或侵及喉外组织（如气管、颈部软组织、舌深肌、带状肌、甲状腺、食管）
	4b	肿瘤侵及椎前间隙、纵隔或包绕颈动脉

- 临床医生/MDT 因素（如外科/肿瘤学专业知识、设备可用性、当地 MDT 方案）

一定要考虑原发性肿瘤和可能涉及的颈部淋巴结的治疗。

4.1.4.1　T1～T2a 声门型喉癌（T1a/b/2aN0M0）

4.1.4.1.1　原发肿瘤

经口腔激光显微手术（transoral laser microsurgery，TLM）或放射治疗（radiotherapy，RT）均可治疗原发肿

瘤，两种治疗方案的局部控制率相似（T1a 90%~93%，T1b 85%~89%）。T2a肿瘤对TLM和放疗也具有相似的反应率。

有专家认为涉及前连合的肿瘤应推荐放疗，因为切除前连合可能会导致瘢痕和明显的发音困难。然而，TLM可能会受到一些患者的青睐，因为它通常可以提供日间病例程序，并为患者提供更快、更简单的住院流程，降低了误吸的风险，如果未来出现异时性肿瘤，该手术甚至可以重复进行。

放疗可以在门诊进行，在3~4周内完成，放疗疗程从50~52Gy/16分次到53~55Gy/20分次不等。

4.1.4.1.2 颈部淋巴结

由于声带内淋巴组织稀少，声门癌很少发生淋巴结转移，因此不必通过手术或放疗对颈部淋巴结进行选择性治疗（因此放疗范围应仅限于喉部）。

4.1.4.2 T2b~T3声门型喉癌（T2b/3N0/+M0）

4.1.4.2.1 原发肿瘤

这一分期的肿瘤可以进行手术（TLM或喉部分切除手术）或初始的非手术治疗（放疗伴或不伴化疗）[8,9]。该术式需要由有语言吞咽功能重建专长的经验丰富的术者实施。

4.1.4.2.2 颈部淋巴结

对于没有淋巴结转移证据的患者，推荐对双侧Ⅱ、Ⅲ、Ⅳ区淋巴结进行选择性治疗，可以是放疗，也可以是手术+术后放疗。如果在诊断时有明显的淋巴结受累，建议对同侧Ⅱ~Ⅴ区淋巴结进行治疗[10]。

4.1.4.3 T1~2声门上型喉癌（T1~2 N0/N+M0）

4.1.4.3.1 原发肿瘤

对于该分期肿瘤的患者，放疗、TLM或经口腔机器人手术（transoral robotic surgery，TORS）都是合适的治疗选择。

4.1.4.3.2 颈部淋巴结

声门上喉的淋巴组织比声门更丰富，因此建议对双侧颈部Ⅱ~Ⅳ区淋巴结进行选择性治疗，无论是手术还是RT。对于颈部淋巴结阳性患者，建议对同侧Ⅱ~Ⅴ区淋巴结进行治疗。

4.1.4.4 T3声门上型喉癌（T3N0/+M0）

4.1.4.4.1 原发肿瘤

大多数肿瘤适合保留器官的非手术治疗（放疗±化疗），但对于有丰富经验的术者，某些病例可能适合于TLM、TORS或开放喉部分切除手术。

4.1.4.4.2 颈部淋巴结

对于分期为N0的患者，建议选择性治疗颈部Ⅱ、Ⅲ和Ⅳ区淋巴结；对于N+患者，建议对同侧Ⅱ~Ⅴ区淋巴结进行治疗。

4.1.4.5 T4声门型及声门上型喉癌（T4a/b N0/+M0）

4.1.4.5.1 原发肿瘤

如果喉部肿瘤轻微侵蚀甲状软骨的（即超出软骨内皮层），则应进行全喉切除术[8-10]。全喉切除术作为一种根治性治疗（与姑息性全喉切除术相比，这是一种罕见的适应证），只有在手术团队确信可以获得明确手术切缘的情况下才考虑施行。

4.1.4.5.2 颈部淋巴结

在颈部N0的情况下，建议选择性治疗Ⅱ~Ⅳ区淋巴结，而在颈部淋巴结阳性的患者，则建议治疗同侧Ⅱ~Ⅴ区淋巴结。

4.1.5 治疗决策和器官保留策略

对于上述不同分期的肿瘤，都有一种以上的治疗方式可供选择；然而，并不是所有的治疗方案都是适合的。在管理和治疗喉癌患者的过程中一个重要专业技能是能够识别哪些患者可以选择不同的治疗方式，哪些患者没有这个选择权。这并不是一项容易或快速学习的技能，在肿瘤治疗的过程中，一个重要部分是对潜在的生活改变和致残与患者进行有效沟通。这绝不应该只是一个人的职责；相反，多学科团队成员应该有足够的时间和能力来指导患者完成整个治疗过程。

器官保留是指在晚期喉癌的治疗中保留喉部，是由退伍军人事务部（Veterans Affairs，VA）研究提出的，该研究表明，与全喉切除术和放疗相比，诱导化疗和放疗的总生存期相当，2年喉部保留率为64%[8]。放射治疗肿瘤研究组（Radiation Therapy Oncology Group，RTOG）91-11试验发现，同步放化疗优于单纯放疗或诱导化疗[9]。

通常我们会直观地认为，与全喉切除术治愈的患者相比，治愈并原位保留喉部的喉癌患者有更好的生活质量。然而，放化疗后的喉功能障碍往往是不可预测的，高达10%的患者在接受治疗后，尽管没有疾病复发，但仍因顽固性误吸而需要进行喉部切除术[11, 12]。还有未知数量的病人不适合手术。

同样重要的是，要记住上述研究都是基于将仅有非常小的软骨侵蚀的肿瘤归类为局部晚期肿瘤。这就是为什么手术仍然是T4肿瘤推荐的治疗选择方式的关键原因。

晚期喉癌的部分喉切除术也会导致喉功能障碍，需要术后辅助放疗的患者可能比不需要术后辅助放疗的患者表现出更差的喉部功能——病例选择至关重要。值得注意的是，部分喉切除患者术后的吞咽功能康复时间可能会延长，尤其是先前放疗或化放疗后的挽救手术。晚期喉癌的治疗决策对患者和医护人员来说都是一个巨大的挑战。

4.1.6 经口腔激光显微手术

CO_2激光具有切除喉部肿瘤所必需的特性：

- 波长：10600nm（容易被组织中的水分吸收）
- 对周围组织损伤最小
- 焦点窄（精准切割）
- 能够在狭窄的视野中进行传输（例如喉镜）

但对于无法充分接触肿瘤的患者，激光手术受到限制；上切牙突出、下颌后缩和喉头后置都会影响内镜视野，从而使手术切除变得困难或不完全。

Steiner发明的经口激光显微手术，通常是将整块且带有安全切缘的肿瘤切除，这依赖于外科医生观察激光与无组织结构的肿瘤组织和有组织结构的非肿瘤组织之间相互作用差异的能力[13]。一旦激光穿透肿瘤，深部切缘显示正常未受影响的组织，外科医生就在该深度完成切除，并在前半部和后半部切除肿瘤。在福尔马林固定之前，为组织病理学家对肿瘤进行定位和标记。用这种方法切除的肿瘤离正常组织的边缘有一定距离，因此，无论是用术中冰冻切片标本还是用来自残余喉部的活检标本来确认切除的完整性，都应该清楚，这些数据标本是手术医生根据肿瘤的情况做出的切除判断——两种标本应该结合起来使用。

4.1.7 开放性部分喉切除术

部分喉切除术有多种术式，肿瘤的范围决定了哪种术式是合适的。任何部分喉切除术的目的是通过上呼吸道治疗肿瘤，保留呼吸功能，经口维持营养功能，无需长期管饲，并恢复发音功能。因此，必须考虑保留哪些有助于实现上述目标的组织结构。必须保留至少一个具有功能的（即有神经支配的）环杓关节。与外科专业知识同样重要的是对病例的选择，患者需要有高度的积极性来进行手术后的康复，他们只有在对吞咽康复感兴趣的专业言语和语言治疗师的鼓励和密切监督下才能做到这一点。

4.1.8 随访

患者在前2年需要更密切的随访，因为这是大多数复发发生的时间。一般来说，在被认为治愈之前，他们要接受5年的复查。

4.1.9 手术并发症

TLM的并发症发生率相对较低。并发症主要包括牙齿或牙龈损伤、发音障碍、罕见的气道损伤风险（以及之后的气管切开术）以及根据切缘情况可能需要进一步手术。较大的肿瘤，尤其是声门上肿瘤，可能会影响吞咽功能。

开放手术通常有感染、出血和与麻醉相关的风险。这些患者的主要问题是咽瘘（咽吻合处的唾液瘘）。最初通常采用保守治疗，如果不能解决，可能需要手术，使用胸大肌皮瓣（pharyngocutaneous fistula, PMF）关闭瘘口。在挽救性开放喉部手术中，由于这些患者发生咽瘘的风险较高，因此通常预防性地进行PMF修补[14]。

颈清扫术对颈内静脉、副神经、舌下神经、下颌缘神经、迷走神经和胸导管（导致乳糜漏）有额外的损伤风险。

5 癌前病变

5.1 喉发育不良

5.1.1 病因

不典型增生的特征是在上皮基底膜水平以上的表面上皮细胞内存在结构和细胞异型性。它被认为是一种癌前病变。这意味着受影响的组织已经受到慢性局部刺激（或可能是全身性疾病的局部表现），并且癌变的风险增加[15, 16]。

发生这种情况的风险因素不像头颈部癌那样明确，包括吸烟、饮酒、用声过度和可能的咽喉反流[15]。

5.1.2 病史

发音障碍是最常见的症状。同时需要阐明前面所述的风险因素。免疫调节药物的使用史也很重要。

5.1.3 查体

需要使用光纤鼻内镜检查（Fibre-optic nasendoscopy, FNE）来评估喉部。通常可显示喉内存在白斑（图11.1）或红斑（定义为不能通过擦拭去除的白色或红色黏膜斑块）。用于诊断目的的组织学分析的活检往往是必要的。

5.1.4 辅助检查

需要活组织检查以获得组织学诊断，这通常需要在全身麻醉下进行。不需要成像。

5.1.5 治疗

在分类、管理和预测方面有不同的分级系统，临床实践中最常用的是Ljubljana和世界卫生组织（World Health Organization, WHO）的分级系统（表

11.3）。

诊断为喉不典型增生的患者应由经常参与头颈癌患者治疗的临床医生或指定的喉科医生进行治疗。

表 11.3 用于不典型增生分期或分级的分类系统

分类	阶段	定义
Ljubljana	单纯性增生	良性
	异常增生	良性
	不典型增生	潜在恶性
	原位癌	恶性
WHO	鳞状上皮增生	良性
	轻度不典型增生	良性
	中度不典型增生	潜在恶性
	重度不典型增生	潜在恶性
	原位癌	恶性

资料来源：Hellquist H et al. Histopathology. 1999; 34:226-33; Barnes L et al. Pathology and Genetics: Head and Neck Tumors. IARC Press; 2005, p. 177-80.

据估计，8%～16%的患者会从不典型增生病变进展为浸润性癌[19, 20]。与轻度不典型增生相比，重度不典型增生患者的风险更高（高达30%）[4, 21]。

必须鼓励通过戒烟来改变生活方式。咽喉反流的作用尚不清楚，但有一些有限的证据表明，反流在癌前疾病患者中的发生率较高[22]。

孤立的病变可以用与T1a SCC相同的方式进行治疗，例如经口腔激光切除术。

对于有明显证据表明喉部广泛区域改变相当于重度不典型增生或原位癌的患者，一些治疗中心可能会对特定的患者进行放射治疗[23]。

5.1.6 随访

与接受过喉癌治疗的患者一样，这些患者需要长期随访，以观察任何潜在的疾病转变。应对此类患者进行有关恶性肿瘤症状的宣教（见上文），以尽早发现肿瘤的早期表现。

6 良性肿块

6.1 Reinke水肿

6.1.1 病因

固有膜浅层水肿可导致声带肿胀，常见于女性和吸烟者。用声过度和反流也有影响。

6.1.2 病史

声音嘶哑通常是持续性的，对女性来

说尤其痛苦,因为它往往会导致声音低沉。较少见的喘鸣可出现在严重水肿时。

6.1.3 查体

FNE通常显示双侧声带肿胀(图11.3),但偶尔可见单侧肿胀。

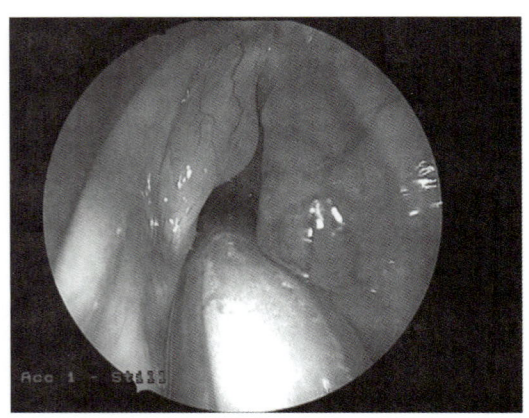

图11.3 54岁女性吸烟者,术中喉部照片显示,声带Reinke水肿的典型表现。左侧声带的病变更为明显,治疗方法包括切开黏膜、抽吸水肿液,将黏膜覆盖在声带上并切除多余的黏膜。

6.1.4 辅助检查

不需要影像学检查。如果存在怀疑不典型增生(这在Reinke水肿中不常见)或恶性肿瘤,活检是必要的。

6.1.5 治疗

保守措施包括戒烟、抗反流药物治疗以及正音和语障治疗。

难治性病例需要手术治疗。通常可通过内窥镜侧方切开声带切除多余的黏膜。尽管可以使用语言疗法,但如果不停止暴露于烟草烟雾中,声音的改善是不可能的。

6.2 声带息肉

6.2.1 病因

声带息肉的病因尚不清楚。它们往往发生在声带的游离缘。在普通人群中发病率较低(<1.0/10万),有多种临床因素可能是诱因,如用声过度、反流、吸烟和饮酒,但这些因素的作用不一。在声门处很少见到黏液分泌腺,组织学表现为上皮增生、水肿、血管增生和过度角化。

6.2.2 病史

声音嘶哑通常发生于声带创伤的急性期(喊叫、唱歌等),但也可能是慢性刺激的结果。

6.2.3 查体

声带息肉(图11.4)可以是无蒂或有蒂的,单侧或双侧。音质通常与息肉的大小和位置相关[24]。

6.2.4 辅助检查

不需要行影像学检查。

6.2.5 治疗

需要通过手术切除息肉以改善发音困

难，包括冷器械显微切割或经口腔激光切除，同时注意上述可能被认为是诱因的临床因素。在去除诱因后进行声音治疗可能是有用的，可以在手术前开始，手术后继续。

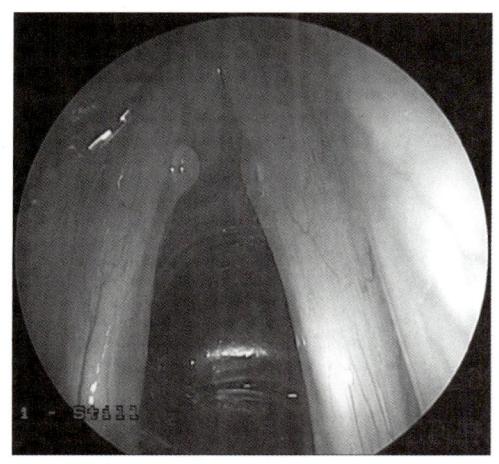

图 11.4 术中照片显示一名男性教师的小的上皮下息肉影响左侧声带前部，导致发音困难。注意右侧声带相应部位的接触性损伤。

6.3 声带小结

6.3.1 病因

声带小结是一种良性黏膜病变，通常发生在双侧膜性声带的中点（声带后1/3是杓状软骨的声带突）。该部位代表黏膜波的最大振幅，因此会受到最大的声音创伤性振动的影响[25]。声带游离缘上不相称的高机械剪切力损伤固有层的表层，并导致微血管改变和随后的上皮增生和透明变性。这导致了边界清楚的结节[26]。

声带小结发生在有过度用声史的患者中，无论是儿童（尖叫者结节）、歌手（歌手结节）、教师、律师、播音员、呼叫中心工作人员或任何其他被视为"高频用声"的职业。

6.3.2 病史

声音嘶哑在用声后会更严重，无法得到完全缓解。社会史和职业史是阐明嗓音误用因素的关键。患者还可能主诉失声和/或声音无力。

6.3.3 查体

FNE可以诊断大多数病例，而频闪镜可以识别细微的病变及其在发声过程中对声带黏膜波的影响，且视野更加清晰。

6.3.4 辅助检查

不需要影像学检查。

由于诊断是临床诊断，因此不需要活检。

6.3.5 治疗

需要专业的言语和语言治疗师的评估和介入来解决患者的发声习惯，这通常足以起效和维持改善发声表现，只有在难治性病例中才考虑通过手术切除结节。

6.4 喉部肉芽肿

6.4.1 病因

喉部肉芽肿是一种良性、慢性炎性病变，发生在声带后1/3软骨（声带突）[27]。这些病变通常被认为是由于声门后部的创伤或刺激引起的，包括胃内容物反流进入咽喉部、气管插管引起的创伤、慢性咳嗽或清嗓子等。

6.4.2 病史

其症状可表现为声音嘶哑、疼痛、咳嗽或咽部异物感。可能出现反流的症状，近期插管史是重要的诱因。

6.4.3 查体

FNE必不可少。喉部肉芽肿的外观上各不相同，因此需要进行UADT检查和颈部检查，因为鉴别诊断包括恶性肿瘤。

喉部肉芽肿是单侧的，肿胀苍白，常伴有溃疡。

6.4.4 辅助检查

由于外观可变，通常需要活组织检查以排除癌症。

6.4.5 治疗

在怀疑诊断但已进行活检的情况下，可在肉芽肿内注射类固醇。在确诊的情况下，可以采取保守治疗，使用语音治疗、抗反流药物治疗，并可能使用吸入性类固醇。难治性病例或需要减瘤时可以采用手术治疗，如使用冷器械或CO_2激光[28]。

6.5 喉乳头状瘤病

6.5.1 病因

喉乳头状瘤病在儿科人群中比成人更常见，通常是由于暴露于人乳头瘤病毒（human papilloma virus，HPV）11型和6型。在儿科患者中，这种暴露可能发生在通过产道时，因为已知这两种HPV亚型都与生殖器疣有关。

它具有双峰发病率，在儿童（3~4岁）中出现高峰，在成人（30~40岁）中出现第二个高峰。每10万人中约有2人受到影响[29]。

6.5.2 病史

典型的表现是进行性发音困难。如果不及时治疗，还可能会出现喘鸣。小儿喉乳头状瘤病可引起明显的症状，如果处理不当，可能会因气道阻塞而致命。

6.5.3 查体

其外观很容易肉眼辨认，FNE可以直接鉴别诊断（图11.5）。

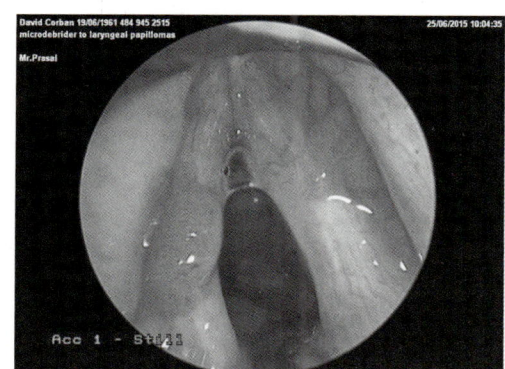

图 11.5　喉乳头状瘤病的 FNE 大体表现

6.5.4　辅助检查

一般不需要影像学检查。然而，建议使用摄影监测和记录疾病部位和状态，特别是评估疾病活动随时间的变化。

6.5.5　治疗

恶变是罕见的，并且与HPV11型有关。主要的治疗方法是内镜下切除。这可以通过微型剥离器或CO_2激光进行，以保持气道通畅并最大限度地减少发音障碍。

这种疾病可能是终身的，并且可能会复发，需要反复手术切除。倾向于保守手术，一般选择保留喉部结构，并尽量减少瘢痕。

疾病活动往往在数年内自行消退，但变化很大。同样的疾病在成人中往往不那么明显，气道通畅的风险也大大降低。

辅助治疗如病灶内注射西多福韦，可能在难以控制的病例中起作用，但风险-收益尚不清楚[30]。贝伐珠单抗（一种单克隆抗体）在小样本病例中被认为是一种有效的治疗方法[31]。

6.6　咽喉反流（LPR）

6.6.1　病因

LPR定义为胃内容物逆行流入咽喉部[32]。据估计，这是一种非常普遍的情况，据称高达50%的呼吸困难患者有LPR的证据。LPR与许多头颈部疾病有关，包括喉炎、声门下狭窄甚至癌症，但几乎没有明确的致病作用[33]。

LPR被认为是由于对胃内容物的保护屏障失效，包括食管括约肌、食管蠕动、唾液、重力和食管上括约肌。虽然酸反流是产生LPR效应的一个致病因素，但胃蛋白酶和/或胆盐引起的非酸反流也会损害咽喉黏膜[33]。

几乎所有的耳鼻喉疾病都与LPR有关。但没有确切的证据表明其中的相关性。

6.6.2　病史

最常见的症状是：

- 声音嘶哑（可变，早晨更严重）
- 过度清嗓
- 咳嗽
- 咽部异物感

Belafsky等开发了一种快速简单的九项问卷（反流症状指数）（表11.4）[34]。

分数＞13提示LPR。

表11.4 反流症状指数评分表

在过去1个月内中，下列问题对您有何影响？	0= 没有影响 5= 严重影响
1. 声音嘶哑 2. 清嗓子 3. 黏液过多/鼻后滴漏 4. 吞咽液体、固体或片剂困难 5. 进食/躺下后咳嗽 6. 呼吸困难或窒息发作 7. 咳嗽 8. 喉部异物感 9. 烧灼感、胃灼热、胸痛、消化不良或胃酸过多（反流）	
总计：	

6.6.3 查体

LPR的FNE结果有时是模糊的、主观的和非特异性的（图11.6）。Belafsky等还将这些结果简化为一个特定列表（反流体征评分），其中7分或更高的分数表示反流（表11.5）[35]。但抗反流治疗的反应与临床表现和症状之间并没有很强的相关性。

6.6.4 辅助检查

尽管一些单位主张进行pH监测，但尚未发现确切证据证明LPR与临床表现和治疗反应的相关性[36]。

对比剂吞咽造影或横断面成像在此诊断中不起作用。全身麻醉（general anaesthesia，GA）下的内窥镜检查无法确诊。

6.6.5 治疗

需要清楚地解释根本原因。这可能需要一些时间。

生活方式的改变包括：
- 减肥
- 戒烟
- 饮食改变（避免触发食物或深夜进食）

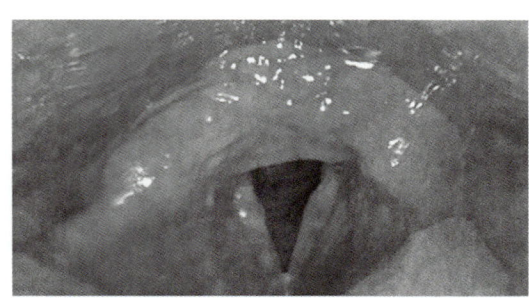

图11.6 喉后部的内窥镜图，显示黏膜弥漫性炎症，水肿影响后连合区和杓状软骨间黏膜。患者有LPR病史

表 11.5 反流体征评分

假声带沟	0= 不存在 2= 存在
喉室消失	0= 不存在 2= 部分存在 4= 全部存在
红斑	0= 不存在 2= 杓状软骨受累 4= 弥漫型
声带水肿	0= 不存在 1= 轻度 2= 中等 3= 严重 4= 息肉状
喉头水肿	0= 不存在 1= 轻度 2= 中等 3= 严重 4= 阻塞性
后连合增生	0= 不存在 1= 轻度 2= 中等 3= 严重 4= 阻塞性
肉芽肿	0= 不存在 2= 存在
喉内黏稠黏液附着	0= 不存在 2= 存在

- 避免饮酒

药物治疗包括定期服用海藻酸盐加（或不加）质子泵抑制剂。对于那些临床诊断为酸反流较严重的患者，可以添加H_2受体拮抗剂。有些人认为治疗试验是一种诊断试验[36]。一旦FNE排除恶性肿瘤并开始治疗，患者即可出院。

6.7 喉黏膜白斑病

6.7.1 病因

白斑病只是一种临床描述，它的字面意思是"白色斑块"，通常被认为是存在于黏膜上的不能被擦掉/刮除的斑块。事实上，它不能被轻易去除，这意味着它是一种由底层组织引起的病变，而不是像念珠菌病中的一种上覆沉积物。

这不是一个诊断术语。

白斑经常被错误地用来暗示诊断，如不典型增生，但这只能通过组织学来证实。就组织学诊断而言，不应再使用"白斑"一词。

斑块的根本原因可能各不相同。Isenberg等人的meta分析发现有以下频率递减规律[37]：

- 无异常增生（54%）
- 轻度至中度不典型增生（34%）
- 重度不典型增生至原位癌（15%）

非不典型增生性病变包括角化过度和单纯性增生。

6.7.2 病史

声音改变是最常见的症状。应记录患者的病史（即吸烟、饮酒、既往放疗史、腐蚀性损伤等），以对患者的恶性肿瘤风险进行分层评估。

6.7.3 查体

FNE可用于诊断白斑。应进行完整的UADT检查和颈部检查。

6.7.4 辅助检查

必须在全身麻醉下进行活检，以获得组织学诊断。

6.7.5 治疗

通常使用CO_2激光进行切除活检。需要在组织学诊断的基础上进行随访。

有趣的是，Isenberg的meta分析表明，即使在没有异常增生的情况下，白斑也有3.7%的风险发展为侵袭性癌。这是一个相对较低的风险，临床风险因素与该风险的关系尚不清楚。在临床关注程度较低且没有异常增生组织学证据的情况下，患者可以在接受宣教后出院，并在出现反复/恶化症状时应再次就诊。

参考文献

1. Price G, Roche M, Crowther R, Wight R. Profile of Head and Neck Cancers in England: Incidence, Mortality and Survival. Oxford Cancer Intelligence Unit; 2010.
2. Menvielle G, Luce D, Goldberg P, Bugel I and Leclerc A. Smoking, alcohol drinking and cancer risk for various sites of the larynx and hypopharynx. A case-control study in France. Eur J Cancer Prev. 2004;13:165-72.
3. Brennan P, Boffetta P. Mechanistic considerations in the molecular epidemiology of head and neck cancer. IARC Sci Publ. 2004:393-414.
4. Spielmann PM, Palmer T, McClymont L. 15-Year review of laryngeal and oral dysplasias and progression to invasive carcinoma. Eur Arch Otorhinolaryngol. 2010;267:423-7.
5. Ferlito A, Rinaldo A. The pathology and management of subglottic cancer. Eur Arch Otorhinolaryngol. 2000;257:168-73.
6. Schwartz LH, Ozsahin M, Zhang GN et al. Synchronous and metachronous head and neck carcinomas. Cancer. 1994;74:1933-8.
7. Jain KS, Sikora AG, Baxi SS, Morris LG. Synchronous cancers in patients with head and neck cancer: Risks in the era of human papillomavirus-associated oropharyngeal cancer. Cancer. 2013;119:1832-7.
8. Department of Veterans Affairs Laryngeal Cancer Study Group, Wolf GT, Fisher SG et al. Induction chemotherapy plus radiation compared with surgery plus radiation in patients with advanced laryngeal cancer. N Engl J Med. 1991;324:1685-90.
9. Forastiere AA, Goepfert H, Maor M et al. Concurrent chemotherapy and radiotherapy for

organ preservation in advanced laryngeal cancer. N Engl J Med. 2003;349:2091-8.

10. Jones TM, De M, Foran B, Harrington K, Mortimore S. Laryngeal cancer: United Kingdom National Multidisciplinary guidelines. J Laryngol Otol. 2016;130:S75-S82.

11. Theunissen EA, Timmermans AJ, Zuur CL et al. Total laryngectomy for a dysfunctional larynx after（chemo）radiotherapy. Arch Otolaryngol Head Neck Surg. 2012;138:548-55.

12. Hutcheson KA, Alvarez CP, Barringer DA, Kupferman ME, Lapine PR, Lewin JS. Outcomes of elective total laryngectomy for laryngopharyngeal dysfunction in disease-free head and neck cancer survivors. Otolaryngol Head Neck Surg. 2012;146:585-90.

13. Steiner W. Experience in endoscopic laser surgery of malignant tumours of the upper aero-digestive tract. Adv Otorhinolaryngol. 1988;39:135-44.

14. Sayles M, Grant DG. Preventing pharyngo-cutaneous fistula in total laryngectomy: A systematic review and meta-analysis. Laryngoscope. 2014;124:1150-63.

15. Blackwell KE, Calcaterra TC, Fu YS. Laryngeal dysplasia: Epidemiology and treatment outcome. Ann Otol Rhinol Laryngol. 1995;104:596-602.

16. Blackwell KE, Fu YS, Calcaterra TC. Laryngeal dysplasia. A clinicopathologic study. Cancer. 1995;75:457-63.

17. Hellquist H, Cardesa A, Gale N, Kambic V, Michaels L. Criteria for grading in the Ljubljana classification of epithelial hyperplastic laryngeal lesions. A study by members of the Working Group on Epithelial Hyperplastic Laryngeal Lesions of the European Society of Pathology. Histopathology. 1999;34:226-33.

18. Barnes L, Eveson J, Reichart P, Sidransky D. Pathology and Genetics: Head and Neck Tumors. IARC Press; 2005, p. 177-80.

19. Weller MD, Nankivell PC, McConkey C, Paleri V, Mehanna HM. The risk and interval to malignancy of patients with laryngeal dysplasia; a systematic review of case series and meta-analysis. Clin Otolaryngol. 2010;35:364-72.

20. Bouquot JE, Gnepp DR. Laryngeal precancer: A review of the literature, commentary, and comparison with oral leukoplakia. Head Neck. 1991;13:488-97.

21. Karatayli-Ozgursoy S, Pacheco-Lopez P, Hillel AT, Best SR, Bishop JA, Akst LM. Laryngeal dysplasia, demographics, and treatment: A single-institution, 20-year review. JAMA Otolaryngol Head Neck Surg. 2015;141:313-8.

22. Lewin JS, Gillenwater AM, Garrett JD et al. Characterization of laryngopharyngeal reflux in patients with premalignant or early carcinomas of the larynx. Cancer. 2003;97:1010-4.

23. Mehanna H, Paleri V, Robson A, Wight R, Helliwell T. Consensus statement by otorhinolaryngologists and pathologists on the diagnosis and management of laryngeal dysplasia. Clin Otolaryngol. 2010;35:170-6.

24. Martins RH, Defaveri J, Domingues MA, de Albuquerque e Silva R. Vocal polyps: Clinical, morphological, and immunohistochemical aspects. J Voice. 2011;25:98-106.

25. Won SJ, Kim RB, Kim JP, Park JJ, Kwon MS, Woo SH. The prevalence and factors associate with vocal nodules in general population: Cross-sectional epidemiological study. Medicine（Baltimore）. 2016;95:e4971.

26. Martins RH, Defaveri J, Custodio Domingues MA, de Albuquerque ESR, Fabro A. Vocal fold nodules: Morphological and immunohistochemical investigations. J Voice. 2010;24:531-9.

27. Bohlender J. Diagnostic and therapeutic pitfalls in benign vocal fold diseases. GMS Curr Top Otorhinolaryngol Head Neck Surg.

2013;12:Doc01.
28. Karkos PD, George M, Van Der Veen J et al. Vocal process granulomas: A systematic review of treatment. Ann Otol Rhinol Laryngol. 2014;123:314-20.
29. Derkay CS, Wiatrak B. Recurrent respiratory papillomatosis: A review. Laryngoscope. 2008;118:1236-47.
30. Derkay CS, Volsky PG, Rosen CA et al. Current use of intralesional cidofovir for recurrent respiratory papillomatosis. Laryngoscope. 2013;123:705-12.
31. Sidell DR, Nassar M, Cotton RT, Zeitels SM, de Alarcon A. High-dose sublesional bevacizumab (avastin) for pediatric recurrent respiratory papillomatosis. Ann Otol Rhinol Laryngol. 2014;123:214-21.
32. Ford CN. Evaluation and management of laryngopharyngeal reflux. JAMA. 2005; 294: 1534-40.
33. Campagnolo AM, Priston J, Thoen RH, Medeiros T, Assuncao AR. Laryngopharyngeal reflux: Diagnosis, treatment, and latest research. Int Arch Otorhinolaryngol. 2014;18:184-91.
34. Belafsky PC, Postma GN, Koufman JA. Validity and reliability of the reflux symptom index (RSI). J Voice. 2002;16:274-7.
35. Belafsky PC, Postma GN, Koufman JA. The validity and reliability of the reflux finding score (RFS). Laryngoscope. 2001;111:1313-7.
36. Joniau S, Bradshaw A, Esterman A, Carney AS. Reflux and laryngitis: A systematic review. Otolaryngol Head Neck Surg. 2007;136:686-92.
37. Isenberg JS, Crozier DL, Dailey SH. Institutional and comprehensive review of laryngeal leukoplakia. Ann Otol Rhinol Laryngol. 2008;117:74-9.

第 12 章

鼻咽病变

Jay Goswamy

1 引言

鼻咽功能：

- 鼻部气流的门户
- 中耳通气的门户

2 解剖

鼻咽是咽部三部分的最上部分，作为鼻腔的后续部分，下接口咽部。鼻咽部六个边界（见表12.1）中的五个固定，下边界一直处于运动状态，大部分时候只有在说话和吞咽时显现。

表 12.1 鼻咽部的解剖

边界	解剖
前界	后鼻孔（上方被筛骨垂直板和下方的犁骨组成的骨条分割）
上界	蝶骨的基底部，蝶骨鞍背后下部分联合枕骨基底部构成斜坡
后界	第一椎体及第二椎体的前方
侧边界	咽鼓管口（咽鼓管的软骨部），前方为咽鼓管圆枕，后方为咽隐窝（Rosenmüller 窝），前皱襞包含咽鼓管腭肌，后皱襞包含咽鼓管咽肌
下界	软腭

注：可以想象自己处于鼻咽腔内，鼻咽各壁就像个维京头盔

在鼻腔吸气时，鼻咽是一个开放的空间，导引气流到口咽部。在说话时，鼻咽被软腭部分鼻塞，在正常吞咽时鼻咽被软腭完全鼻塞，同时在咽鼓管圆枕周围肌肉的作用下，使其鼻咽部开口偶尔开放，用来平衡鼻咽部和中耳的压力。因此，在重复的吞咽过程中，咽鼓管口开放使在吞咽过程中鼻咽部上升的压力明显下降，以此来平衡中耳与周围环境的压力差。

2.1 淋巴引流

鼻咽的淋巴液流向中间和外侧。内侧部分的淋巴液流向中间的咽后淋巴结（梯状淋巴结），侧方的流向侧方的咽后淋巴结，同时通过上咽部缩肌肉周围间隙，淋巴液亦可引流至深颈部和颈上三角淋巴结（见方框12.1）[1]。

> **方框12.1　临床小知识**
>
> 大多数儿童在入托儿所之前，其免疫系统会受到第一次较大的冲击，后续会发展为上呼吸道的感染，通常集中在鼻咽部，同时可出现颈部可触及的粗大淋巴结，这些意料之外的变化可能会引起大家的警觉。
>
> 记住鼻咽淋巴引流途径可以解释这些淋巴结肿大现象。

2.2 神经支配

蝶窦的鞍背（蝶窦的底部）将鼻咽和蝶窦分开，同时蝶窦同海绵窦向连，此处为颈内动脉、视神经、上颌神经、三叉神经的第一支和第二支的出颅处。上颌神经由舌咽神经组成（第九对颅神经，CN IX），支配鼻咽部的感觉。舌咽神经同时有双重功能，与中咽缩肌表面来自迷走神经（第十对颅神经，CN X）的咽喉神经丛共同支配腭帆张肌鼻咽部分的所有肌纤维，其剩余部分由三叉神经的第三支支配，称下颌神经。

3　鼻咽癌

3.1 病因

鼻咽恶性肿瘤（鼻咽癌，NPC）在欧洲极为少见，而在东南亚较为常见，如中国南方、新加坡、越南、马来西亚、菲律宾。有意思的是，在中国，由南方迁出的后裔，其鼻咽癌的发病率有所下降，但是与其他群体相比，其鼻咽癌的发病率仍非常高。这可能是由遗传因素以及偏爱咸鱼的饮食习惯引起。

Epstein-Barr病毒（EBV）为鼻咽癌的相关病因，尤其是未分类的亚型，其在正常的鼻咽上皮组织中极少被发现。尽管EBV不是鼻咽癌的直接病因，但是其感染鼻咽部癌前病变上皮并表达潜在病毒基因，这些导致了鼻咽恶性肿瘤的形成。烟草及酒精的摄入可能增加这类癌症的风险。在男性中的风险是女性的两倍。

3.2 病史

早期症状不明显且无特异性，这是由于超过50%的肿瘤原发于咽隐窝（Rosenmüller窝）。由于其位置隐蔽，只有在肿瘤长到一定体积是才会引发症状。正是因为如此，患者经常因颈部肿块为原发病变而确诊鼻咽癌。

由于鼻咽部为接近颅底、蝶窦、咽旁，病变部位较深，因此在肿瘤出现临床症状时，多为局部晚期。

鼻咽癌的临床特征：

- 种族聚集
- 单侧渗出性中耳炎（OME）
- 单侧鼻塞
- 后鼻出血
- 头痛
- 牙关紧闭症
- 颅神经麻痹（如面部麻木、复视）
- 颈部肿块

3.3 查体

纤维鼻咽镜为检查鼻咽部的主要检查。然而，部分肿瘤可能为黏膜下病变，检查很难发现。

耳内镜可以显示中耳的渗出，颈部检查主要用来评估颈部淋巴结的潜在病变。

3.4 辅助检查

当患者出现单侧渗出性中耳炎，通常的治疗是将通气导管插入患耳，在咽隐窝处盲法活检。

现在，核磁共振优于盲法活检，可以更加可靠地显示颅内及颅外病变。结合硬质内镜精确活检，诊断的假阴性率大大减少[6]。当高度怀疑鼻咽癌时，应避免耳部放置通气管，因为放疗是鼻咽癌的重要治疗手段，在放疗时耳部放置通气管会导致鼓膜部位的持续渗出。

在鼻咽癌的诊治过程中，横断面成像非常关键。MRI对扩散到硬脑膜、眼眶、咽旁间隙、咀嚼肌间隙或颞下窝间隙的病变可提供较好的软组织边界。CT可以更好地显示骨质侵犯，如侵犯副鼻窦、斜坡、后鼻孔等。两者的联合可以更好地确定肿瘤分期（见表12.2）。

表 12.2　鼻咽癌 TNM 分期系统（8）

T 分期	描述	N 分期	描述	M 分期	描述
Tx	不能评估	Nx	不能评估	M0	无远处转移
T0	没有证据	N0	无区域淋巴结		
Tis	原位癌	N1	颈部单侧颈部淋巴结转移和/或单/双侧咽后淋巴结转移，淋巴结＜6cm，位于环状软骨下缘以上	M1	远处转移
T1	肿瘤局限于鼻咽/口咽/鼻腔				
T2	病变累及咽旁	N2	双侧颈部淋巴结转移，淋巴结＜6cm，位于环状软骨下缘以上		
T3	病变累及颅底、颈部椎体或副鼻窦	N3	淋巴结直径＞6cm 或位于环状软骨下缘以下		
T4	病变累及颅内、颅神经、下咽、眼眶、周围软组织累及（病变超过翼外肌及外侧，腮腺组织）				

来源：Pan JJ et al. Cancer,2016;122:546-58.

3.5　治疗

因鼻咽部解剖特殊，以现有外科技术仍很难取得一个满意的外科边界，同时鼻咽癌对放射治疗相对敏感，因此针对鼻咽癌的主要治疗手段为放疗。外科手术只用于放疗后的复发或残留病变。

化疗在与放疗联合时，出现了少许但显著的获益，表现在Ⅲ期及Ⅳ期的晚期病例的总体生存率及无病生存率有所提高[8]。

放疗的区域因肿瘤的分期不同而有所差异，但是需要包括鼻咽部及双侧颈部Ⅱ至Ⅴ区淋巴结。调强放疗（IMRT）明显提高了鼻咽癌的生存率，同时副反应明显降低[9]。但是涉及颅底的放疗会导致垂体功能减退[10]。

多种鼻咽部手术方式在既往文献中已有描述（见表 12.3）。这个区域的手术是非常具有挑战性的，是否手术取决于肿瘤的大小、肿瘤侵犯、患者对手术的理解和需求、手术医生的临床经验。

表12.3　鼻咽部开放手术方式列表

肿瘤大小	手术方式
较小	经鼻鼻内镜手术 经腭手术 经额窦手术
较大	鼻侧切开术 面中部翻揭术 上颌骨外翻术 颞下窝手术（Fisch type C） 经上颌骨手术，经腭手术 经下颌骨手术，经腭手术 颅面入路手术

注：没有一种手术方式适合所有的肿瘤，每个肿瘤应个体化评估经腭手术，在切开软腭后，应该切腭骨水平板，分离硬腭和软腭。

传统鼻咽部手术为颅面开放手术，包括鼻侧切开术、面中部翻揭术、Caldwell-Luc术、经腭入路手术、Le-Fort I手术以及经颞下窝手术等。在伴有眼眶侵犯或颅内侵犯时，为取得更好的手术效果，开放手术联合内镜手术的联合治疗方式是必要的。

在鼻咽部病变未侵犯颞下窝时，可行开放手术中的上颌骨内侧部分切除术来切除鼻咽部病变，亦可使用面中部翻揭术。前组筛窦受侵犯时，可使用鼻侧切开术。手术切除骨质的顺序为：

1. 眼眶下骨质切开
2. 鼻腔骨质切除
3. 上颌骨额突截骨术
4. 沿鼻底截骨术
5. 经泪骨截骨术
6. 经内侧窦后垂直截骨术

Le-Fort I手术是一种改良后手术方式，手术过程中切除上颌骨牙根部后，上颌向后骨折。由于可能影响到中面部的生长，在青少年中应避免此类术式。同时这种手术方式将导致牙齿失去神经支配。

上颌骨外翻术通过Weber Ferguson切口进入，这将在本章NPC小结中详细描述。

颞下窝入路需要切除颧骨和颞肌反折。在耳前区颧骨下方做半圆形切口，并延伸至发际线后方。在颞筋膜的外侧浅表进行分离。在前方，肌肉上的脂肪垫保护面神经上支，此时，剥离应深入筋膜和脂肪垫。从肌肉后缘开始，在颞上线下1cm切开肌肉向下至深筋膜，以便向下活动肌肉。沿颧骨上表面切开深筋膜。预制定位板后去除颧弓，以便在完成肿瘤解剖时进行重建。下界切除至下颌骨冠突内侧。

3.6　随访

放疗结束后进入随访期，无论有没有进行同步化疗，3个月后都应采用硬质或纤维鼻内镜检查以及3D影像扫描来评估治疗效果，可以使用CT、MRI或PET-CT。5年之内每3个月进行一次门诊随访，直接上消化道-气道的内镜检查及颈部查体是必要的。复发的症状往往不明显，可以表现为感觉异常，由神经侵犯或颅内侵犯引起的疼痛或麻木。如果有必要，也可在更短的时间间隔使用断层图像扫描技术评估局部状态。

4　幼年型鼻血管纤维瘤（JNA）

为鼻咽部的良性肿瘤，较为罕见。非上皮性血管瘤占鼻咽部良性肿瘤的50%[12]。这将在第11章详细讨论。

5　腺样体肥大

5.1　病因

腺样体淋巴组织为Waldeyer淋巴环的一部分，其他的组织包括覆盖舌被的舌扁桃体，且一直持续到成年，以及腭扁桃体，位于腭舌弓及腭咽弓之间。在出生时，鼻咽部淋巴组织极少，出生第一年时，此处淋巴组织快速生长，最大者可完全堵塞鼻腔后份。在出生时，婴儿专门使用鼻呼吸，导致在这个发育阶段此区域缺少淋巴组织。一般在5岁左右，腺样体的大小达到高峰，随后自行萎缩，直到16岁将会完全消退［因此，鼻部症状及单侧渗出性中耳炎（OME）比例在7岁后会慢慢改善］。

成人腺样体肥大较为少见[13]。原因见表12.4。

表 12.4　腺样体肥大的病变

腺样体肥大的病因	示例
炎症	过敏性鼻炎
感染	鼻窦炎、反复性扁桃体炎、HIV感染、EB病毒感染
新生物	淋巴瘤、血管瘤、脑膨出

5.2　病史

主要的症状为鼻腔堵塞，一般为双侧。这可导致鼾症或阻塞性睡眠呼吸暂停。因堵塞咽鼓管开口，将会导致分泌性中耳炎，这种患者主诉耳闷、耳痛、听力减退、眩晕等。

一般症状有体重减轻、颈部肿块、夜里出汗、疲乏、昏睡，出现这些症状应警惕恶性肿瘤。

5.3 查体

在鼻孔下方放置冷金属刮刀,观察刀上是否有薄雾,在单侧阻塞中,只有一侧会有薄雾,隔膜穿孔时可能会出现假阴性。前鼻镜检查可发现黏液、鼻黏膜水肿和下鼻甲充血。

在评估鼻咽部时,纤维鼻咽镜检查最为关键。阻塞性腺样体会妨碍纤维鼻咽镜通过后鼻孔。但是鉴于淋巴组织较为柔软,纤维鼻咽镜进入口咽部应该是可以实现的。

为了排除淋巴结病变,应检查整个上呼吸道——气道以及颈部。

5.4 辅助检查

血液检查可以排除相关感染,如传染性单核细胞增多症及HIV感染等。

MRI可以用来评估疾病的范围,在极少数恶性病例的情况下,可以避免由仅依靠活检造成的假象。它还可以显示较为罕见的脑膨出或血管病变,防止不适当的活检。

5.5 治疗

影像引导下内镜活检可取得组织学诊断,也可以减瘤,以使症状缓解。只要经口腺样体切除术可以进行操作,都应切除,但是切除后的腺样体仍应送常规病理检查,避免怀疑病变漏诊。

腺样体切除手术替代方式逐渐变多,如单极吸消术、低温消融术等,但是手术需保证足够的标本送病理检查。

参考文献

1. Ho FC, Tham IW, Earnest A, Lee KM, Lu JJ. Patterns of regional lymph node metastasis of nasopharyngeal carcinoma: A meta-analysis of clinical evidence. BMC Cancer. 2012;12:98.
2. Yu MC. Nasopharyngeal carcinoma: Epidemiology and dietary factors. IARC Sci Publ. 1991;(105):39-47.
3. Jia WH, Luo XY, Feng BJ et al. Traditional Cantonese diet and nasopharyngeal carcinoma risk: A large-scale case-control study in Guangdong, China. BMC Cancer. 2010;10:446.
4. Tsang CM, Deng W, Yip YL, Zeng MS, Lo KW, Tsao SW. Epstein-Barr virus infection and persistence in nasopharyngeal epithelial cells. Chin J Cancer. 2014;33:549-55.
5. Tsang CM, Tsao SW. The role of Epstein-Barr virus infection in the pathogenesis of nasopharyngeal carcinoma. virol Sin. 2015;30:107-21.
6. Leonetti JP. A study of persistent unilateral middle ear effusion caused by occult skull base lesions. Ear Nose Throat J. 2013;92:195-200.
7. Pan JJ, Ng WT, Zong JF et al. Proposal for the 8th edition of the AJCC/UICC staging system for nasopharyngeal cancer in the era of intensity-modulated radiotherapy. Cancer. 2016;122:546-

8. Baujat B, Audry H, Bourhis J et al. Chemotherapy as an adjunct to radiotherapy in locally advanced nasopharyngeal carcinoma. Cochrane Database Syst Rev. 2006;（4）:CD004329.
9. Chen J, Liu P, Wang Q, Wu L, Zhang X. Influence of intensity-modulated radiation therapy on the life quality of patients with nasopharyngeal carcinoma. Cell Biochem Biophys. 2015;73:731-6.
10. Ratnasingam J, Karim N, Paramasivam SS et al. Hypothalamic pituitary dysfunction amongst nasopharyngeal cancer survivors. Pituitary. 2015;18:448-55.
11. Simo R, Robinson M, Lei M, Sibtain A, Hickey S. Nasopharyngeal carcinoma: United Kingdom National Multidisciplinary Guidelines. J Laryngol Otol. 2016;130:S97-103.
12. Fu YS, Perzin KH. Non-epithelial tumors of the nasal cavity, paranasal sinuses, and nasopharynx: A clinicopathologic study. I. General features and vascular tumors. Cancer. 1974;33:1275-88.
13. Rout MR, Mohanty D, vijaylaxmi Y, Bobba K, Metta C. Adenoid hypertrophy in adults: A case series. Indian J Otolaryngol Head Neck Surg. 2013;65:269-74.

第 13 章

鼻腔鼻窦肿瘤

Yujay Ramakrishnan, Shahzada Ahmed

1 引言

鼻腔鼻窦肿瘤是一种比较难治的罕见类型肿瘤，约占头颈部恶性肿瘤的3%～5%。由于早期症状不具有特异性，通常患者发现时已属于局部晚期。其解剖位置非常靠近眼、脑等重要器官，治疗上极具挑战性，严重并发症的发生率较高。

尽管鼻道只占据相对较小的区域，但它是多种不同组织学类型的鼻腔鼻窦肿瘤（>70%）的生长中心。根据世界卫生组织（WHO）的分类，鼻腔鼻窦肿瘤可分为良性肿瘤和恶性肿瘤，根据其组织学来源可进一步分为上皮性肿瘤和间叶性肿瘤（表13.1）[1]。上皮性肿瘤是最常见的肿瘤类型，起源于上皮衬里、副唾液腺、神经内分泌组织和嗅上皮。间叶性肿瘤则起源于间叶组织。

目前，由于鼻腔鼻窦肿瘤的低发病率和组织学多样性，对鼻腔鼻窦肿瘤的治疗缺乏高水平的证据。在现有证据的基础上发布了关于鼻腔鼻窦肿瘤的检查和处理的国家指南[2]。鼻腔鼻窦恶性肿瘤的治疗方案应经过以颅骨为基础的多学科专家组讨论[3]。对于高级别和进展期的肿瘤，综合治疗已被证实可以提高生存率。

2 流行病学

鼻腔鼻窦肿瘤好发于男性，高发年龄为50～60岁。某些肿瘤，如嗅神经母细胞瘤，具有两个发病年龄高峰，一个较小的发病峰值在20岁左右。鼻腔鼻窦肿瘤发病的地域分布很广泛。由于职业风险暴露，它们在男性中更常见，这将在后面讨论。

表 13.1　鼻腔鼻窦肿瘤分类

良性肿瘤		恶性肿瘤	
上皮性	鼻腔鼻窦乳头状瘤 ● 内翻性 ● 外翻性 ● 嗜酸细胞性	上皮性	鳞状细胞癌
	唾液腺型腺瘤 ● 多形性腺瘤 ● 肌上皮瘤 ● 嗜酸细胞瘤		腺癌 ● 肠型 ● 非肠型
			唾液腺 ● 腺样囊性癌 ● 腺泡细胞癌 ● 黏液表皮样癌
			黑色素瘤
			嗅神经母细胞瘤
			鼻腔鼻窦未分化癌
间叶性	骨和软骨 ● 骨瘤 ● 骨化纤维瘤 ● 纤维异常增生 ● 软骨瘤	间叶性	骨和软骨 ● 骨肉瘤 ● 软骨肉瘤
	软骨瘤 青少年血管纤维瘤 神经鞘瘤 神经纤维瘤 黏液瘤 脑膜瘤 血管瘤		软组织肉瘤 ● 横纹肌肉瘤 ● 平滑肌肉瘤 ● 脂肪肉瘤 ● 血管肉瘤 ● 黏液肉瘤 ● 血管外皮细胞瘤
			淋巴网状内皮系统 ● 淋巴瘤 ● 浆细胞瘤 ● 巨细胞瘤
		转移性	肾细胞癌 乳腺癌 肺癌

来源：Barnes L et al. Pathology and Genetics: Head and Neck Tumors. IARC Press；2005.

虽然鼻腔肿瘤良、恶性占比相近，但鼻窦肿瘤则以恶性居多。鼻腔鼻窦肿瘤大约55%来自上颌窦，35%来自鼻腔，9%来自筛窦，其余来自额窦和蝶窦[2]。鳞状细胞癌是最常见的恶性肿瘤（70%~80%），其次是腺癌和腺样囊性癌（各占10%）[4]。在儿科，横纹肌肉瘤是最常见的恶性肿瘤类型[5]。

3　病理生理学

与其他头颈部肿瘤不同，吸烟被认为在鼻腔鼻窦肿瘤的发病中并未起到重要作用。流行病学调查发现，职业因素如木尘、皮革鞣制和接触金属（镍、铬）在鳞状细胞癌和腺癌的发病中起着关键作用。硬木，如橡树和山毛榉，是罹患腺癌的最高风险因素，因此这种疾病在木匠和家具制造商中很常见[6]。木尘致癌的分子机制尚不清除。由于木尘不具有致突变作用，因此认为长时间接触和受到木尘颗粒的刺激可能会导致慢性炎症。其他可疑的职业性致癌物包括甲醛、硫酸二异丙酯和二氯乙基硫化物[1,7]。

其他研究也探讨了人乳头状瘤病毒（HPV）在鼻腔鼻窦肿瘤中的作用，并未发现有确切关联的证据[8]。

4　发病史

鼻腔鼻窦肿瘤的症状往往不具有特异性，可以与各种良性疾病如鼻窦炎引起的症状重叠。通过检查病变与周围结构的关系，可以了解鼻腔鼻窦肿瘤的症状和体征。可分为以下几类：

1. 鼻：鼻塞，鼻出血
2. 眼：疼痛，单侧溢泪，复视，眼球突出，视力丧失
3. 口腔：腭部饱满、肿块或溃疡，牙列松动，假牙不正，牙关紧闭（累及翼状肌或三叉神经运动支）
4. 耳：听力丧失（咽鼓管阻塞及继发性浆液性中耳炎）
5. 面部：脸颊饱满，疼痛，眶下神经麻痹
6. 颅内：头痛，恶心，呕吐
7. 颈部肿块

由于存在鼻塞和/或鼻出血的症状，鼻腔肿瘤往往能较早诊断。相比之下，鼻窦肿瘤的症状表现得更加隐蔽，诊断时通常已经是晚期。

当出现"危险信号",如单侧鼻部肿块、面部肿胀、复视或视力模糊、眼球突出和颅神经病变时,应引起高度重视并需要立即评估。鼻腔鼻窦肿瘤发生局部和远处转移相对较少,颈部转移率低于10%,远处转移则更少见。

5 查体

彻底检查头、颈、颅神经,以及鼻内窥镜检查是必要的。体格检查应评估鼻部肿物的范围(包括向对侧鼻腔扩散);是否有复视、眼球突出和视力丧失;口腔是否有肿块/溃疡、牙列松动或假牙不正;颈部是否有肿块;以及面颊部是否有感觉异常(麻木或感觉过敏)。

6 检查

影像学检查应在活检之前进行,以防止肿瘤边缘改变。

计算机断层扫描(CT)与磁共振成像(MRI)具有互补作用。

CT可以发现骨质破坏和重塑,MRI在观察黏膜、皮肤侵犯、眼眶或颅内受累方面更有优势。CT增强扫描可以加强显示肿瘤与周围正常组织的对比、肿瘤的血管分布以及与颈动脉的关系。CT检查时间短,可以快速进行,但患者会暴露在一定的电离辐射中。

MRI(钆)增强更好地显示了软组织的细节,可以区分肿瘤和鼻窦内不透明的分泌物,还能显示眶内、颅内以及神经周围的肿瘤蔓延(如腺样囊性癌)。磁共振成像的优点是不受牙科人工制品的影响、不需要暴露在电离辐射中,但所需的检查时间较长。此外,它可能不适合幽闭恐惧症患者。

建议对头部、颈部和胸部进行分段CT扫描。对于鼻腔鼻窦腺癌患者还需检查腹部。

正电子发射计算机断层显像(PET-CT)通常不用于鼻腔鼻窦肿瘤的常规检查。然而,它已被证实对可能发生广泛转移的侵袭性鼻腔鼻窦恶性肿瘤(肉瘤、恶性黑色素瘤、未分化癌、神经内分泌癌)的分期有用。PET-CT也可用于寻找转移到鼻道的原发肿瘤部位(如腺癌)。

诊断性的活检是必需的,可以在门诊局部麻醉下进行。如果预计有大量出血,活检应在手术室可控的环境下进行。即使在其他机构已进行过活检，再次活检或病理会诊对于明确诊断还是至关重要的。据报道，有高达19%的鼻腔鼻窦肿瘤在第二次病理诊断时发生了改变[9]。

6.1 分期

由于鼻腔鼻窦肿瘤复杂的组织学类型以及较低的发病率，开发一个可以提示预后的统一分期系统是十分困难的。目前，美国癌症联合委员会（AJCC）肿瘤、淋巴结、转移（TNM）分期系统（基于解剖受累范围）用于鼻腔、筛窦等上皮性肿瘤的分期（表13.2）。对于间叶性肿瘤，如肉瘤，则采用了包含组织学分级的分期系统，因为这是最重要的预后影响因素。鼻腔鼻窦黑色素瘤也有其独特的分期系统（表13.3）。

表 13.2 鼻腔鼻窦肿瘤 AJCC 分期

鼻腔和筛窦	
T1	肿瘤局限于任何一个部位，有或无骨侵袭
T2	肿瘤在单一区域侵犯两个部位或延伸到复杂的鼻筛部相邻区域，有或无骨侵袭
T3	肿瘤侵犯眶内侧壁或眶底、上颌窦、上腭、筛状板
T4a	中度进展期，肿瘤侵犯眶内容物、鼻或面颊皮肤、颅前窝、翼状板、蝶窦或者额窦
T4b	高度进展期，肿瘤侵犯下列任何之一：眶尖、硬脑膜、脑、颅中窝、颅神经、三叉神经上颌支、鼻咽、斜坡
上颌窦	
T1	肿瘤局限于上颌窦黏膜，无骨侵蚀或破坏
T2	肿瘤侵蚀或破坏骨，包括侵犯硬腭和/或中鼻道，不包括上颌窦后壁及翼突内侧板
T3	肿瘤侵犯下列任何之一：上颌窦后壁、皮下组织、眶底或眶内侧壁、翼窝、筛窦
T4a	中度进展期，肿瘤侵犯眶内容物、面颊皮肤、翼突内侧板、颞下窝、筛状板、蝶窦或者额窦
T4b	高度进展期，肿瘤侵犯下列任何之一：眶尖、硬脑膜、脑、颅中窝、颅神经、三叉神经上颌支、鼻咽、斜坡

表 13.3 鼻腔鼻窦黑色素瘤分期

鼻腔鼻窦黑色素瘤	
原发肿瘤（T）	
Tx	原发肿瘤无法评估
T3	局限于黏膜
T4a	侵犯深部软组织、软骨、骨或皮肤
T4b	侵犯脑、硬脑膜、颅神经、颈动脉、椎前间隙或纵隔
区域淋巴结（N）	
Nx	区域淋巴结无法评估
N0	无区域淋巴结转移
N1	有区域淋巴结转移
远处转移（M）	
M0	无远处转移
M1	有远处转移

7 治疗

最佳的治疗方案应通过多学科讨论确定。

必须明确治疗意图是否可达到，或者姑息治疗是否合适。

通常，外科手术是最主要的治疗方式（淋巴瘤除外），放疗和/或化疗的作用限于辅助治疗或姑息治疗。有研究表明，诱导化疗可用于治疗进展期肿瘤[10]。重离子疗法，如质子或碳离子束，在术后辅助治疗或单独治疗中可能具有一定的前景[11]。

7.1 外科手术

根治性手术以及部分姑息性手术可以改善鼻通气。可通过内窥镜或开放手术进行。

根据进入上颌窦、筛窦、额窦，甚至鼻咽（如需要），开放入路可选择不同的切口（表13.4）。根据病变的程度，可采取不同的入路，切除方法也可因地制宜。涉及筛板或前颅窝的手术需要神经外科的参与，通常采用颅面联合入路（颅面切除术）。请参阅第12章以获得更多该区域手术入路的相关内容。

表13.4 鼻腔鼻窦肿瘤开放手术的不同切口

切口	可获得范围
鼻侧切口	鼻腔、筛窦及上颌窦内侧壁切除
扩展韦氏切口	完全上颌骨、筛窦及鼻腔切除 改善了眶外侧壁及颧弓的显露
面正中掀开切口	上颌窦内侧壁及下壁切除
双侧冠状头皮皮瓣切口	可在颅面联合入路中切除向颅内扩展的肿瘤

在过去的20年里，随着技术和设备的进步，内窥镜治疗已经变得越来越流行。一般情况下，累及上颌窦内侧壁、筛窦、蝶窦和斜坡的肿瘤均可通过内窥镜入路进行分块切除（图13.1）。内窥镜入路也可用于涉及神经外科的手术。

干净的切缘是手术的目的，无论何种手术方式都需要能做到。

经鼻内窥镜入路（EEA）的主要优点之一是加强了可视化以及良好的照明效果。与开放式手术相比，内窥镜消除了视线阻碍，因此提供了更好的全景视野和放大倍率。通过使用不同角度的检查镜和器械，最大限度地减少了无法涉及的区域，从而降低了并发症，加快了术后恢复。与传统经颅入路相比，内窥镜入路能直接到达颅底，从而避免了脑组织的牵拉。

然而，内窥镜手术不适合在以下情况进行：存在解剖限制（眶顶内侧以外的硬脑膜受累、广泛的脑浸润、皮肤或软组织受累）、特殊的肿瘤组织学类型，以及受限于手术团队的经验。在这些情况下，开放入路手术可能更合适。

眼球外肌损伤、颈内动脉损伤、脑脊液鼻漏和颅底重建是经鼻内窥镜手术的最大风险。

经鼻内窥镜入路手术时如留下较大的颅底缺损，可以采用带蒂局部组织瓣转移修复颅底，来降低术后脑脊液鼻漏的发生率。方式包括Hadad-Bassagaisteguy鼻中隔皮瓣、鼻侧壁皮瓣、中鼻甲皮瓣、额瓣-颅盖皮瓣（通过额槽入路鼻窦切开术或鼻切除术）和颞顶筋膜瓣。值得注意的是，Castelnuovo等报道使用多层无血管移植（髂胫韧带和阔筋膜）的方式修补颅底，其脑脊液鼻漏发生率与使用皮瓣修复相似。这说明了细致闭合颅底缺损的重要性，无论是使用带血管瓣还是无血管瓣[13-15]。

7.2 眼眶的处理

眼眶剜除术是指完全清除眼眶内容物，包括眼睑。眼眶清除术指的是摘除眼球、肌肉和眶周，而保留眼睑和睑结膜[16]。眼眶清除术这一术式更为常用。

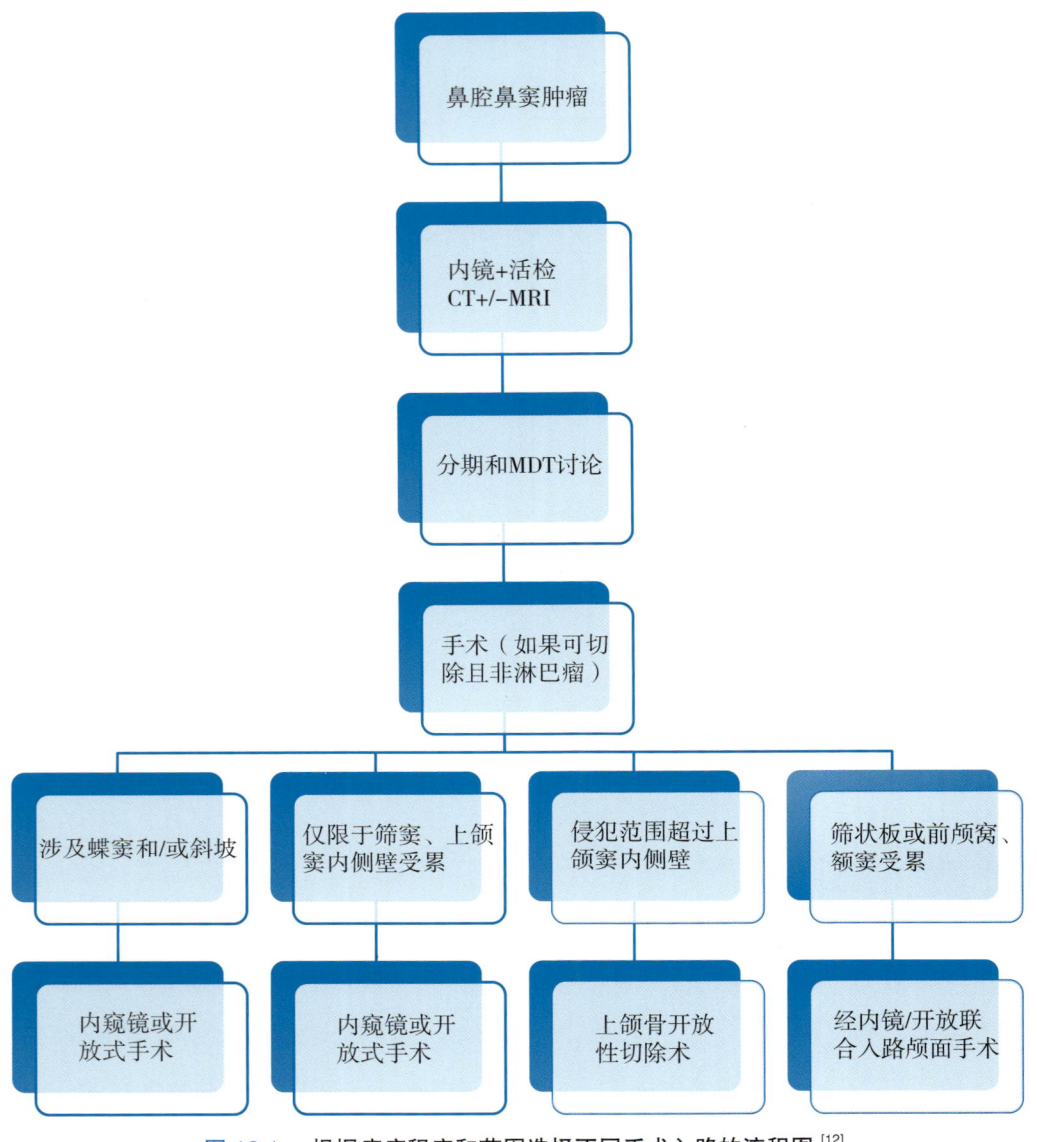

图 13.1　根据疾病程度和范围选择不同手术入路的流程图[12]

何种程度的眼眶侵犯需要施行眼眶剜除术一直是具有争议的问题。目前已经形成了眼眶侵犯的分级系统（表13.5）。笔者认为，如侵犯眼外肌、眶内脂肪、眼球或眶尖，则必须牺牲眼眶[4]。如果眶周受累尚可切除且能获得安全切缘，则可以达到保留眼眶的目的。眼眶保留过程中需要考虑的关键问题是肿瘤安全边缘并可以保留眼的功能（图13.2）。

如果要对眼眶进行放射治疗（直接或

在初始治疗范围的边缘内），也需要预先考虑眼眶清除或剜除。放射治疗后视网膜病变或视神经病变可导致失明，由于眼外肌纤维化导致不可逆的复视或致残，并可引起剧烈的疼痛，因此，对该类患者进行眼眶清除或剜除手术可能更好。

表 13.5 眼眶侵犯的分级系统

级别	眼眶侵犯程度
Ⅰ级	侵蚀眼眶内侧壁
Ⅱ级	侵犯眶周脂肪
Ⅲ级	侵犯内直肌、视神经、眼球或眼睑皮肤

来源：Iannetti G et al. J Craniofac Surg. 2005；16(6)：1085-91.

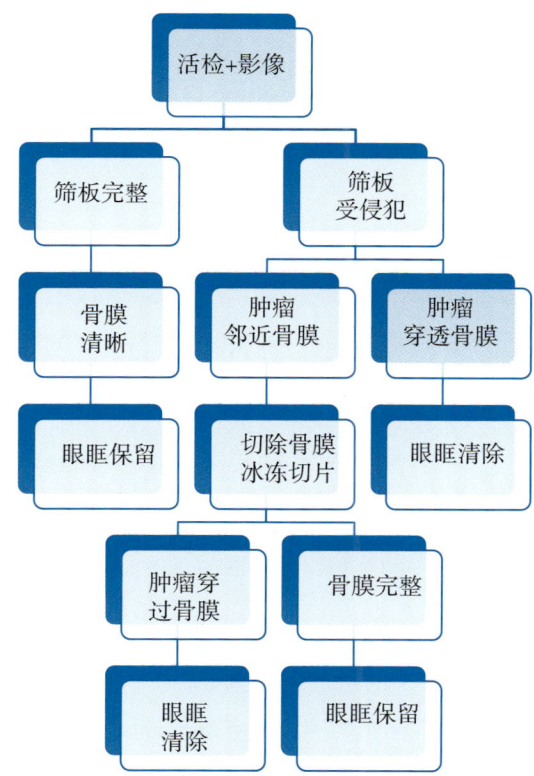

图 13.2 选择眼眶清除/手术适应证的流程图[16]

7.3 放射治疗

放疗通常用于淋巴系统肿瘤的术后辅助治疗（根治性目的）、不可切除的或手术无法耐受患者的姑息治疗。

副鼻窦放疗的主要副作用是对邻近结构的损害，包括眼毒性（失明、视网膜病变和视神经病变）、脑组织损伤和放射性骨坏死。

7.3.1 质子治疗

近年来，质子治疗越来越流行，并且经选择的病例能获益。这是一种利用质子束靶向打击肿瘤的外放射治疗。由于质子束的散射少，其附带损害较低，只在较短的特定距离内最大限度地释放剂量，从而减少剂量相关的副作用，并能限制对邻近组织的损害，这种治疗方式对于鼻腔鼻窦肿瘤可能非常有用，因为肿瘤往往靠近脑干、视神经和脊髓等重要结构。

7.4 化学治疗

化疗在鼻腔鼻窦肿瘤根治性多模式治疗（作为放射增敏剂）或姑息治疗中均可发挥作用。

化疗可以在不同时期进行：

1.作为淋巴瘤和不能手术的肿瘤的初始治疗（通常与放射治疗同时进行）。

2.辅助化疗：手术后进行（通常与放疗同时进行），以尽量减少高危患者的复发（如手术切缘阳性、神经周围侵犯或囊外侵犯等局部转移）。

3.新辅助或诱导化疗：在明确的手术或非手术治疗前进行，使肿瘤缩小。某些组织学亚型已被证实对诱导化疗有应答，包括神经内分泌癌、鼻腔鼻窦未分化癌、高级别嗅神经母细胞瘤和肠型腺癌（具有野生型p53表型）。

8　良性肿瘤

8.1　骨纤维病变

良性骨异常被统称为骨纤维病变。骨瘤、骨化纤维瘤和纤维异常增生是含骨量从多到少的三种连续性病变。

8.1.1　骨瘤

骨瘤是最常见的良性鼻腔鼻窦肿瘤。这是一种生长缓慢的骨性肿瘤，主要影响额窦和筛窦。骨瘤的总发病率为3%[17]。常见于50~60岁的患者，男女比例为1.3∶1[17]。大多数骨瘤是孤立性的。有时，它们可能是常染色体显性综合征（称为Gardner综合征）的一部分。其三联征包括骨瘤（通常为多发）、软组织肿瘤（如表皮包涵体囊肿或皮下纤维瘤）和结肠息肉。此类结肠息肉的恶变风险很高，因此，应推荐患者到胃肠道疾病专科诊治。

8.1.1.1　临床表现

患者通常无症状，偶尔表现为骨性肿块或黏液囊肿的症状（肿块、眼眶突出和复视）。

8.1.1.2　检查

副鼻窦CT检查通常足以诊断和评估疾病的程度。

8.1.1.3　处理

无症状肿瘤通常采取保守治疗。有症状或不断生长的骨瘤，可以通过内窥镜手术或开放手术切除。

8.1.2　纤维异常增生

纤维异常增生症多见于女性。

在纤维异常增生时，正常的髓样骨被纤维组织所取代。此症通常出现在20岁以内。

根据所涉及骨的数量，可分为两种形式：

1.单骨型（累及单骨）：较为常见（70%~85%）。

2.多骨型（多骨同时受累）。

McCune-Albright综合征（多骨型纤维异常增生、青春期提前、皮肤色素沉着）非常罕见，且主要影响年轻女性[18]。

8.1.2.1　临床表现

患者多无症状，且被偶然诊断为此

症。有的可表现为骨痛、肿胀和/或压痛。1/4的单骨型病例发生于面部骨骼，特别是上颌骨及下颌骨的后方。多骨型病例中，高达75%的身体会受到影响。纤维异常增生可导致畸形（由于不对称或局灶性生长过度）和骨折。

8.1.2.2 检查

CT显示为典型的磨玻璃样外观的异常纤维性骨。

8.1.2.3 处理

通常，根据出现的症状决定是否需要治疗，比如为了保留视力或存在明显的外观畸形。目前还没有药物能够改变疾病的进程。静脉注射双膦酸盐可能有助于治疗骨痛。该症恶变者较为罕见。

8.1.3 骨化纤维瘤

骨化纤维瘤也是正常骨骼被纤维组织取代的一种情况，通常发生在30~40岁的患者中，主要影响下颌骨（75%）或上颌骨（10%~20%）。该症的病理生理学基础尚不明确[19]。

8.1.3.1 临床表现

通常表现为圆形、无痛性骨膨大。

8.1.3.2 检查

X线摄片显示，病变最初是透光的，随着病灶的成熟而变得越来越不透光。

8.1.3.3 处理

与纤维异常增生症相似，由症状决定是否需要治疗，大多数人会进行手术切除。

8.2 鼻腔鼻窦内翻性乳头状瘤

大部分鼻腔鼻窦乳头状瘤起源于Schneiderian膜（外胚呼吸上皮）。根据显微镜下特征，可分为内翻性乳头状瘤（内生）、真菌状瘤（外生）和嗜酸细胞性乳头状瘤。

其中最有意义的是内翻性乳头状瘤，表现为局部组织破坏、易复发和恶变。它是第二常见的鼻腔良性肿瘤（仅次于骨瘤），年发病率为（0.5~1.6）/10万人[20]。通常起源于中鼻道区域的鼻腔外侧壁。该类肿瘤的特征是上皮成分向基质内呈内翻性生长（基底膜完整），伴有邻近组织破坏。虽然名字中有"乳头状瘤"一词，但没有确切的证据表明该症是由人乳头状瘤病毒（HPV）引起的。

8.2.1 临床表现

临床表现为鼻塞、鼻出血、鼻漏和嗅觉减退。

8.2.2 检查

CT显示不透明的骨性侵蚀或骨质增生。许多内翻性乳头状瘤在CT上的特征性表现是肿瘤起源处的局灶性骨质增生。

MRI（在T2和T1增强序列中）经常

显示特征性的黏膜内折，被描述为一种卷曲的脑回样结构，以鉴别肿瘤与正常的黏膜衬里和黏液区。

Krouse根据内窥镜和CT扫描评估肿瘤累及的程度对该肿瘤进行了分级（表13.6）[21]。

表 13.6　鼻腔鼻窦内翻性乳头状瘤 Krouse 分级

级别	病变范围
Ⅰ级	仅局限于鼻腔
Ⅱ级	局限于筛窦、上颌窦内侧及上部
Ⅲ级	侵犯上颌窦外侧或下部，或延伸到额窦或筛窦
Ⅳ级	延伸到鼻腔鼻窦范围以外，或任何恶性肿瘤

来源：Krouse JH, Laryngoscope. 2000;110(6):965-8.

8.2.3　治疗

手术是首选的治疗方式，绝大多数患者可以通过内窥镜进行手术。单纯清除病灶，类似良性息肉病，可导致较高的复发率。防止内翻性乳头状瘤复发最重要的因素是明确病灶及其附属物的范围和初次手术切除的彻底性[22]。最重要的是，完整切除病灶及周围的黏膜和黏性骨膜，同时复位下层骨，以尽量减少复发。大多数内翻性乳头状瘤起源于鼻腔外侧壁（表13.7）。这意味着上颌骨内侧切除是这类肿瘤推荐的最小手术范围，可以获得黏膜和骨的安全切缘。文献所报道的复发率各不相同，完整手术切除后的复发率可达25%，在只进行了类似息肉切除的病例中复发率更高[23]。

表 13.7　鼻腔鼻窦内翻性乳头状瘤附着部位分布

附着部位	比例（%）
上颌窦	42
筛窦	18
鼻腔	15
中/上鼻甲	12
额窦	10
蝶窦	1.5
筛状板	1.5

来源：Schneyer MS et al. Int Forum Allergy Rhinol. 2011;1(4):324-8.

长期的随访有助于发现肿瘤复发或恶变，因为这种疾病在出现症状之前就可以广泛蔓延。对于多次复发的内翻性乳头状瘤的治疗非常具有挑战性，有报道术后5-氟尿嘧啶治疗可能有一定的价值[22]。内翻性乳头状瘤的同时癌变率和异时癌变率分别为7.1%和3.6%。一项系统性回顾分析显示，发生异时癌变的平均时间为52个月（范围为6~180个月）。

8.3　青少年鼻咽部血管纤维瘤

青少年鼻咽部血管纤维瘤是一种少见的、良性的、具有局部侵袭性的血管病变。从发病机制来说，该病被认为是一种血管畸形而非肿瘤。它起源于睾丸激素敏感细胞，因此好发于男性。

8.3.1 临床表现

该病好发于年轻男性，早期症状包括鼻塞和鼻出血。随着肿瘤的生长，还会出现面部肿胀、视力减退或神经功能影响。

8.3.2 检查

对青少年血管纤维瘤患者的评估依赖于影像学检查。CT上表现为蝶腭孔和翼腭窝增宽、上颌骨后壁前突。MRI上表现为典型的血管流空效应。对该病的诊断主要依靠影像学，不建议进行术前活检，因其出血风险较高。血管造影可以了解肿瘤供血情况，以协助制定手术计划，并可通过栓塞主要的分支血管以减少出血。匹兹堡分期系统用于评估肿瘤的两个重要属性：肿瘤向颅内扩张的路线和颈内动脉分支血管供应的范围[25]。

8.3.3 处理

治疗主要依靠完全的手术切除，包括内镜下、开放或联合入路的手术。术前栓塞可以减少肿瘤出血，是大多数医疗机构的常规操作。如果由于肿瘤侵犯蝶骨底翼丛血管而造成部分残留，则术后极易导致复发，术中处理该区域时需特别注意。推荐术后进行增强CT或MRI检查以评估是否有肿瘤残留。放疗和抗雄激素治疗有明显的副作用，因此只用于无法手术切除的患者。

8.4 神经源性肿瘤

神经鞘瘤（图13.3）和神经纤维瘤均被列为神经源性肿瘤。神经鞘瘤起源于神经周围的间叶细胞，很少发生恶变。肿瘤通常沿三叉神经和自主神经的分支生长。主要发生于筛窦和上颌窦，其次是鼻腔、蝶窦和额窦（图13.4）。

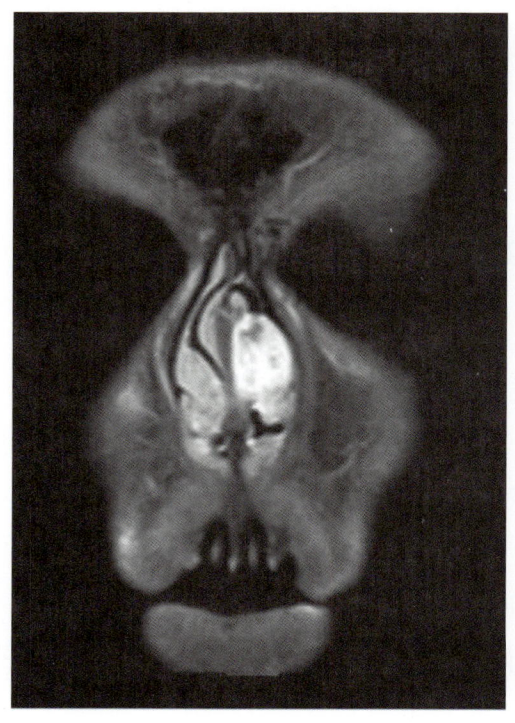

图13.3 MRI（T1钆增强）显示左侧前鼻腔神经鞘瘤伴强化

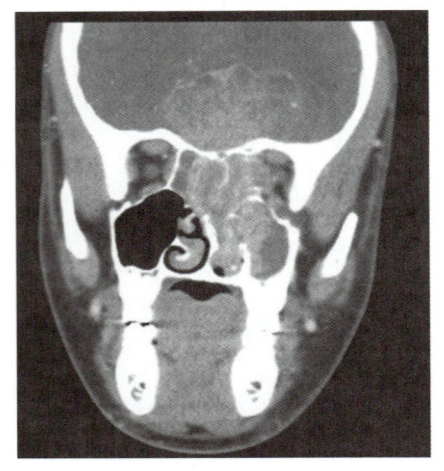

图 13.4 冠状位 CT（软组织窗）显示嗅神经母细胞瘤颅内侵犯，肿瘤填充鼻腔，并侵蚀筛骨板

患者可表现为肿块、梗阻、疼痛，少见的有鼻出血[26]。

神经纤维瘤起源于神经纤维内，通常伴随神经纤维瘤病（皮肤色素沉着、脊神经或颅神经的多发性神经纤维瘤和多发性的皮肤肿瘤）而出现。该病可发生恶变。治疗应达到完全切除，如肿瘤涉及周围重要结构，则次全切除也是可以接受的。

9 恶性肿瘤

原发性上皮性恶性肿瘤比非上皮性恶性肿瘤更为多见。鳞状细胞癌是最常见的上皮性恶性肿瘤，而淋巴瘤是最常见的非上皮性恶性肿瘤。

9.1 鳞状细胞癌

鳞状细胞癌是最常见的鼻腔鼻窦恶性肿瘤（＞70%）。主要累及上颌窦（70%），其次是鼻腔（20%），然后是筛窦[27]。

该病主要发生于60岁以上的男性。目前比较公认的职业暴露危险因素，包括木尘、皮革粉尘、甲醛、农业和建筑相关工种[7]。

鳞状细胞癌通常表现为局部晚期病程，偶可伴有转移（图13.5和13.6）。

第一站淋巴引流进入咽后淋巴结，然后进入二腹肌下淋巴结。

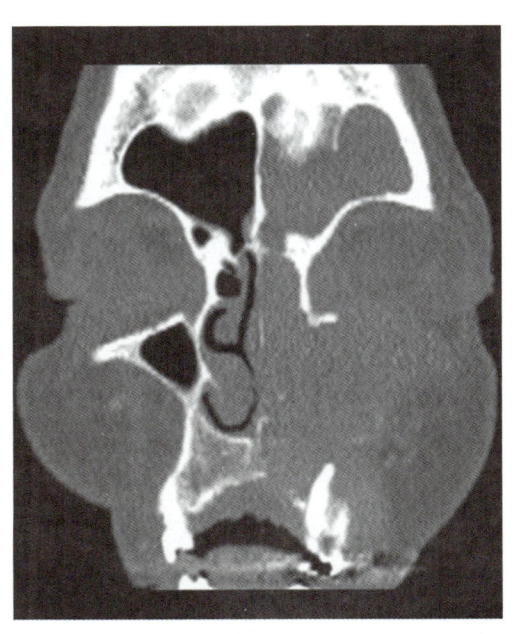

图 13.5 冠状位 CT 显示鳞状细胞癌侵蚀上颌窦各壁，并延伸至鼻腔

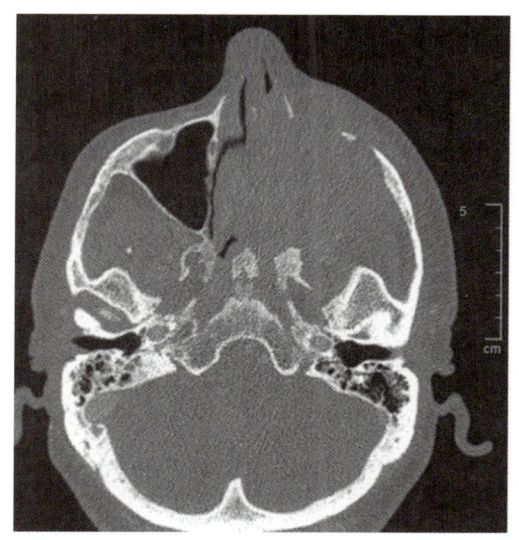

图 13.6 横断位 CT 显示鳞状细胞癌侵蚀上颌窦各壁，并延伸至鼻腔、脸颊及颞下窝

9.2 腺癌

腺癌是第二常见的鼻腔鼻窦恶性肿瘤（5%~20%），多发生于筛窦。该病与职业接触木尘有关。与鳞状细胞癌相比，接触木尘而患腺癌的风险更大，尤其是硬木粉尘。另外还与皮革粉尘、甲醛和纺织工业有关[7]。

组织学分型可分为涎腺型腺癌（5%~10%）和非涎腺型腺癌，后者分为肠型腺癌和非肠型腺癌。

在肠型腺癌和非肠型腺癌两种类型中，只有前者与接触木尘有关。由于双侧鼻腔均暴露于致癌物，该肿瘤往往呈双侧鼻腔内多灶性生长（特别是肠型腺癌），因此通常需要行双侧筛窦切除。

9.3 腺样囊性癌

腺样囊性癌起源于副鼻窦的小唾液腺。一般来说，该肿瘤生长速度中等，淋巴转移风险较低[28]。即使采取了积极的手术和放射治疗，肿瘤向神经周围扩散仍较常见，并可导致迟发性的局部复发和转移。远处转移最常见于肺部。患者通常需要接受术后辅助放疗，但目前没有明确的证据表明放疗可以提高生存率[28]。

9.4 黑色素瘤

鼻腔鼻窦是头颈部黏膜黑色素瘤最常见的部位（66%）[29]。起源于呼吸上皮中的黑色素细胞。黏膜黑色素瘤约占所有黑色素瘤的1%。由于发病率低，其病因尚不明确。该类肿瘤具有不同程度的色素沉着。其中有高达30%的黏膜黑色素瘤表现为无色素性，因此导致诊断困难以及手术的不彻底。

与大多数鼻腔鼻窦肿瘤一样，其临床表现不具有特异性。CT上可表现为息肉样病变伴骨重塑或侵蚀。在MRI上，由于肿瘤内含有顺磁性的黑色素成分，有时可以看到长T1信号。活检组织的免疫组化结果通常显示Vimentin、S100和melan-A阳性。与皮肤或葡萄膜黑色素瘤相比，黏膜黑色素瘤被认为具有不同的分子改变。与皮肤黑色素瘤（50%）相比，

BRAF V600E突变在黏膜源性黑色素瘤中更罕见（<6%）[39]。

鼻腔鼻窦黏膜黑色素瘤采用了一种变化后的TNM分期系统（表13.3），这也反映了该病普遍预后不佳。鼻腔鼻窦黑色素瘤不存在T1和T2期病变。单纯手术或手术+术后放疗是主要的治疗手段。这种肿瘤在无法接受根治性治疗的老年患者中并不少见，可以通过减容和姑息治疗来改善鼻通气和减少鼻出血。

9.5 嗅神经母细胞瘤

嗅神经母细胞瘤（ONB）是一种比较罕见的起源于嗅上皮的肿瘤，约占所有鼻腔鼻窦恶性肿瘤的5%。其年龄分布范围较广（3~90岁）。有学者报道，该病在20岁和60岁呈现两个发病高峰[30]。

该病的诊断特征是具有神经母细胞瘤细胞的"玫瑰花结"，但由于其组织学变化复杂，有时可被误认为是未分化癌。Hyams分级和Kadish分期（表13.8）用于预测和指导治疗。Hyams低级别（Ⅰ和Ⅱ级）肿瘤的生存率明显高于高级别（Ⅲ和Ⅳ级）肿瘤（分别为56%和25%）。分期则采用了Kadish等人提出的分期系统（图13.4）[31]。

治疗方式以手术（包括开放手术和鼻内窥镜手术）联合术后放疗为主。颅内广泛受累的晚期病变（C期）可能需要辅助化疗。

表13.8　嗅神经母细胞瘤的Kadish分期

分期	肿瘤范围
A期	局限于鼻腔
B期	局限于副鼻窦和鼻腔
C期	延伸到鼻腔和鼻窦范围以外

来源：Kadish S et al. Cancer. 1976;37(3):1571-6.

9.6 神经内分泌癌：小细胞型（SmCC）和大细胞型

此类罕见的肿瘤具有很强的侵袭性，可在短时间内发生全身转移。最新研究报道，术前新辅助化疗联合手术及术后辅助调强放疗（IMRT）可以改善预后[32,33]。

9.7 鼻腔鼻窦未分化癌（SNUC）

鼻腔鼻窦未分化癌是一种罕见的高侵袭性肿瘤，总体发病率很低，约为0.02/10万人。该病好发于男性，男女比例为3∶1。其年龄分布较为广泛，大多发生在50岁以上人群[34]。该病进展迅速，典型表现为局部侵犯和颈部淋巴结转移。

如果诊断时已属于晚期，则手术很难达到阴性切缘，且具有很高的复发率，使治疗非常困难。尽管采用了多模式治疗手段（手术、放疗±化疗），该病预后仍较差，中位生存期小于18个月，5年生存率不到20%。一项最新的研究显示，接受放化疗与手术+术后辅助治疗的患者之间，无病生存期和总生存期没有统计学差异[34]。

9.8 软骨肉瘤

软骨肉瘤是一种起源于软骨的恶性间叶性肿瘤，可发生于任何年龄。该病通常起源于鼻中隔或斜坡。患者的典型表现为鼻塞（累及鼻中隔）、头痛、头晕和复视（累及斜坡）。CT上显示为分叶状、不均匀的病变，可见软骨样基质，伴有周围钙化或中心散在钙化。MRI上显示软骨样基质在T2表现为高信号。有时，软骨样基质的钙化可导致空洞信号。治疗首选手术切除，术后辅助放疗有一定效果[35]。

9.9 淋巴瘤

淋巴瘤是发生于鼻腔鼻窦的第二常见恶性肿瘤，仅次于癌。可分为霍奇金淋巴瘤（HL）和非霍奇金淋巴瘤（NHL）。非霍奇金淋巴瘤又被细分为B细胞、T细胞和NK细胞淋巴瘤[36]。

鼻腔鼻窦淋巴瘤在亚洲的发病率高于西方国家。B细胞淋巴瘤好发于上颌窦，与发生在鼻中隔的T细胞淋巴瘤相比，其预后较好。淋巴瘤一般不需要手术治疗，但是需要通过活组织检查明确诊断[36]。

9.10 横纹肌肉瘤

虽然横纹肌肉瘤相对少见，但它是儿童中最常见的软组织肉瘤。这是一种骨骼肌的恶性肿瘤。胚胎亚型在儿童中占主导地位，而腺泡亚型在成人中较多见[37]。

生长于鼻腔鼻窦的肿瘤容易扩散到邻近部位，如颅底和眼眶。约40%可转移至淋巴结、骨和肺。肿瘤分期参考国际横纹肌肉瘤研究协作组临床分期系统。首选的治疗方式是单纯化疗或化疗联合放疗。手术治疗仅用于对化疗无反应或复发的患者[38]。

10 小结

随着内窥镜技术的进展、放疗方式的演变以及诱导化疗的出现，鼻腔鼻窦肿瘤的临床治疗得到了显著改善。尽管如此，其总体疗效仍不理想。基于肿瘤基因组学和分子谱的更精准的肿瘤治疗模式，已逐渐取代以往基于解剖学和组织学的传统治疗手段。这将为新的药物靶点和个体化治疗提供可能性。

肿瘤的早期诊断和鉴别是至关重要的。患者和健康体检专业人员应学会识别一些早期的非特异性症状。为了获得最佳治疗，患者应在专门的颅骨相关疾病诊治中心接受多学科团队的治疗。

参考文献

1. Barnes L, Eveson J, Reichart P, Sidransky D. Pathology and Genetics: Head and Neck Tumors. IARC Press; 2005.
2. Lund VJ, Clarke PM, Swift AC, McGarry GW, Kerawala C, Carnell D. Nose and paranasal sinus tumours: United Kingdom National Multidisciplinary Guidelines. J Laryngol Otol. 2016;130（S2）:S111-S8.
3. Castelnuovo P, Lepera D, Turri-Zanoni M, Battaglia P, Bolzoni villaret A, Bignami M et al. Quality of life following endoscopic endonasal resection of anterior skull base cancers. J Neurosurg. 2013;119（6）:1401-9.
4. Iannetti G, Valentini V, Rinna C, Ventucci E, Marianetti TM. Ethmoido-orbital tumors: Our experience. J Craniofac Surg. 2005;16（6）:1085-91.
5. Gerth DJ, Tashiro J, Thaller SR. Pediatric sinonasal tumors in the United States: Incidence and outcomes. J Surg Res. 2014;190（1）:214-20.
6. Wolf J, Schmezer P, Fengel D, Schroeder HG, Scheithauer H, Woeste P. The role of combination effects on the etiology of malignant nasal tumours in the wood-working industry. Acta Otolaryngol Suppl. 1998;535:1-6.
7. Binazzi A, Ferrante P, Marinaccio A. Occupational exposure and sinonasal cancer: A systematic review and meta-analysis. BMC Cancer. 2015;15:49.
8. Syrjanen KJ. HPV infections in benign and malignant sinonasal lesions. J Clin Pathol. 2003;56（3）:174-81.
9. Mehrad M, Chernock RD, El-Mofty SK, Lewis JS, Jr. Diagnostic discrepancies in mandatory slide review of extradepartmental head and neck cases: Experience at a large academic center. Arch Pathol Lab Med. 2015;139（12）:1539-45.
10. Hanna EY, Cardenas AD, DeMonte F, Roberts D, Kupferman M, Weber R et al. Induction chemotherapy for advanced squamous cell carcinoma of the paranasal sinuses. Arch Otolaryngol Head Neck Surg. 2011;137（1）:78-81.
11. Hadad G, Bassagasteguy L, Carrau RL et al. A novel reconstructive technique after endoscopic expanded endonasal approaches: Vascular pedicle nasoseptal flap. Laryngoscope. 2006;116（10）:1882-6.
12. Lopez F, Grau JJ, Medina JA, Alobid I. Spanish consensus for the management of sinonasal tumors. Acta Otorrinolaringol Esp. 2017;68（4）:226-34.
13. Majer J, Herman P, Verillaud B. 'Mailbox Slot' pericranial flap for endoscopic skull base reconstruction. Laryngoscope. 2016;126（8）:1736-8.
14. Zanation AM, Snyderman CH, Carrau RL, Kassam AB, Gardner PA, Prevedello DM. Minimally invasive endoscopic pericranial flap: A new method for endonasal skull base reconstruction. Laryngoscope. 2009;119（1）:13-8.
15. Mattavelli D, Schreiber A, Ferrari M et al. Three-Layer Reconstruction with Iliotibial Tract After Endoscopic Resection of Sinonasal Tumors. World Neurosurg. 2017;101:486-92.
16. Suarez C, Ferlito A, Lund VJ et al. Management

of the orbit in malignant sinonasal tumors. Head Neck. 2008;30（2）:242-50.

17. Earwaker J. Paranasal sinus osteomas: A review of 46cases. Skeletal Radiol. 1993;22（6）:417-23.

18. MacDonald-Jankowski D. Fibrous dysplasia: A systematic review. Dentomaxillofac Radiol. 2009;38（4）:196-215.

19. MacDonald-Jankowski DS. Ossifying fibroma: A systematic review. Dentomaxillofac Radiol. 2009;38（8）:495-513.

20. Lund VJ, Stammberger H, Nicolai P et al. European position paper on endoscopic management of tumours of the nose, paranasal sinuses and skull base. Rhinol Suppl. 2010;22:1-143.

21. Krouse JH. Development of a staging system for inverted papilloma. Laryngoscope. 2000;110（6）:965-8.

22. Adriaensen GF, Lim KH, Georgalas C, Reinartz SM, Fokkens WJ. Challenges in the management of inverted papilloma: A review of 72revision cases. Laryngoscope. 2016;126（2）:322-8.

23. Mirza S, Bradley PJ, Acharya A, Stacey M, Jones NS. Sinonasal inverted papillomas: Recurrence, and synchronous and metachronous malignancy. J Laryngol Otol. 2007;121（9）:857-64.

24. Schneyer MS, Milam BM, Payne SC. Sites of attachment of Schneiderian papilloma: A retrospective analysis. Int Forum Allergy Rhinol. 2011;1（4）:324-8.

25. Snyderman CH, Pant H, Carrau RL, Gardner P. A new endoscopic staging system for angiofibromas. Arch Otolaryngol Head Neck Surg. 2010;136（6）:588-94.

26. Azani AB, Bishop JA, Thompson LD. Sinonasal tract neurofibroma: A clinicopathologic series of 12cases with a review of the literature. Head Neck Pathol. 2015;9（3）:323-33.

27. Lund VJ, Wei WI. Endoscopic surgery for malignant sinonasal tumours: An eighteen year experience. Rhinology. 2015;53（3）:204-11.

28. Amit M, Binenbaum Y, Sharma K et al. Adenoid cystic carcinoma of the nasal cavity and paranasal sinuses: A meta-analysis. J Neurol Surg B Skull Base. 2013;74（3）:118-25.

29. Williams MD. Update from the 4th edition of the World Health Organization Classification of Head and Neck Tumours: Mucosal Melanomas. Head Neck Pathol. 2017;11（1）:110-7.

30. Faragalla H, Weinreb I. Olfactory neuroblastoma: A review and update. Adv Anat Pathol. 2009;16（5）:322-31.

31. Kadish S, Goodman M, Wang CC. Olfactory neuroblastoma. A clinical analysis of 17cases. Cancer. 1976;37（3）:1571-6.

32. Bell D, Hanna EY, Weber RS et al. Neuroendocrine neoplasms of the sinonasal region. Head Neck. 2016;38（Suppl 1）:E2259-66.

33. Mitchell EH, Diaz A, Yilmaz T et al. Multimodality treatment for sinonasal neuroendocrine carcinoma. Head Neck. 2012;34（10）:1372-6.

34. Xu CC, Dziegielewski PT, McGaw WT, Seikaly H. Sinonasal undifferentiated carcinoma（SNUC）: The Alberta experience and literature review. J Otolaryngol Head Neck Surg. 2013;42:2.

35. Khan MN, Husain Q, Kanumuri VV et al. Management of sinonasal chondrosarcoma: A systematic review of 161patients. Int Forum Allergy Rhinol. 2013;3（8）:670-7.

36. Steele TO, Buniel MC, Mace JC, El Rassi E, Smith TL. Lymphoma of the nasal cavity and paranasal sinuses: A case series. Am J Rhinol Allergy. 2016;30（5）:335-9.

37. Malempati S, Hawkins DS. Rhabdomyosarcoma: Review of the Children's Oncology Group（COG）Soft-Tissue Sarcoma Committee

experience and rationale for current COG studies. Pediatr Blood Cancer. 2012;59（1）:5-10.

38. Szablewski V, Neuville A, Terrier P et al. Adult sinonasal soft tissue sarcoma: Analysis of 48cases from the French Sarcoma Group database. Laryngoscope. 2015;125（3）:615-23.

39. Ozturk Sari S, Yilmaz I, Taskin OC, Narli G, Sen F, Comoglu S et al. BRAF, NRAS, KIT, TERT, GNAQ/GNA11mutation profile analysis of head and neck mucosal melanomas: A study of 42cases. Pathology. 2017;49（1）:55-61.

第 14 章

唾液腺疾病

Giri Krishnan and Neeraj Sethi

1 解剖

唾液腺主要有三对——腮腺、下颌下腺和舌下腺。还有许多其他小唾液腺散布在上呼吸消化道的黏膜中。

1.1 腮腺

腮腺是最大的唾液腺。它位于耳朵的前下方，表面位于下颌骨的升支上，向下颌骨深面延伸。它从下颌骨的下缘延伸到颧弓，封闭在颈深筋膜内。

腮腺导管（塞森斯管）从腺体前缘穿出，约位于颧弓和嘴角的中间。它走行于咬肌的内侧边界，然后深入颊肌，进入靠近第二上臼齿的口腔黏膜处。长约5cm。

面神经与腺体有重要的解剖关系。面神经通过茎乳孔出颅，进入腮腺后分为上干和下干。它们穿过腮腺，在腮腺深叶和浅叶之间分成五个主要的终末分支——颞支、颧支、颊支、下颌缘支和颈支。

1.1.1 血供

来自颈外动脉（ECA）的耳后支、上颌支和颞浅支在穿过腺体时供应腺体。然后回流到下颌后静脉，该静脉由颞浅静脉和上颌静脉在腮腺中汇合形成。

1.1.2 淋巴引流

淋巴引流自耳前（腮腺）淋巴结（其中可能有 20 多个），然后引流至上组颈深淋巴结[1]。

1.1.3 神经支配

耳颞神经（V3 的一个分支）为腮腺提供感觉神经支配。它是三叉神经的分支，通过卵圆孔离开颅骨。耳颞神经还携带副交感神经分泌运动纤维至腮腺。它们起源于颞下窝的耳神经节。耳神经节的节前副交感神经纤维来自舌咽神经（CN IX）[2]。

1.2 下颌下腺

在外科学解剖中，下颌下腺以下颌舌骨肌为界分为浅叶和深叶，它围绕着下颌舌骨肌的后缘。浅叶的侧面有面动脉，面动脉走行于下颌骨下方，并到达咬肌前部的面部。腺体表面被皮肤、颈阔肌和颈深筋膜覆盖。同时腺体表面有面静脉、面神经的颈支和下颌缘支穿过。在切除下颌下腺时需要小心，避免损伤这些神经。

下颌下淋巴结位于腺体表面，但也有些位于腺体内，因此在颈清手术中需同时切除下颌下腺及下颌下淋巴结。下颌下腺深叶位于下颌舌骨肌和舌骨之间，上方有舌神经，下方有舌下神经。

下颌下腺导管（沃顿管）位于下颌舌骨肌和舌骨之间的颌下腺深叶内，开口于邻近舌系带的舌下乳头口底黏膜[2]。

1.2.1 血液供应

血液供应来自面动脉。静脉回流是通过面静脉。

1.2.2 淋巴引流

淋巴引流至下颌下淋巴结。

1.2.3 神经支配

自脑桥上泌涎核发生的副交感节前纤维，随中间神经、面神经、鼓索神经和舌神经而分布。节后纤维分布于下颌下腺和舌下腺。交感神经（血管收缩）纤维来自面部动脉周围的交感神经丛[1]。

1.3 舌下腺

舌下腺是唾液腺中最小的。它位于口底舌下筋膜间隙的舌下窝中，位于下颌舌骨肌表面。它有多达 20 个短导管，它们偶尔可以结合形成舌下导管。它通过与颌下腺导管相同的开口进入口腔。

1.3.1 血液供应

舌下动脉和颏下动脉供应舌下腺。这些分别是舌动脉和面动脉的分支。

1.3.2 淋巴引流

淋巴引流至颌下淋巴结。

1.3.3 神经支配

舌下腺受鼓索神经的传出（副交感神经）纤维和面神经的下颌下神经节支配[2]。

1.4 小唾液腺

有多达1000个小唾液腺散布在整个口腔、鼻腔、咽、喉、气管、肺和中耳。在口腔内，分布于颊、唇、舌黏膜，软腭、硬腭两侧和口底的黏膜下层。这些腺体具有未命名的微小导管、血管和淋巴管。

1.4.1 神经支配

在口腔中，小唾液腺受面神经支配（表 14.1）[2]。

表 14.1 唾液腺的副交感神经支配

节前	神经节	节后	腺体
CN Ⅶ（岩大神经，翼管神经）	翼腭	CN Ⅴ 2	口腔小唾液腺
CN Ⅶ（鼓索，舌神经）	颌下	CN Ⅴ 3	下颌下腺 舌下腺 小唾液腺
CN Ⅸ（鼓室神经、岩小神经）	耳	CN Ⅴ 3	腮腺

2 生理学

唾液腺是产生和分泌唾液的外分泌腺。人类唾液产生的最大速率约为1ml/min/g。在神经元和激素信号的控制下，唾液腺迅速分泌唾液。

2.1 唾液腺结构

唾液腺的基本单位由腺泡、分泌管和集合管组成。

- 腺泡中央腔被锥体状细胞和肌上皮细胞包围，它产生初级分泌物。腺泡可分为浆液性（大量细胞质颗粒）、黏液性（透明细胞质）或混合性。
- 分泌管与闰管相延续，又称纹管。它们通过吸收Na^+，释放K^+和排出HCO_3^-而使唾液低渗。
- 集合管由两层细胞组成：内部的扁平细胞和外部的柱状细胞。当肌上皮细胞收缩时，预先形成的分泌物通过导管排出[3]。

2.2 唾液

虽然唾液中98%是水，但其中还有大量其他成分。表14.2[3]中列出了唾液的其他成分。

表 14.2 唾液成分

细胞和颗粒	上皮细胞，中性粒细胞，微生物（细菌、病毒、念珠菌和原生动物），微粒，外泌体
蛋白质和多肽	黏蛋白糖蛋白、司汀蛋白、富脯氨酸蛋白、碳酸酐酶 6、组织抑制素、分泌成分、SIgA、IgG、白蛋白、溶菌酶、乳铁蛋白、基质金属蛋白酶 8、白介素 8、神经生长因子、瘦素、LL37、α-防御素
核酸分子	DNA，mRNA，非编码 RNA，小 RNA
类固醇激素	雌激素，睾酮和皮质醇
脂类	甘油三酯、胆固醇
小信号分子	腺苷二磷酸
电解质	Na^+，Cl^-，Ca^{2+}

唾液的功效：

- 润滑（言语、咀嚼和吞咽必不可少）
- 缓冲和清除酸（由于pH呈微碱性）
- 保持牙齿的完整性（通过影响矿化、脱矿和再矿化）
- 抗菌活性
- 味道
- 消化（唾液淀粉酶启动碳水化合物消化）[4]

3 病理学

3.1 涎腺肿大

涎腺肿大是指双侧、弥漫性、对称、无痛的唾液腺肿大，最常见于腮腺。它与糖尿病、酒精、肥胖、肝病、营养不良（和饮食失调）以及雷米普利等药物有关[5]。

3.1.1 病史

涎腺肿大可表现为患者唾液腺的单侧或双侧肿胀。既往可能有以上提到的疾病史和药物使用史。

3.1.2 体格检查

检查可发现双侧对称、无压痛的腮腺。病人可能只注意到一侧，但客观检查应显示双侧肿大的腮腺。

3.1.3 辅助检查

血液学检查不会显示明显肝功异常，

超声（US）显示没有病灶存在。

3.1.4 治疗

涎腺肿大不需要特别的治疗，但建议加强对上述危险因素的筛查和生活方式改变。

3.2 急性唾液腺感染

唾液腺的急性感染（急性涎腺炎）可由多种病毒和细菌引起。虽然感染可以影响任何唾液腺，但腮腺感染更常见[6]。

急性细菌性化脓性腮腺炎最常由金黄色葡萄球菌和混合口腔需氧菌和/或厌氧菌引起（表14.3）。它经常发生在身体虚弱、脱水和口腔卫生不良的情况下。副黏病毒（腮腺炎）是急性腮腺炎最常见的病毒类型。胰腺炎可能还会引起其他严重的并发症，如感音神经性听力损失、无菌性脑膜炎、睾丸炎和胰腺炎。

表 14.3　引起急性腮腺炎的病原体

病毒	细菌
副黏病毒	化脓性链球菌
副流感病毒	绿色链球菌
柯萨奇病毒	肺炎链球菌
甲型流感病毒	流感嗜血杆菌
巨细胞病毒	消化链球菌
EB 病毒	拟杆菌
人类免疫缺陷病毒	梭杆菌

3.2.1 病史

病史应包括症状的发作和持续时间。腮腺炎有2～3周的潜伏期，接着出现低热、不适和厌食症状，随后出现腺体感染迹象。在考虑病毒原因时，还应了解药物和免疫史。

反复感染可能引起涎石症，梗阻的导管可导致腺体的继发性感染。也需询问最近的手术史或牙科就医情况。

急性化脓性涎腺炎常见于住院患者，因为他们无法独立维持口腔卫生。

3.2.2 查体

急性化脓性涎腺炎的特点是腺体突然出现的质硬红斑肿胀，并伴有轻微的局部疼痛和压痛。在导管口内可见到化脓性分泌物。如果累及腮腺，可能会有牙关紧闭和吞咽困难。

面部无力是一种罕见的症状。

由于腮腺筋膜非常紧致，在脓肿明显进展之前，临床波动可能不明显。下颌下腺感染往往较早出现波动。

全身特征如发热、寒战和明显的毒血症。

既往病史很重要，因为它在糖尿病和肾功能衰竭患者中更常见。

3.2.3 检查

影像学检查可用于区分急性化脓性感染和脓肿形成，并有助于评估炎症或结石引起的导管阻塞。需要注意的是，在急性感染期间不能使用X线唾液造影，因为这需要将造影剂注射到唾液管中。

3.2.3.1 超声

超声是一种良好的初始检查方法。它可以检测出导管或腺体内的结石，从而区分阻塞性和非阻塞性涎腺炎。脓肿B超表现为腺体内被不规则回声边缘包围的低回声区域。然而，B超结果高度依赖操作人员，在急性感染期间病人可能难以耐受，因为下压时会造成明显的刺痛。

3.2.3.2 CT

CT是鉴别蜂窝织炎与脓肿的敏感工具，当B超检查不明确时，CT是一个很好的补充。这样可以防止感染扩散到颈深部。它还可以识别钙化、腺内肿块和邻近炎症情况[7]。

3.2.3.3 微生物检查

有脓性分泌物时，应取样做革兰染色培养。由于分泌物可能被口腔菌群污染，对此必须谨慎解释。每个腺体的导管开口必须检查，同时手动按摩腺体，看看是否可以挤出脓液。

3.2.4 治疗

化脓性腮腺炎的治疗为静脉滴注抗生素。成人抗生素方案包括氟氯西林2g IV，每6小时1次，如果口服双氯西林500mg，每6小时1次有临床改善，则口服即可。也可口服克林霉素或静脉滴注林可霉素。治疗的时间取决于病人的免疫状态、感染的严重程度以及对治疗的反应。由于化脓性腮腺炎可能扩散到头部和颈部的深层筋膜间隙，并可能危及生命，不建议使用口服抗生素进行门诊治疗。如果经经验性静脉滴注抗生素治疗48小时后无临床改善，应实施手术切开引流。

3.2.5 预后/随访/并发症

感染进一步发展可导致颈部大面积肿胀、呼吸困难、败血症和邻近面部骨骼骨髓炎。由于腮腺间隙毗邻咽旁间隙，化脓性腮腺炎是咽旁间隙感染的重要来源，可能导致脓毒性颈静脉血栓性静脉炎（Lemierre综合征）。其他罕见的潜在并发症包括面神经麻痹或瘘管。CT涎管造影和瘘管造影可以评估瘘管的范围，并排除潜在恶性肿瘤的可能性。在罕见的情况下，可能发生反复腮腺感染，特别是在合并疾病的情况下，如糖尿病。对于这类病人，腮腺切除术可能被认为是最后的手段。

3.3 梗阻性涎腺疾病及涎石症

梗阻性唾液腺疾病是最常见的非肿瘤性唾液腺疾病，可能由结石、导管狭窄、纤维黏液堵塞、异物或导管系统的解剖变异引起。涎腺结石是引起梗阻性涎腺炎的主要原因。80%~90%的病例累及下颌下腺，其次是腮腺（5%～10%）和舌下腺（<1%）。结石大小不一，可以是单个的，也可以是多个的。结石的形成与慢性涎腺炎有关[8]。

3.3.1 病史

患者通常有受累唾液腺反复疼痛和肿胀的病史，尤其在餐后。这种疾病的病程通常是不断的反复和缓解。

3.3.2 体格检查

应双手触诊腺体以确定是否有结石。检查导管开口是否有化脓。口内触诊应延伸至口腔底部和舌颊软组织。所有的大涎腺都应检查是否有肿块、对称性和是否有分泌物，并应触诊颈部是否有淋巴结病变。应进行快速的颅神经检查，特别注意第Ⅶ和Ⅻ颅神经。

3.3.3 辅助检查

3.3.3.1 X线

传统的X线检查既简单又便宜。使用正位、侧位和斜位口腔内咬合视图，70%病例的结石不透光[8]。这种检查的缺点是没有导管系统或软组织的解剖信息可用。

3.3.3.2 涎管造影术

唾液腺造影可用于评估唾液腺结石以及其他梗阻性结石、炎症以及肿瘤疾病。可见结石充盈缺损，慢性涎腺炎分泌物潴留，炎症过程中的狭窄，肿瘤边界的不规则轮廓和干燥综合征（Sjögren病）的外渗。本检查禁忌证为碘过敏或急性涎腺炎患者[8]。

3.3.3.3 超声

超声可检出直径2或3mm的结石，可用于急性发作的涎腺炎[8]。

3.3.3.4 CT

CT可以检查出任何大小的唾液石，但代价是患者暴露在高辐射下。由于可以明确结石的位置，这可以帮助确定手术计划。

3.3.4 治疗

涎腺结石治疗的首要目标是保留涎腺功能，尽量减少并发症和不适。

3.3.4.1 保守治疗

无创保守管理，温和的腺体按摩，温敷，唾液腺冲洗是一线方法。当结石较小且位于导管内时，这有很高的成功率。当怀疑感染时，应开始使用抗生素[9]。

当保守治疗不成功时，可考虑有创治疗。包括经鼻内窥镜术、体外冲击波碎石术或开放式手术切除。

3.3.4.2 内窥镜

如果结石位于腺体远端合适的位置，可通过鼻内窥镜将直径4mm的结石取出。该手术可在全麻或局部麻醉下进行。首先扩张导管口，然后引入内窥镜。将一个接收篮被放置到结石后面，并收集和取出导管中的结石[10]。

位于导管下降部分的大于8mm的结石或狭窄后嵌顿的结石可以使用"鼻内窥镜辅助手术"来处理。简单地说，这种方法包括使用鼻内窥镜定位结石，然后在结石部位切小切口，使其能够在不需要切除腺体的情况下被取出[11]。

3.3.4.3 碎石术

碎石术可以针对直径5～8mm的中等大小的结石。以前只有体外冲击波碎石术（ECSWL）可用，但最近新的碎石装置已经可用[12]。

3.3.4.4 结石切除术

在口腔表面可见或容易摸到的结石可以经口切除，并将空心胶管插入导管内。

3.3.4.5 唾液腺切除

对于不适合或失败的顽固性疾病，先前所述的所有可选治疗方法均无效时，可采用腺体切除术来治愈。

3.3.5 随访

在微创治疗或保守治疗后，应鼓励患者每天进行多次腺体按摩，配合酸味饮食和催涎剂刺激唾液分泌。

唾液石的复发率不高，约为1%～10%[9]。

3.4 良性唾液腺肿瘤

唾液腺肿瘤并不常见，通常是良性的。研究表明，大约70%的肿瘤发生在腮腺，70%的腮腺肿瘤是良性的，70%的良性腮腺肿瘤是多形性腺瘤。恶性肿瘤的比例在下颌下腺、舌下腺和小唾液腺逐渐上升[13]。

3.4.1 病理

3.4.1.1 多形性腺瘤

多形性腺瘤，又称良性混合肿瘤，是最常见的唾液腺肿瘤。肿瘤有上皮样和结缔组织成分。在腮腺，90%发生在腮腺浅叶，其中一些形成"哑铃状肿瘤"，起源于浅叶，通过茎突。"隧道"，形成狭窄的峡部，与深叶的更多肿瘤连接。10%完全起源于深叶。多形性腺瘤也可起源于小唾液腺，最常见的是在上腭，然后是上唇。多发性多形性腺瘤比较罕见[14]。

多形性腺瘤在良性涎腺肿瘤中有其特征，因为它们的包膜有不同的厚度或完整性，其中卫星结节在文献[15]中有较多描述。这就是为什么在进行肿瘤切除时，一些人要求切除部分周围组织，以降低复发的风险。

多形性腺瘤的恶性转化通常发生在长期存在的肿瘤中。前5年的转化风险为1.5%，如果观察＞15年则转化风险为10%[16,17]。

多形性腺瘤复发不常见，通常发生在病变边缘。多发性局灶性复发持续出现数年，手术切除仍然是治疗复发性疾病的主要方法，并且会增加面神经损伤和复发的风险。对于初次尝试翻修手术后的老年患者可考虑放疗，但对于年轻患者可考虑重复手术。

3.4.1.2　Warthin瘤（乳头状淋巴性囊腺瘤）

Warthin瘤是第二常见的唾液腺良性肿瘤。这种肿瘤几乎只发生在腮腺。组织学上显示嗜酸性上皮乳头状突起到囊性间隙，伴淋巴样基质[18]。10%的病例是双侧的。男性中常见，并与吸烟有关[18]。

3.4.1.3　基底细胞腺瘤

基底细胞腺瘤具有特征性的包膜。基底膜完整，与多形性腺瘤不同。活检与实性腺样囊性癌很难区分[19]。

3.4.1.4　嗜酸细胞瘤

嗜酸细胞瘤占良性唾液腺肿瘤的不到1%。它们通常发生在腮腺，但也可能发生在任何其他唾液腺。

3.4.1.5　其他

其他罕见的良性唾液腺肿瘤包括小管腺瘤和肌上皮瘤。

3.4.2　病史

唾液腺的良性肿瘤通常表现为生长缓慢、无痛的肿块。患者通常无不适症状。

Warthin瘤常是一种生长缓慢的肿块，但与其他良性涎腺病变不同，它可能表现为疼痛、肿胀和其他可能与淋巴细胞[18]的免疫反应有关的炎症变化。

3.4.3　检查

良性肿瘤通常界限清楚，无压痛，可自由活动。它们常见于腮腺下极，可能被误认为是Ⅱ区淋巴结。深叶腮腺肿瘤可延伸至咽旁间隙，口咽检查时可导致扁桃体向内隆起。下颌下腺、舌下腺和小唾液腺的良性肿瘤非常罕见，因此，必须评估这些区域的肿块是否具有恶性特征：

- 面神经瘫痪或麻痹（因腮腺肿瘤侵犯）
- 同侧舌无力或麻木（表明下颌下腺恶性肿瘤的神经侵犯）
- 肿块固定，活动度差
- 颈部淋巴结肿大
- 疼痛（请注意Warthin瘤可能会疼痛，而因涎腺炎和唾液石症引起的肿胀也会疼痛）

3.4.4　辅助检查

3.4.4.1　细针穿刺细胞学

细针穿刺细胞学（FNAC）是确诊唾液腺肿瘤的首选检查。对良恶性疾病的鉴别特异性大于85%[20]。必须注意假阴性结果的风险，因此不能仅依靠FNAC结果诊断。最常见的诊断错误是样本量不足，因此经常建议超声引导穿刺以提高诊断率。

3.4.4.2 影像学检查

影像学检查不一定会改变手术的决定，因为腮腺切除术仍然被许多人视为"大活检"，但它可以帮助分析是否需立即手术，指导手术治疗，并明确是否为疑难病例，如深叶肿瘤。对下颌下腺和小唾液腺疾病，影像学是必不可少的。

影像学检查的优点：
- 精确划定位置/范围
- 判断与神经血管结构的关系
- 周围神经的侵犯
- 颅底侵犯
- 颅内扩展

超声检查价格低廉，无创，无并发症。它可以区分实性肿瘤和囊性肿瘤，如前所述，它可提高FNA的准确性。操作人员的专业知识对结果有很大的影响。

CT和MRI（磁共振成像）提供的信息优于比其他成像技术或体检。成像方式的选择往往受到诸如可用性和成本等机构制度因素的影响。MRI可以在不需要射线的情况下提供更好的软组织肿瘤轮廓，但CT应用更广泛、更便宜。

3.4.5 手术治疗

多年来，良性涎腺肿瘤的外科治疗原则一直保持不变。

腮腺切除术的主要特点是：
- 完全切除，切缘足够，避免局部复发。
- 切除方式（局部、浅表、全部）视肿瘤大小而定。
- 通常情况下，典型的改良布莱尔切口或皮纹切口用于腮腺中下部分切除腺体。皮纹切口可以延伸至发际线以便进一步暴露。

腮腺切除术中辨别面神经远端分支的技巧：
- 下颌缘支：下颌骨下缘以下，通过浅表至面部血管周围
- 颊支：在腮腺咬肌筋膜下方，与腮腺导管平行
- 颧支：在外侧眼角和耳屏之间

3.4.6 腮腺切除术后并发症

3.4.6.1 面部神经麻痹

良性疾病的腮腺手术后面神经麻痹是常见的。幸运的是，绝大多数都是暂时的。有多达一半的患者会出现暂时性面瘫，而永久性面瘫则要低得多，据报道约<3%[21]。永久性面瘫更可能发生在翻修手术或施行腮腺全切除术的病例中，术前通常可以预测到，应对患者进行适当的术前告知和适当的康复计划。

在面神经麻痹的情况下，注意眼部护理，避免发生暴露性角膜炎。应使用人工泪液、润滑软膏和保护性敷料。

3.4.6.2 感觉障碍

耳大神经损伤在此手术中是常见的，在许多情况下不可能保留耳后支。患者可能会感觉到该神经支配的感觉丧失或麻木，但对大多数人来说，这不会导致生活质量的显著下降。

3.4.6.3 Frey综合征（耳颞神经综合征）

Frey综合征表现为咀嚼时同侧面部皮肤潮红或出汗，也被称为"味觉出汗"。其真实发生率未知，但估计高达60%[22,23]。它是由腮腺的节后分泌运动副交感神经纤维和供应皮肤汗腺的节后交感神经纤维之间的异常交叉支配引起的。它可以通过Minor的淀粉-碘测试，即在同侧面部涂上碘溶液，然后用淀粉覆盖被涂的区域。当患者咀嚼分泌唾液时，面部出现深蓝色斑点，证实味觉出汗。

Frey综合征的治疗方案包括：
- 预防：腮腺部分浅表性切除术时使用厚皮瓣
- 注意观察（通常是一个自我解决的临时方法）
- 皮肤止汗剂
- 使用胃长宁（1%）
- 注射肉毒杆菌A
- 鼓膜神经切除术

3.4.6.4 唾液瘘管

高达14%的患者可发生唾液瘘管[24]。它表现为伤口流出清澈的液体或皮瓣下的液体聚集。绝大多数是自限性，但对那些不能解决的，处理方式包括反复抽吸、加压包扎、良好和细致的伤口护理。口服抗胆碱能药物，如胃长宁可能有助于暂时减少唾液流量。

3.5 唾液腺恶性肿瘤

唾液腺恶性肿瘤仅占头颈部恶性肿瘤的3%。它们在组织学外观和行为上具有多样性和异质性。最常见的原发唾液腺肿瘤是黏液表皮样癌，其次是腺样囊性癌。在澳大利亚，最常见的腮腺恶性病变是转移性鳞状细胞癌。几乎所有的良性唾液腺肿瘤都有可能发展为恶性肿瘤。治疗取决于组织学类型和分级，在病变可切除的情况下首选手术，伴或不伴术后辅助放疗。

3.5.1 病理

3.5.1.1 黏液表皮样癌

黏液表皮样癌是最常见的唾液腺癌，主要发生于大唾液腺。在女性中更为常见。

分级很重要，与临床行为密切相关：
- 低级别以囊性为主，有大量分化良好的黏液细胞，侵袭性较低，颈部转移和复发风险较低。

- 高级别多为实性，以鳞状细胞和中间细胞为主[25]。

3.5.1.2 腺样囊性癌

腺样囊性癌因其浸润性生长和缓慢进展的行为而闻名，具有较高的复发率和远处转移率，与神经周围浸润有关，并在缓慢生长过程中扩散。因此，这些恶性肿瘤患者需要随访至少20年[26]。

组织学上有三种生长模式：

- 管状：小管状，位于粉红色、透明化的低细胞间质中。
- 实性：肿瘤细胞的圆形小叶，几乎没有腺体样结构（筛状背景下>30%实心）。
- 筛状：经典的"瑞士奶酪"变体；细胞巢排列在腺体样空间周围。
  - 细胞明显呈基底样，胞浆少，核圆至卵圆形
  - 细胞大小均匀，有丝分裂活性小（实性型除外）

FNA显示肿瘤细胞胞质稀少，核圆而规则，呈片状或簇状。临床分期比组织学分级更重要[26]。手术中可以看见这些肿瘤是广泛生长的，并侵犯到周围组织。有时尽管切缘呈阳性，但通常局部控制尚可，但晚期转移的风险仍然存在。

3.5.1.3 腺泡细胞癌

腺泡细胞癌的肿瘤细胞形态与正常唾液腺腺泡细胞相似。发生率不高，90%以上发生于腮腺。从儿童到老年人[27]均可发病。

组织学特征[27]：

- 高分化
- 四种模式：实性/小叶型、微囊型、乳头囊型、滤泡型
- 两个经典特征
  - 腺泡状细胞：蓝色的细胞质中含有丰富的浆液型颗粒和小而圆的偏心位置的细胞核。
  - 致密淋巴细胞浸润，生发中心浸润
- 很少侵犯周围组织，多是外压性改变
- 非良性病变恶化而来

1/3的患者复发，10%的患者局部或远处转移。5年生存率90%，10年生存率70%。未分化型与预后差相关[28]。

3.5.1.4 多形性低级别腺癌

多形性低级别腺癌几乎只发生于小唾液腺。它是第二常见的小唾液腺癌，最常发生在上腭[29]。

组织学：

- 高分化

- 边界清楚，但无包膜，周围有浸润
- 坏死很常见

这是一个低级别的恶性肿瘤，选择保守切除治疗。局部复发率为10%～15%，区域淋巴结转移不常见[29]。

3.5.1.5　恶性混合瘤

"恶性混合瘤"一词包括三种肿瘤类型[30]：

- 实性恶性混合瘤（癌肉瘤）
  - 明显的癌性和肉瘤（软骨或骨）成分
- 癌多形性腺瘤（最常见）
  - 一种多形性腺瘤，可伴有癌变
  - 侵袭程度与预后高度相关
    - 非浸润性
    - 微小浸润性（囊外＜1.5mm）
    - 浸润性（＞1.5mm）
- 转移多形性腺瘤
  - 最不常见的
  - 转移至局部淋巴结（30%）或远处部位，如骨（50%）和肺（30%）
  - 通常预后不良，治疗包括局部广泛切除和术后放射治疗。

3.5.2　病史

疼痛在恶性疾病中比良性疾病更常见，但仅在10%的病例中出现。偶发性疼痛和肿胀更可能表明唾液腺阻塞和炎症。持续的疼痛更令人担忧。询问皮肤癌的病史是很重要的。

3.5.3　检查

3.5.3.1　腮腺评估

- 触诊腺体是否有压痛或固定
- 颈部触诊是否颈部淋巴结肿大
- 评估是否皮肤受累
- 颊间隙包括Stensen导管的双侧触诊
- 口咽检查评估是否侵犯深叶和扁桃体内侧
- 面神经评估：10%存在面神经麻痹（预后不良指标）；如果同时出现腮腺肿块，要考虑腮腺肿瘤为恶性。
- 完整的颅神经检查排除是否有继发于肿瘤延伸至茎突后室的颅神经病变
- 耳镜检查评估外耳道是否受累
- 皮肤检查以确定是否有既往手术切除的损伤或瘢痕

3.5.3.2　下颌下腺/舌下腺评估

- 双手触诊腺体以评估肿瘤的范围和是否有皮肤或下颌骨侵犯
- 评估与肿瘤侵犯密切相关神经的迹象：
  - 舌神经侵犯：舌麻木
  - 舌下神经侵犯：舌头无力
  - 面神经侵犯：下唇无力

3.5.3.3 颈部淋巴结检查

高达20%的恶性唾液腺肿瘤和16%的早期唾液腺癌在临床上会出现明显的淋巴结转移[31,32]。

3.5.4 辅助检查

3.5.4.1 细针穿刺活检

前面章节已详细描写。

3.5.4.2 切除活检

切除活检可增加诊断敏感性和特异性，特别是对淋巴瘤和炎症的鉴别。准确的诊断可以避免不必要的手术。然而，必须注意播散的风险（这对良性肿瘤也很重要）。

3.5.4.3 冰冻切片

由于FNA的广泛应用，选择冷冻切片作为一线诊断已较少用。它主要用于评估肿瘤向局部或区域组织扩散的程度，评估手术切缘，或在术前FNA不能诊断或不确定的情况下确认或确诊中发挥作用。它本身不足以作为确诊的手段。但冰冻切片没有明显的肿瘤播散风险，对于广泛侵犯的肿瘤通常需要活检或切除组织以确定诊断，特别是对低级别肿瘤。

3.5.4.4 影像学检查

3.5.4.4.1 超声

超声检查价格便宜，可以显示肿瘤位置和引导细针穿刺/活检。但它对腮腺深部病变的观察受限，在区分良性和恶性肿瘤方面也受限[33]。

3.5.4.4.2 CT

CT在评估相邻肿瘤的皮质骨侵蚀、肿块内钙化以及识别腮腺浅叶和深叶肿瘤方面特别有用。但它不能明确区分良性肿瘤和恶性肿瘤。

3.5.4.4.3 磁共振成像

MRI可用于鉴别良、恶性病变，且软组织显影较好。肿瘤T1加权像通常呈中低信号。T2加权像可用于区分唾液腺良恶性肿瘤，良性病变呈高信号，恶性病变呈低信号，边缘界限不清。MRI还可以提供肿瘤扩散程度（即深部和浅表）和淋巴结转移的信息[33]。

3.5.4.4.4 PET-CT

正电子发射断层扫描（PET）不常用于评估唾液腺肿瘤，也不能可靠地区分良性和恶性疾病，因为Warthin肿瘤含有大量的氟脱氧葡萄糖（FDG）。

3.5.5 临床分期

临床分期用于预后和治疗决策。

唾液腺分期主要依据第八版美国癌症联合委员会（AJCC）分期[30]：

- Tis：肿瘤局限于涎腺管内壁细胞
- T1：<2cm，无腺外侵犯
- T2：2~4cm，无腺外侵犯
- T3：>4cm或腺外侵犯
- T4a：侵犯皮肤、下颌骨、外耳

道、面神经
- T4b：侵犯颅底、翼板，包绕颈动脉

小唾液腺按其解剖起源部位进行分期（如口腔、鼻窦、喉）。

3.5.6 治疗

3.5.6.1 原发性肿瘤切除术

可切除的唾液腺恶性肿瘤可以通过腮腺切除术或下颌下腺或舌下腺切除术治疗，具体取决于所涉及的唾液腺。小唾液腺恶性肿瘤的切除取决于肿瘤的部位。由于腭部是最常见的位置，经口和经面入路是最常用的。

腮腺切除术时是否需要切除面神经取决于肿瘤是否侵犯面神经。如果它是直接侵犯和术前已经麻痹，那么为保证切缘干净必须切除面神经。否则，只要有可能，就需要尽量保留面神经。常规面神经切除对局部控制和远处转移无明显影响。

腮腺深叶常规不需要切除，主要取决于检查腮腺深叶是否受累。

腮腺手术的成功与否通常由以下几个方面来评估：
- 充足的切除
- 面神经功能
- 局部是否凹陷
- 切口

3.5.6.2 颈部的处理

对临床考虑淋巴结阴性者是否进行淋巴结清扫存在争议。大多数人主张，只有在肿瘤转移预后不佳的情况下才应该行颈部淋巴结清扫，例如：
- 很高的T分期
- 高级别肿瘤（即高级别黏液表皮样癌，唾液腺导管癌，多形性癌）
- 腮腺肿瘤实际上是淋巴结转移（即SCC）。

3.5.6.3 辅助治疗

放射治疗有利于清除术后显微病变，并能改善局部控制。化疗一般不用于根治性治疗，只用于局部晚期、不可切除、复发或转移性疾病的姑息性治疗。

3.5.7 随访

恶性涎腺疾病患者需长期随访。虽然临床查体是随访的重要部分，但横断面成像（如MRI）通常用于排除任何颈深部肿瘤复发。这对于有恶性腮腺疾病史和广泛手术切除（包括覆盖游离皮瓣）的患者尤其有用，这部分病人临床检查很难发现病变，我们建议对这些病例复查使用MRI成像，第一次在治疗后6个月，然后在两年内每6个月一次，之后每年一次。

参考文献

1. McKean ME, Lee K, McGregor IA. The distribution of lymph nodes in and around the parotid gland: An anatomical study. Br J Plast Surg. 1985;38（1）:1-5.
2. Standring S, editor. Gray's Anatomy: The Anatomical Basis of Clinical Practice. 41st ed. Elsevier; 2015.
3. Proctor GB. The physiology of salivary secretion. Periodontol 2000. 2016;70（1）:11-25.
4. Mandel ID. The functions of saliva. J Dent Res. 1987;66 Spec No:623-7.
5. Scully C, Bagan JV, Eveson JW, Barnard N, Turner FM. Sialosis: 35cases of persistent parotid swelling from two countries. Br J Oral Maxillofac Surg. 2008;46（6）:468-72.
6. McQuone SJ. Acute viral and bacterial infections of the salivary glands. Otolaryngol Clin North Am. 1999;32（5）:793-811.
7. Kessler AT, Bhatt AA. Review of the major and minor salivary glands, Part 1: Anatomy, infectious, and inflammatory processes. J Clin Imaging Sci. 2018;8:47.
8. Bodner L. Salivary gland calculi: Diagnostic imaging and surgical management. Compendium. 1993;14（5）:572, 574-6, 578passim; quiz 586.
9. Bull PD. Salivary gland stones: Diagnosis and treatment. Hosp Med. 2001;62（7）:396-9.
10. Strychowsky JE, Sommer DD, Gupta MK, Cohen N, Nahlieli O. Sialendoscopy for the management of obstructive salivary gland disease: A systematic review and meta-analysis. Arch Otolaryngol Head Neck Surg. 2012;138（6）:541-7.
11. Hills AJ, Holden AM, McGurk M. Sialendoscopy-assisted transfacial removal of parotid calculi. Acta Otorhinolaryngol Ital. 2017;37（2）:128-31.
12. Capaccio P, Torretta S, Pignataro L, Koch M. Salivary lithotripsy in the era of sialendoscopy. Acta Otorhinolaryngol Ital. 2017;37（2）:113-21.
13. Tian Z, Li L, Wang L, Hu Y, Li J. Salivary gland neoplasms in oral and maxillofacial regions: A 23-year retrospective study of 6982cases in an eastern Chinese population. Int J Oral Maxillofac Surg. 2010;39（3）:235-42.
14. Eveson JW, Cawson RA. Salivary gland tumours. A review of 2410cases with particular reference to histological types, site, age and sex distribution. J Pathol. 1985;146（1）:51-8.
15. Zbaren P, Stauffer E. Pleomorphic adenoma of the parotid gland: Histopathologic analysis of the capsular characteristics of 218tumors. Head Neck. 2007;29（8）:751-7.
16. Beahrs OH, Woolner LB, Kirklin JW, Devine KD. Carcinomatous transformation of mixed tumors of the parotid gland. AMA Arch Surg. 1957;75（4）:605-13; discussion 613-4.
17. Spiro RH, Huvos AG, Strong EW. Malignant mixed tumor of salivary origin: A clinicopathologic study of 146cases. Cancer. 1977;39（2）:388-96.
18. Eveson JW, Cawson RA. Warthin's tumor（cystadenolymphoma） of salivary glands. A clinicopathologic investigation of 278cases. Oral Surg Oral Med Oral Pathol. 1986;61（3）:256-62.
19. Sowa P, Goroszkiewicz K, Szydelko J et al. A review of selected factors of salivary gland tumour formation and malignant transformation. Biomed Res Int. 2018;2018:2897827.
20. Jeong WJ, Park SJ, Cha W, Sung MW, Kim KH, Ahn SH. Fine needle aspiration of parotid

tumors: Diagnostic utility from a clinical perspective. J Oral Maxillofac Surg. 2013;71（7）:1278-82.
21. Sethi N, Tay PH, Scally A, Sood S. Stratifying the risk of facial nerve palsy after benign parotid surgery. J Laryngol Otol. 2014;128（2）:159-62.
22. Rustemeyer J, Eufinger H, Bremerich A. The incidence of Frey's syndrome. J Craniomaxillofac Surg. 2008;36（1）:34-7.
23. Motz KM, Kim YJ. Auriculotemporal syndrome（Frey syndrome）. Otolaryngol Clin North Am. 2016;49（2）:501-9.
24. Wax M, Tarshis L. Post-parotidectomy fistula. J Otolaryngol. 1991;20（1）:10-13.
25. Ghosh-Laskar S, Murthy V, Wadasadawala T et al. Mucoepidermoid carcinoma of the parotid gland: Factors affecting outcome. Head Neck. 2011;33（4）:497-503.
26. Garden AS, Weber RS, Morrison WH, Ang KK, Peters LJ. The influence of positive margins and nerve invasion in adenoid cystic carcinoma of the head and neck treated with surgery and radiation. Int J Radiat Oncol Biol Phys. 1995;32（3）:619-26.
27. Al-Zaher N, Obeid A, Al-Salam S, Al-Kayyali BS. Acinic cell carcinoma of the salivary glands: A literature review. Hematol Oncol Stem Cell Ther. 2009;2（1）:259-64.
28. Wahlberg P, Anderson H, Biorklund A, Moller T, Perfekt R. Carcinoma of the parotid and submandibular glands - A study of survival in 2465patients. Oral Oncol. 2002;38（7）:706-13.
29. Chatura KR. Polymorphous low grade adenocarcinoma. J Oral Maxillofac Pathol. 2015;19（1）:77-82.
30. Amin MB, Greene FL, Edge SB et al. The Eighth Edition AJCC Cancer Staging Manual: Continuing to build a bridge from a population-based to a more 'personalized' approach to cancer staging. CA Cancer J Clin. 2017;67（2）:93-9.
31. Armstrong JG, Harrison LB, Thaler HT et al. The indications for elective treatment of the neck in cancer of the major salivary glands. Cancer. 1992;69（3）:615-9.
32. Lloyd S, Yu JB, Ross DA, Wilson LD, Decker RH. A prognostic index for predicting lymph node metastasis in minor salivary gland cancer. Int J Radiat Oncol Biol Phys. 2010;76（1）:169-75.
33. Kessler AT, Bhatt AA. Review of the major and minor salivary glands, Part 2: Neoplasms and tumor-like lesions. J Clin Imaging Sci. 2018;8:48.

第15章

儿童颈部肿块

Mat Daniel

1 引言

儿童颈部肿块很常见,可分为先天性颈部肿块和后天性颈部肿块。虽然先天性颈部肿块从出生就存在,但它们可能直到长大以后才出现临床症状,例如感染引起的肿块,可能短期内突然增大。先天性颈部肿块由另外的章节单独介绍。

最常见的后天性颈部肿块是由反应性淋巴结增生引起的。儿童恶性肿瘤很少见,但与成人相比,儿童中某些颈部肿块的恶性比例更高(例如,大多数临床医生需要牢记这种可能性并相应地调整他们的检查和处理方法)。事实上,有12%的儿童恶性肿块位于头颈部[1]。

2 解剖

颈部的解剖结构在前面的章节中讨论过。

3 病因

后天性儿童颈部肿块大致可分为炎性/感染性和肿瘤性肿块。肿块的部位也有助于确定其病因,如表15.1所示。当然还有其他的,包括创伤性肿块,但这些往往鉴别诊断不难。

表 15.1　后天性儿童颈部肿块不同部位的常见病因

部位	病因	
	炎性/感染性	肿瘤性
颏下	淋巴结炎 反应性淋巴结病 涎腺炎	良性结缔组织病 恶性淋巴结病
颌下	淋巴结炎 反应性淋巴结病 涎腺炎	恶性淋巴结病 涎腺肿瘤 良性结缔组织病
Ⅱ～Ⅲ区	淋巴结炎 反应性淋巴结病 纤维瘤病	良性结缔组织病 恶性淋巴结病
Ⅳ区	甲状腺炎	良性结缔组织病 恶性淋巴结病
Ⅴ区	淋巴结炎 反应性淋巴结病	良性结缔组织病 恶性淋巴结病

4　病史

通常患者的病史将决定和指导查体、辅助检查、鉴别诊断和处理方式。下面将分别讨论涉及的要点。

4.1　年龄

新生儿期和婴儿早期的颈部肿块通常是先天性的（尽管这些可能在较大的年龄才表现出来）[2]。反应性淋巴结病通常发生在 6 个月以上的儿童中。儿童的年龄也可能提供有关可能感染源的信息，例如 2 岁以下儿童常来源于急性中耳炎。儿童反应性淋巴结病很常见，其中40%～55% 的幼儿可触及肿大的淋巴结[2]。

4.2　持续时间

突然出现并持续几天的肿块可能是感染性病变。淋巴结存在超过3或者4周的慢性淋巴结病需要与急性肿胀性淋巴结病采取不同的处理方法。

4.3　进展

逐渐增大的肿块提示肿瘤。会波动或会缩小的肿块更像是典型的感染。婴儿血管瘤具有特定的快速生长模式，之后会经过消退期，最后是消退后期。

4.4 大小

<1cm的淋巴结不太可能是恶性的[3]。但是，非淋巴结的其他颈部肿块即使小于1cm也需要进一步检查。

4.5 诱因

急性上呼吸道或耳部感染是急性淋巴炎的常见诱因，通常伴有发热、流涕和咽喉痛。湿疹等皮肤病是慢性淋巴结病的常见原因。外伤或局部感染也会导致颈部肿块的出现。

4.6 相关症状

急性上呼吸道感染可能与肿块增大或新出现肿块有关。肿块如有分泌物，提示感染，或伴疼痛。凹孔的存在表明可能是先天性窦道。对慢性淋巴结肿大，询问体重减轻、盗汗、发热、疲劳或胸部/腹部疼痛是很重要的，因为这些可能是淋巴瘤的症状。身体其他部位的水肿，也可能提示是肿瘤。表 15.2 列出了临床表现的红旗征（危险信号特征）。

表 15.2　儿童颈部肿块临床表现的红旗征

危险信号
体重减轻
盗汗
广泛性淋巴结肿大
淋巴结 > 3cm
位置（甲状腺、锁骨上）
持续 > 4 周

4.7 接触史/旅行史/家族史

这些为发现可能的感染源提供线索，例如肺结核或猫抓病。

4.8 既往史

既往感染史提示颈部肿块可能为感染性来源。既往恶性肿瘤史应首先排除新肿块是否为恶性。

5 体格检查

5.1 部位

首先应该确定肿块的解剖位置，因为这可能为寻找病因提供线索。中线部位肿块通常是甲状舌管囊肿、皮样囊肿或淋巴结。前三角 Ⅱ、Ⅲ 和 Ⅳ区的肿块通常是反应性淋巴结增生，其他原因包括先天性鳃裂囊肿、肿瘤形成或先天性血管病变。在后三角区，副神经链可能出现淋巴结肿大（表15.1）。锁骨上肿块应怀疑是恶性病变。由于存在恶性肿瘤的风险，需要对甲状腺肿块进行进一步检查。

5.2 特征

应区分质硬、融合且固定的肿块与可活动且未附着的肿块。甲状腺肿块可随吞咽而活动，甲状舌管囊肿通常可随伸舌活动。非结核性分枝杆菌淋巴结肿大的特征是皮肤紫色改变。皮肤发红和压痛则是急性感染的特征。

5.3 耳鼻喉检查

寻找其他肿块和可能的感染源。

5.4 全身检查

寻找其他淋巴结病变，肝脾肿大或其他系统性疾病。

6 辅助检查

许多儿童的肿块仅仅通过临床表现就可得出诊断，而不需要辅助检查。

6.1 血液检查

在检查颈部淋巴结病变时，以下血液检查可以帮助指导进一步的治疗：全血细胞计数、弓形虫血清学、巨细胞病毒和EB病毒检查。英国不再提供汉赛巴通体血清学（猫抓病）检查，但可以检测切除的组织。

6.2 影像学

6.2.1 超声

超声检查可帮助描述肿块的性质和位置，这在疑似脓肿的情况下特别有用。单独的超声不能诊断淋巴瘤，但可以准确测量淋巴结的大小并可区分良性和恶性淋巴结的特征。

超声表现上，正常或淋巴结反应性增生边界清晰，呈肾形，具有脂肪回声的淋巴结门和相对于肌肉的低回声皮质[4]。恶性淋巴结病的超声特征包括大小 > 1cm、圆形、淋巴结门回声消失、低回声实质和淋巴结聚集融合[5]。

此外，彩色多普勒可用于区分恶性特征，例如包膜下血管，肺门血管移位和淋巴结血管消失[6]。

但是超声扫描结果高度依赖操作人员水平。

6.2.2 放射学检查

在检查颈部淋巴结时，胸片可能很有用，可作为确定纵隔淋巴肿大存在的一种手段，尤其是在计划进行全身麻醉的情况下。

6.2.3 横断面成像

横断面成像能描述解剖关系，在计划手术或识别颈深部感染或静脉血栓形成时很有用。磁共振成像（MRI）在识别软组织病变方面往往比计算机断层扫描（CT）更好，并且它没有辐射。然而，它要求儿童在幽闭恐惧的环境中静卧20~30分钟，因此可能经常需要全身麻醉。另一方面，CT检查速度很快，因此可避免全身麻醉。

7 病理学

7.1 慢性颈部淋巴结病

慢性颈部淋巴结病，淋巴结肿大持续超过3~4周，在其他状况良好的儿童中很常见。大多数是由于反应性淋巴结病，但重要的是要排除潜在的肿瘤原因（主要是淋巴瘤）。慢性颈部淋巴结肿大可能很难让患者放心，需区分良性和恶性淋巴结病变（表15.3）。

7.1.1 病史

要涵盖的重要方面包括：

- 近期上呼吸道感染史，可作为淋巴结肿大的诱因
- 皮肤状况，尤其是头皮状况
- 进展和波动，大小逐渐增大的表明肿瘤可能，呈波动性则是典型的淋巴结反应性增生
- 体重减轻、盗汗、发热、皮疹、瘙痒、腹痛和胸痛提示淋巴瘤可能
- 既往有肿瘤或有恶性肿瘤高危因素的病史

表 15.3 有助于区分良性/反应性淋巴结与恶性可能的临床特征

反应性淋巴结可能	恶性肿瘤可能
大小≤1cm	大小>2或3cm
大小波动	位于锁骨上
可活动	恶性既往史
伴随上呼吸道感染出现	大小逐渐增大
质地柔软	固定，融合
无全身症状	伴随全身症状

7.1.2 体格检查

- 准确记录肿大淋巴结的大小和分布对于随访和切除活检的标准很重要。
- 寻找可能的感染源，包括耳/鼻/喉/头皮/牙源性感染。

- 检查腋窝和腹股沟是否有肿大淋巴结，腹部肝脾肿大也可能提示严重疾病。如果你自己对检查结果感到不满意并且对病理学结果很怀疑，可请求儿科医生的帮助。
  - 全身健康儿童的皮肤变色和冷脓肿形成表明非结核分枝杆菌感染。

7.1.3 辅助检查

见前述。

7.1.4 治疗

7.1.4.1 明显良性的淋巴结

一些淋巴结明显是反应性/良性的，无需进一步检查。临床医生要让孩子父母放心并让他们出院，并告知如果淋巴结逐渐变大（而不是大小波动），需及时返院治疗。

7.1.4.2 可疑恶性淋巴结

明显怀疑为恶性的淋巴结需要及时活检。

7.1.4.3 诊断不明的淋巴结

在大量儿童中，诊断可能并不明确，这是最难管理的群体。这些患儿应进行胸部X线检查并采集血液进行全血细胞计数和弓形虫、巨细胞病毒和EB病毒的血清学检查。应该在两周内查看患儿的检查结果并复诊。在此期间应考虑试用抗生素。

如果全血细胞计数或胸部X线片报告异常，应及时切除淋巴结进行组织学检查。如果血清学呈阳性，则可以做出诊断，并且不需要进行组织学切除活检。

大多数儿童的血清学检查呈阴性，胸部X线检查正常，全血细胞计数正常。除非淋巴结的大小正在退化，否则此时唯一能做出明确诊断的方法是切除活检。

在检查患有淋巴结肿大的儿童时，通常应让儿科医生参与，因为他们的技能与耳鼻喉外科医生不同，并且能够帮助指导治疗。

7.2 非结核性淋巴结炎

非结核分枝杆菌（NTM）淋巴结炎于1950年首次被发现，是工业化国家幼儿单侧持续性颈面部淋巴结炎的常见原因。非典型或非结核分枝杆菌是环境中普遍存在的抗酸、革兰阳性需氧菌的混合菌群，存在于土壤和水中，也存在于健康人群的咽部，包括鸟分枝杆菌胞内复合体、龟分枝杆菌或偶然分枝杆菌等。

7.2.1 病史

感染主要发生在2～5岁的儿童中，12岁后很少见。大多数儿童有亚急性病史（2～6周），有坚硬、无痛、分离的肿块（通常为下颌下或腮腺区），对常规抗生素无效。无全身不适或发热。

一个常见表现是在一个健康的孩子身上出现几周的颈部肿块并伴皮肤变紫。口服抗生素没有效果，疑似脓肿而紧急入院。细心的临床医生能够认识到 NTM 的可能并相应地予以治疗，但粗心的医生可能会进行切开和引流，导致慢性瘘管形成。

7.2.2 体格检查

随着疾病的进展，肿块增大并有波动感。表面的皮肤会变紫并最终破溃，导致慢性分泌物排出和难看的瘢痕。如果不进行治疗，感染也往往会在数月至数年内自然消退。

7.2.3 辅助检查

NTM 淋巴结炎通常可通过临床表现得出诊断；如果诊断不明确，则应遵循慢性淋巴结炎部分中概述的途径进行检查。

也可以使用含有纯化蛋白衍生物的皮肤试验进行检查，特异性约为 94%，但敏感性较低。

影像学检查可以区分实性肿块和积液，但不能诊断 NTM，对于计划手术更有用，而不是诊断。

针吸穿刺可导致皮肤破损，并且只有不到一半的病例培养呈阳性，所以在儿童中应避免使用。

7.2.4 治疗

必须避免简单的切开和引流，因为愈合时间长且会遗留难看的瘢痕。

理想的情况是及早诊断 NTM 并在皮肤受累之前进行完整手术切除。但实际上，在英国的医疗机构中，通常只有在出现皮肤受累、化脓或分泌物时才能确诊。此时，由于周围结构受损的高风险和皮肤质量差，因此很难或不可能进行完全手术切除。

伴皮肤受累/分泌物排出的 NTM 处理包括：

- 什么都不做。皮肤分泌物渗出可能会自发停止，但可能需要数月时间[7]。由此产生的瘢痕可能会很难看，但将来可进行选择性瘢痕修复手术。
- 脓腔刮除术。如果皮肤已经破溃并且脓肿正在排出，则有证据表明完整的脓肿刮除可加速康复。
- 长期口服抗生素。选择需要以微生物学建议为指导。这是一项谨慎的处置，需要较长的治疗时间，伴潜在的副作用，以及对副作用和耐药性出现的担忧[7]。
- 手术切除。这也是一项谨慎的处置，术中需要对儿童颈部进行解剖。除非早期发现，NTM 往往伴组织和皮肤的广泛受累，这使手术具有挑战性。然而，在适当选择的患者的情况下，手术可使症状缓解加快，美容效果可能提高，但需要针对每个患者制定个体化方案[8,9]。

这里值得注意的是，指导治疗的高质量证据有限。文献倾向于手术切除，但这不是绝对的。读者在解读此类文献时应谨慎。在可自限的情况下，临床医生需要确保为患者提供的处置方案比什么都不做要好。保守处理应该是一种选择，尽管也有相关的缺点。

目前尚不清楚治疗颈部 NTM 淋巴结炎的最佳方法。临床医生需要警惕基于患儿父母压力、系列病例，或"正在处理"的情况而治疗，而这种情况下如果不进行治疗也可能会自愈。应与患儿父母讨论手术的风险和获益，并在考虑疾病阶段、研究证据和父母偏好的情况下做出个体化方案决定。

7.3 儿童甲状腺肿块

儿童甲状腺结节并不常见，发生在多达 2% 的儿童中[10]。据报道，高达 50% 的儿童甲状腺结节是恶性的[11]。甲状腺癌是儿童最常见的内分泌恶性肿瘤[12]。儿童甲状腺癌的分布与成人相似，以甲状腺乳头状癌最为常见。

7.3.1 病史

大多数表现为单发的非压迫性颈部肿块并且甲状腺功能正常[13]。此时应询问甲状腺功能亢进或甲状腺功能减退的症状。这些肿块往往增长缓慢。应检查是否有吞咽困难、声音嘶哑和呼吸急促等压迫症状。

甲状腺恶性肿瘤的危险因素包括：
- 既往甲状腺疾病（如桥本病）史
- 辐射暴露史
- 遗传性疾病（如多发性内分泌肿瘤Ⅱ型）

甲状腺髓样癌（MTC）占小儿甲状腺恶性肿瘤的 5%。大约 20% 的 MTC 患者患有与胚系 RET 突变相关的家族性癌症[10]。家族性 MTC 可能单独发生或作为多发性内分泌肿瘤Ⅱa 型和Ⅱb 型（新分类中的 MEN Ⅱ 和 MEN Ⅲ）的一部分发生[10]。这些综合征中的关联如表 15.4 所示。

非髓样小儿甲状腺癌可发生在 Carney 综合征（多发性肿瘤和雀斑样痣综合征）或 Cowden 综合征（多发性错构瘤综合征）等疾病中[10]。

表 15.4　MEN 与 MTC 存在相性关的条件

症状	与 MTC 存在相关性的条件	比例
MEN Ⅱa（又名 MEN Ⅱ）	双侧嗜铬细胞瘤 甲状旁腺增生症或腺瘤	50% 35%
MEN Ⅱb（又名 MEN Ⅲ）	嗜铬细胞瘤 类马方综合征体质 黏膜神经纤维瘤	50%

7.3.2　体格检查

颈部检查应包括甲状腺和颈部淋巴结，因为小儿甲状腺癌的淋巴结转移很常见。应评估甲状腺的大小、质地、压痛和固定性。

7.3.3　辅助检查

7.3.3.1　血液检查

应进行甲状腺功能测试。存在抗甲状腺过氧化物酶抗体可确诊甲状腺炎。

7.3.3.2　超声检查

超声是甲状腺的主要成像方式，对所有患者都是必不可少的。与恶性肿瘤相关的超声扫描特征包括：

- 实性结节（而非囊性）
- 临床上孤立结节内的多灶性病变
- 低回声结节
- 包膜下定位
- 结节内血管增生
- 呈浸润性，边缘不规则
- 微钙化
- 伴随结节的可疑区域淋巴结[10,14]

成人标准可用于分类和描述小儿甲状腺结节。

7.3.3.3　细针穿刺细胞学（FNAC）

FNAC 在指导手术决策方面非常有价值。它只能用于足够成熟，能在局部麻醉下耐受该操作的合适患儿。FNAC 的分类系统与成人相同（见第 6 章）。

细胞学不确定的患儿可检测 RAS、BRAF、RET/PTC 或 PAX8/PPR 等基因是否存在突变，FNAC 的分子检测已被证明可以将其阳性预测值提高到近 100%[15]。

7.3.4　治疗

7.3.4.1　手术

手术仍然是治疗的首选，并可为明确诊断提供组织标本。手术方式可采取腺叶切除术或全甲状腺切除术。当检查可疑时，手术的目的是通过腺叶切除提供明确的诊断。如果有双侧结节或细胞学证实为恶性肿瘤，应进行全甲状腺切除术。

全甲状腺切除术还可以通过最小化甲状腺组织来提高放射性碘扫描和甲状腺球蛋白监测以及放射性碘消融的功效。

在分化型甲状腺癌（DTC）中，只有在临床或放射学有转移证据时才应进行颈部清扫。

在 MTC 中，儿童应进行全甲状腺切除和中央区淋巴结清扫术作为最小范围的手术。对于有任何单侧颈淋巴结转移证据的患儿，必须行患侧颈淋巴结清扫术。

7.3.4.2 放射性碘消融术

放射性碘消融术通常用于所有 DTC 儿童患者在手术后消融残留的甲状腺组织[16]。

8 唾液腺肿物

唾液腺肿物在儿童中并不常见（不包括流行性腮腺炎等感染性疾病）。这些可能是先天性或后天性的，主要病因是感染性/炎症性和肿瘤性（表 15.5）。

可以看出，唾液腺肿物的病因与成人相似。有研究表明，与成人相比，存在持续性唾液腺肿物的儿童中恶性肿瘤的比例更高[17]，并且与在成人中发现的恶性肿瘤类型分布相似，其中最常见的是黏液表皮样癌。应该像其他任何儿童颈部肿块一样进行检查，并通过初次手术以获得明确的诊断并达到根治性切除。对儿童唾液腺肿瘤的辅助疗法，应根据肿瘤亚型、边缘和组织学侵袭特征等组织病理学结果谨慎实施。

表 15.5 小儿唾液腺肿物的病因

	先天性	后天性
良性	青少年复发性腮腺炎 多囊性腮腺 舌下囊肿 血管瘤	病毒性涎腺炎 细菌性涎腺炎 阻塞性涎腺炎 多形性腺瘤 Warthin 瘤
恶性	涎腺母细胞瘤	黏液表皮样癌 腺泡细胞癌 腺样囊腺癌

参考文献

1. Albright JT, Topham AK, Reilly JS. Pediatric head and neck malignancies: US incidence and trends over 2decades. Arch Otolaryngol Head Neck Surg. 2002;128:655-9.
2. Smith A and Cronin M. Paediatric neck lumps: An approach for the primary physician. Aust J Gen Pract. 2019;48:289-93.
3. Soldes OS, Younger JG, Hirschl RB. Predictors of malignancy in childhood peripheral lymphadenopathy. J Pediatr Surg. 1999;34:1447-

52.

4. Ludwig BJ, Wang J, Nadgir RN, Saito N, Castro-Aragon I, Sakai O. Imaging of cervical lymphadenopathy in children and young adults. AJR Am J Roentgenol. 2012;199:1105-13.

5. Toma P, Granata C, Rossi A, Garaventa A. Multimodality imaging of Hodgkin disease and non-Hodgkin lymphomas in children. Radiographics. 2007;27:1335-54.

6. Tschammler A, Ott G, Schang T, Seelbach-Goebel B, Schwager K, Hahn D. Lymphadenopathy: Differentiation of benign from malignant disease - Color Doppler US assessment of intranodal angioarchitecture. Radiology. 1998; 208: 117-23.

7. Lindeboom JA. Conservative wait-and-see therapy versus antibiotic treatment for nontuberculous mycobacterial cervicofacial lymphadenitis in children. Clin Infect Dis. 2011; 52: 180-4.

8. Timmerman MK, Morley AD, Buwalda J. Treatment of non-tuberculous mycobacterial cervicofacial lymphadenitis in children: Critical appraisal of the literature. Clin Otolaryngol. 2008;33:546-52.

9. Gonzalez CD, Petersen MG, Miller M, Park AH, Wilson KF. Complex nontuberculous mycobacterial cervicofacial lymphadenitis: What is the optimal approach? Laryngoscope. 2016;126:1677-80.

10. Guille JT, Opoku-Boateng A, Thibeault SL, Chen H. Evaluation and management of the pediatric thyroid nodule. Oncologist. 2015;20:19-27.

11. Hayles AB, Kennedy RL, Beahrs OH, Woolner LB. Management of the child with thyroidal carcinoma. J Am Med Assoc. 1960;173:21-8.

12. Fowler CL, Pokorny WJ, Harberg FJ. Thyroid nodules in children: Current profile of a changing disease. South Med J. 1989;82:1472-8.

13. Canadian Pediatric Thyroid Nodule Study Group. The Canadian Pediatric Thyroid Nodule Study: An evaluation of current management practices. J Pediatr Surg. 2008;43:826-30.

14. Saavedra J, Deladoey J, Saint-vil D et al. Is ultrasonography useful in predicting thyroid cancer in children with thyroid nodules and apparently benign cytopathologic features? Horm Res Paediatr. 2011; 75: 269-75.

15. Buryk MA, Monaco SE, Witchel SF et al. Preoperative cytology with molecular analysis to help guide surgery for pediatric thyroid nodules. Int J Pediatr Otorhinolaryngol. 2013;77:1697-700.

16. Rivkees SA, Mazzaferri EL, Verburg FA et al. The treatment of differentiated thyroid cancer in children: Emphasis on surgical approach and radioactive iodine therapy. Endocr Rev. 2011;32:798-826.

17. Iro H, Zenk J. Salivary gland diseases in children. GMS Curr Top Otorhinolaryngol Head Neck Surg. 2014; 13: Doc06.

第 16 章

头颈肿瘤重建手术

Kishan Ubayasiri and Andrew Foreman

1 背景

头颈肿瘤切除手术往往具有一定的毁损性和致残性,而且非手术治疗也同样会引起并发症,如放射性骨坏死、瘘管形成,这些都需要重建手术的介入。为了最大限度地提高患者生活质量、恢复外貌及功能,肿瘤切除术后的重建工作尤为重要。本章节主要介绍头颈肿瘤重建手术的原则、方式、准备工作及护理。

2 重建手术框架:重建阶梯

重建方式选择:

- 患者因素(例如:并发症、手术或放疗既往史、社会经历、身体状况)
- 手术因素(例如:缺损组织类型、血管分布、放疗史、术后放疗计划、供体部位并发症)

虽然重建手术框架近年来变得越来越复杂,如可让外科医生替患者购买重建方案的"重建超市",但我们的重建阶梯仍然采用传统有效且易懂的模式(表16.1)[1]。重建外科医生可能需要同时采用多阶梯度来完成一个重建手术,必要时可直接略过低阶梯度。在显微血管吻合的时代,重建效果优秀的游离组织移植取代了追求手术简单的"阶梯"理念。但是,重建阶梯仍然是一个帮助我们选择重建方案的优秀模式。

表 16.1 重建阶梯难度系数从下到上逐级增高，以及相应的并发症

重建阶梯	并发症
假体	血肿
预制皮瓣	
游离皮瓣	感染
区域皮瓣	
邻近皮瓣	坏死
皮肤移植	
原位缝合	切口裂开
二期愈合	

2.1 带蒂皮瓣

虽然有些人认为带蒂皮瓣已成为过去式，但在头颈部手术中仍然占有重要地位。表16.2详细罗列了带蒂皮瓣的优缺点。

表 16.2 带蒂皮瓣在头颈部手术中的优缺点

优点	缺点
不需要两组医生同时参与手术	受旋转弧度及皮瓣蒂长度的限制
无需微血管吻合，手术时间短，适合有并发症不能耐受长时间手术的患者	没有合适的带蒂骨瓣
术后护理简单	既往手术或放疗病史可能影响取瓣区域
较游离皮瓣重建节约成本	功能或外形可能较游离皮瓣差

3 头颈部分区

3.1 口腔（软组织）重建

口腔重建适应证包括口咽腔关闭、覆盖裸露骨组织，维持舌、口底及颊黏膜的活动性。有少部分的缺损可以原位缝合或二期愈合（如：少于1/3舌体的舌侧缘缺损），但大部分累及2个及以上口腔亚区的肿瘤都需要一期重建修复。重建手术的入路往往与切除手术的入路一致（如：经口、下颌骨裂开、舌游离）。

虽然显微重建手术已应用于大部分口腔软组织缺损修复重建，带蒂皮瓣也常有应用，如颊肌黏膜瓣、鼻或颏下岛状瓣、鼻唇沟瓣。这些带蒂皮瓣可能受蒂长、放疗病史及取皮范围的限制，但在游离皮瓣上却不存在这些限制。口腔软组织缺损修复重建最常见的游离皮瓣有前臂桡侧游离皮瓣（radial forearm free flap, RFFF）和股前外侧皮瓣（anterolateral thigh flap, ALT），其次是腓肠内侧动脉穿支皮瓣（medial sural artery perforator flap, MSAP）（表16.3）。

表 16.3　游离皮瓣的优缺点

游离皮瓣	修复部位	优点	缺点
前臂桡侧皮瓣	口腔软组织	薄、易塑形； 解剖稳定； 取瓣时间短； 血管蒂长（可长达15cm）； 多功能性（可设计皮肤瓣、筋膜皮肤瓣、筋膜瓣、脂肪筋膜瓣、骨筋膜瓣或骨皮肤瓣）	取瓣处美观性差； 组织量少
股前外侧皮瓣	下咽 上颌骨 口腔软组织	组织量大； 多功能性（可设计筋膜皮肤瓣、筋膜肌皮瓣或筋膜瓣）； 血管蒂较长（可长达7cm）； 取瓣处切口可原位缝合关闭； 取瓣处仅留有一条线性瘢痕	血管蒂解剖结构多变（增加取皮难度）； 皮瓣过厚
腓骨瓣	下颌骨 上颌骨	骨瓣长度可观； 截骨和塑形方便； 可附带皮肤或肌肉用以修复口腔上皮或大量组织缺损	可能缺乏足够的高度； 骨瓣长度受限； 受骨膜血供影响最小，截骨长度不得小于2cm； 血管蒂长度受骨瓣长度影响； 腓动脉的血管条件容易受动脉粥样硬化影响
肩胛骨瓣	下颌骨 上颌骨	动脉蒂不易受动脉粥样硬化影响； 骨瓣可大可小； 如需要可附带大面积皮肤或大量肌肉组织	两组医生不能同时操作； 患者需要翻身两次，延长手术时间

前臂皮瓣由桡动脉及其两条伴行静脉提供营养，此外头静脉往往也被纳入皮瓣，成为前臂皮瓣的第二套静脉引流系统，用以降低皮瓣淤血及坏死的风险。大部分前臂皮瓣都需要取前臂皮肤，因此前臂取皮处往往需要植皮。植皮所需皮肤可能是来自大腿的断层皮片、腹部的全厚皮片或就近的前臂皮肤。V-Y缝合在前臂皮肤缺损面积较小的情况下可避免植皮，直接缝合关闭切口。

股前外侧皮瓣由旋股外侧动脉降支及两条伴行静脉提供营养，适用于多种修复重建手术。

虽然游离皮瓣是头颈部缺损修复手术

的首选，但在有些情况下并不适合，如合并其他并发症不能耐受长时间全身麻醉的患者。在这些情况下，带蒂皮瓣成为首选。颏下皮瓣是由起始于面动脉的颏下动脉构成的带蒂皮瓣。颏下皮瓣在女性患者中使用尤佳，而男性因为颏下胡须的存在而影响该皮瓣在口腔修复中的适用性。其他缺点还包括获取皮瓣区域距离原发灶较近且位于口腔肿瘤的淋巴引流区域。使用颏下皮瓣时应严格控制适应证，若在颈部Ⅰb区淋巴结转移的患者中使用该皮瓣则会影响手术的彻底性[2]。

颊肌黏膜瓣是基于颊动脉或面动脉的带蒂皮瓣，对口腔内的组织及黏膜缺损修复具有极佳的相容性，如舌侧缺损、口底缺损及软腭缺损。缺点包括术后约6周需要二期断蒂手术及可修复的缺损面积有限，但在合适的条件下可使用双侧颊肌黏膜瓣来增加皮瓣面积[3]。

3.2 下颌骨重建

下颌骨重建涉及骨质缺损修复、相关软组织缺损修复及牙缺损的后期功能修复。游离骨瓣是下颌骨重建的主要方式，它具有良好的可塑性和血供，也便于后期假牙的种植和安装。目前最常用的游离骨瓣是游离腓骨瓣（fibular free flap，FFF）。如果腓骨瓣不合适，可选用肩胛骨瓣、髂嵴/旋髂深动脉瓣（deep circumflex iliac artery，DCIA）或前臂桡侧游离骨皮瓣。

腓骨瓣的长度够长，可截断塑形个体化修复下颌骨缺损，高度也足够后期供体和受体间的骨性融合。术前3D重建计划可提前预制钛板，不论是根据3D模具制作还是个性化定制，都能显著缩短手术时间。个体化的截骨计划让术者可以精确定位腓骨上的截骨位置。

除了腓骨瓣，肩胛骨瓣高度适中，也适用于下颌骨重建。肩胛骨瓣根据血供的不同，可分为肩胛骨外侧皮瓣和肩胛骨尖瓣两种。前者由旋肩胛动脉的骨膜穿支供血，后者由胸背动脉外的角动脉供血。肩胛骨瓣的主要缺点是切除手术和取瓣手术不能同时进行。做头颈部肿瘤切除手术时，患者采用仰卧位，而取瓣时患者需采用侧卧位。完成取瓣及供区切口关闭后，患者再次采用仰卧位以便进行头颈部修复重建手术。如此，与标准的两组游离皮瓣手术相比，手术时间延长了2~3小时。近来，在患者体位上的改进使得切除手术和取瓣手术能够同时进行，尤其是肩胛骨尖瓣。

牙科康复已成为下颌骨重建中的重要考虑因素之一。术前应常规进行牙科康复的评估，种植牙可成为术后牙齿康复的金标准。

在不适合使用骨游离皮瓣重建的患者中，可以使用钛板连接断骨，然后用游离或带蒂软组织覆盖，例如胸大肌皮瓣。据报告，这种方法的钛板外露风险高达30%，仅适用于不适合骨瓣移植的患者。在某些情况下，虽然不理想，但可允许下颌骨"摆动"，这意味着下颌骨缺损将完全不被重建，而是被软组织瓣覆盖。这对下颌骨侧支缺损最有用，因为不涉及维持颌面外形的下颌骨体。此外，在翼状肌已受肿瘤侵犯的患者中还可缓解牙关紧闭症状。但其缺点是随着时间的推移，使无牙殆的患者出现上下颌咬合困难，并对健侧的颞下颌关节（TMJ）施加额外的应力，通常情况下表现为疼痛。

3.3 上颌骨和面中部重建

解决上颌骨缺损两种主要方法是阻塞体和游离皮瓣重建，需根据上颌骨缺损的分类来选择解决方法，具体分类如表16.4[4]。

表 16.4 上颌骨和面中部缺损的 Brown 分类

缺损分类	定义	重建方案
I	无口腔上颌窦瘘的单纯性上颌骨缺损	二期愈合； 阻塞体； 邻近带蒂瓣（如：颊肌瓣、颞肌瓣）
II	未累及眶底壁或眶骨膜的半上颌骨切除	阻塞体； 可植入种植体的游离骨瓣移植
III	合并眶底壁缺损的上颌骨切除	钛网联合游离皮瓣（游离骨瓣或其他皮瓣）
IV	合并眶底壁和眶内容物切除的上颌骨切除	钛网联合游离皮瓣（游离骨瓣或其他皮瓣）
V	眼眶和上颌骨联合切除	有眶内容物缺损时建议使用游离皮瓣修复
VI	鼻上颌骨切除联合面部皮肤缺损	游离皮瓣

对于 I 类（无口腔上颌窦瘘的单纯性上颌骨缺损）和 II 类（累及鼻腔的上颌骨缺损）缺损而言，阻塞体是较合适的选择。但对于累及眶壁（III类）、眶内容物（IV类）、眶上颌（V类）或鼻上颌骨切除（VI类）这些缺损而言，阻塞体的适用性越来越低。在V类和VI类缺损中，上腭和牙槽骨往往是完整的。I～VI类主要描述上颌骨切除垂直缺损部分，而a～d类描述牙齿/牙槽和腭部缺损部分，其缺损阻塞的难度随着分类增大。

3.4 鼻部重建

鼻部三层结构的重建必须非常仔细。

- 面部皮肤
- 鼻部骨架
- 鼻腔内壁

面部皮肤可采用多个局部皮瓣组合构建（例如，颊部推进皮瓣、旁正中皮瓣或眉间皮瓣）或单个游离皮瓣（例如，RFFF）。

鼻的骨架，即软骨或骨，可以使用鼻中隔或耳软骨皮瓣、肋软骨皮瓣（肋骨移植）、颅骨裂片皮瓣（尤其是使用旁正中前额皮瓣时）或中隔铰链皮瓣中的一个或多个皮瓣进行重建。

鼻内衬通常是最难重建的一层。适当时可采用局部中隔皮瓣或面部鼻翼皮瓣。当使用额旁正中皮瓣时，也可以使用邻近的颅骨骨膜瓣重建鼻腔内衬。但是出现干燥及随后的部分坏死风险较高，因此只有在没有其他选择的情况下才能使用。

全鼻切除术可以使用假体进行修复，如果需要，允许在任何组织重建之前进行阴性边缘确认和多余组织切除。假体可能是许多患者的最佳长期解决方案。但是，如果患者希望进行全鼻重建，必须考虑到任何术后放疗对重建的有害影响，以及延迟二期重建是否更合适。初次鼻重建术后放疗引起的并发症最常发生于重建鼻骨和内衬结构层，以及鼻翼回缩和覆盖软组织全层变薄[5]。

3.5 颞骨重建

颞骨重建需要解决以下问题：
- 硬脑膜破损处需保护脑组织
- 皮肤缺损
- 耳廓缺损
- 组织量缺损
- 下颌骨缺损
- 面神经功能障碍

脑组织保护至关重要，硬脑膜缺损可以使用非血管化组织进行修复，例如自体阔筋膜移植物、异种移植物或合成材料[6]。

组织量缺损较小的小面积皮肤缺损可采用局部带蒂皮瓣（如颈面部旋转皮瓣、颞肌瓣、锁骨上或颏下岛状皮瓣）或游离皮瓣（如前臂桡侧游离皮瓣）重建。对于面积较大的颞部缺损，股前外侧（ALT）游离皮瓣成为了外侧颅底缺损重建的主力。它可提供大量皮肤，供区并发症较少，可供血管化的神经移植，并且可联合使用阔筋膜或大腿外侧皮神经修复。ALT还允许两个团队同时工作。

当同时需要进行下颌骨重建时，可以使用嵌合皮瓣，例如肩胛骨肌皮瓣。

颞骨外侧切除后不重建耳道，而是将修复用的软组织直接放置在镫骨头部，行Ⅲ型鼓室成形术。

对于耳廓假体，应考虑是一期还是二期植入种植体。可将磁铁或棒固定到种植体内，以便安装耳廓假体。

3.6 口咽重建

经口口咽肿瘤切除手术（通常无法进行缺损修复）对口咽部功能的影响要小于使用失神经、无感觉软组织皮瓣修复的手术。在大多数情况下，需要口咽修复的手术往往需要采用下颌骨切开术。

3.6.1 舌根重建

舌根的功能一般只有在切除舌根不到一半的情况下才能保留。当需要重建时，带蒂皮瓣可选择胸大肌皮瓣、颊肌皮瓣、颏下岛状瓣和锁骨上皮瓣。游离皮瓣可选择 ALT 或RFFF，折叠或海狸尾式改良修复缺损。

3.6.2 咽侧壁重建

无重建的经口切除手术并不总是适用于咽侧壁肿瘤，例如当肿瘤太大而无法进行经口手术、涉及或暴露下颌骨或在进行手术时。带蒂皮瓣如胸大肌和颏下岛状皮瓣是较好的局部重建选择，而RFFF 是该区域较好的游离皮瓣选择。ALT因为组织量过大并不适合，除非在下颌骨也被切除的情况下，ALT可以提供足够的组织量来维持面部轮廓。

3.6.3 软腭重建

软腭缺损修复使用的局部皮瓣包括后基颊肌黏膜瓣、上缩肌推进旋转瓣（SCARF）和上颌咽瓣。游离皮瓣包括RFFF 和MSAP。全软腭切除术的功能影响较大，术前应向患者告知术后出现的吞咽困难和腭咽闭合不全。

3.7 下咽重建

部分和环周下咽缺损的重建具有极大的挑战性。现代的放化疗方案、医学并发症和营养不良增加了手术并发症的发生。下咽重建术的目的如下：

- 恢复吞咽功能
- 恢复发音功能
- 降低并发症和死亡率

部分下咽缺损，未伸展的残余咽黏膜宽度超过3.5cm时，可一期闭合。如果残留黏膜宽度<3.5cm，通常需要皮瓣修复[7]。下咽缺损可以用带蒂皮瓣或游离皮瓣修复。使用最为广泛的带蒂皮瓣是胸大肌皮瓣和锁骨上皮瓣。RFFF是下咽缺损修复最常用的游离皮瓣。任何可以保留的纵向黏膜条带在下咽修复中都是极其有用的，它可以降低狭窄率、改善重建后的下咽功能。但对保留宽度<1cm的纵向黏膜条带存有争议，一部分人认为最好切除形成环周缺损，以便皮瓣移植。同时也担心狭窄的黏膜条带活性较差，特别是在放疗后的患者中。也有人认为，即使保留少量

黏膜也可能降低狭窄率。在有限的病例报道中提出，与带蒂皮瓣相比，游离皮瓣可改善言语和吞咽功能，但这些结论仍缺乏可信度和一致性。

3.7.1 锁骨水平以上的下咽环周缺损

全喉全下咽切除术后的环周缺损可采用以下任一游离皮瓣重建：
- 管状ALT
- 管状RFFF
- 游离空肠瓣
- 胃网膜游离皮瓣

低可信度证据表明，唾液腺旁路管可降低瘘的发生率[8]。12号或14号唾液腺旁路管是最佳尺寸。在一部分腿部较肥胖的患者中，ALT不是修复下咽环周缺损的合适选择，因为皮瓣组织量过大，妨碍了颈部切口的一期缝合，而ALT皮瓣变薄又增加了穿支损伤的危险。在这部分患者中，管状 RFFF 可能是更合适的选择，尽管需要在躯体外露区域进行大面积的皮肤移植，影响供区的美观性。如果使用了ALT皮瓣但无法实现颈部切口一期缝合，尤其是在有放疗病史的情况下，可以使用另外独立的皮瓣来闭合外部皮肤缺损，或者可以使用胸大肌带蒂皮瓣。胸大肌可作为肌皮瓣使用，也可作为单纯的肌瓣，表层用中厚皮片覆盖。游离空肠皮瓣是筋膜皮瓣的替代皮瓣，让人担心的问题是供区的并发症和不协调的蠕动导致的吞咽困难和发音较"湿"[9]。空肠和胃网膜游离皮瓣具有包含网膜的优势，可提供血管化组织用于覆盖吻合处，与胸大肌带蒂皮瓣相似。

管状皮瓣重建的另一种选择是U形重建，皮瓣两端直接缝合在椎前筋膜上。其优点是可以使用带蒂皮瓣，通常是胸大肌，不需要管状皮瓣所需的宽度。当然，这只适用于椎前筋膜没有被作为切缘切除的情况下。

所有的重建选择均存在吻合口漏、皮瓣坏死和供区并发症的风险。吻合口狭窄是导致吞咽困难的潜在并发症，使用管状皮瓣时，这通常发生在下吻合口，而上吻合口更容易发生瘘。

3.7.2 锁骨水平以下的下咽或食管环周缺损

在下咽远端/食管近端环周切除后（包括 3cm 的切缘），所有管状皮瓣的下吻合口将位于锁骨下方。为此，胃上提是首选的重建方式。由于涉及三个内脏腔（颈部、胸部和腹部），该手术具有较高的并发症发生率。胃上提手术的死亡率为5%～15%，并发症发生率为30%～55%，报道的瘘发生率为3%～23%[10,11]。术中，当手术医生将食管从心脏后方游离时，患者还会出现心律失常。

结肠转位术是一种应用不太广泛的替代方法，其有与胃上提手术相同的并发症，但具有更大的修复跨度，近端可修复的位置高达口咽部。

3.8 挽救性手术

在（化）放疗区域的挽救性手术，尤其是重建手术，具有较高的并发症发生率，原因是瘢痕组织纤维化、组织血管化降低和照射野伤口愈合不良[12]。如果由于皮肤质地差或皮肤挛缩而无法闭合颈部切口，可使用胸大肌肌皮瓣、胸大肌皮瓣联合皮肤移植或ALT嵌合皮瓣提供额外的皮肤以闭合颈部切口。

在放化疗后接受挽救性全喉切除术的患者中，高达50%的患者会发生术后咽皮瘘。从照射野外引入血管化组织覆盖任何咽部修复或重建的部位，可显著降低瘘的发生率[13]。标准化操作就是在这些既往接受过放疗的病例中，使用胸大肌带蒂皮瓣覆盖在咽部修复部位。游离皮瓣（例如颞顶叶游离皮瓣、RFFF或ALT）也被报道过可成为胸大肌皮瓣的替代选择。

4 注意事项

4.1 术前影像学

游离腓骨皮瓣应在术前进行下肢计算机断层扫描血管造影（CTA），以确定拟取瓣腿部的正常动静脉血流。在一些更高级的软件中，磁共振血管造影（MRA）可模拟皮肤穿支血管以规划骨切割。

4.2 术中注意事项

4.2.1 止血带使用

在获取游离皮瓣期间使用止血带时，上肢和下肢的止血带压力应分别设置为高于患者收缩压100mmHg和200mmHg。上肢止血带压力一般为250mmHg，下肢为350mmHg。

4.2.2 游离皮瓣断蒂

在移植之前结扎游离皮瓣血管蒂时，不应在皮瓣侧使用Ligaclips结扎，以便在移植前排空皮瓣内残余的血液。

4.2.3 骨瓣固定

术前必须考虑使用何种钛板系统。如果没有预拗制的大钛板，术中可以使用多个小钛板固定，这样可避免术中拗制钛板的需要，但可能会降低重建骨架的整体稳定性。

4.2.4 微血管吻合

微血管吻合可以使用4.5倍及以上的放大镜或手术显微镜进行。手术显微镜可提供优越的放大倍率和照明，并为主刀医生和助手提供相似的视野。静脉吻合器是一种能够缩短端-端静脉吻合所需时间的辅助装置，使用相对简单，但不能用于标准的端-侧吻合。

4.2.5 供区皮肤移植

当供区皮肤移植采用断层皮片时，应使用空气动力植皮刀以0.008～0.016英寸的厚度采取。断层皮片应开窗或呈"馅饼皮样"（较开窗开孔更少、更大）。全厚皮片移植不需要开窗，但必须对移植区域施加并保持压力，以防止血肿和松动。这可以通过使用固定在缝钉或缝线上的无菌海绵，抑或使用固定缝线上的松软纱布来实现。

4.2.6 引流管固定

引流管可以放置在颈部的高位或低位。如果放置低位，必须注意避开颈外静脉。如果放置高位，比如放置5b区皮肤位置，引流管可能通过副神经和颈丛分支的后方，从而阻碍引流管向前迁移并使其吸附到皮瓣血管蒂上，或者更糟糕的是，吸附到常常位于颈部低位的微血管吻合处。

4.3 术后注意事项

游离皮瓣术后的前48小时是最至关重要的。在重症监护室（ICU）或外科高依赖病房（SHDU）护理游离皮瓣修复术后的患者是较常见的做法，因为这些病房有更精良的监测设施，更高比例的护理工作，而且护理人员需要承担更多的术后检查工作。一些人建议在重症监护室（ICU）保持患者气管插管至少12小时，以便仔细监测和维持血液动力学的稳定性，并定期进行皮瓣检查，但这种观点并没有受到普遍的赞同[14]。

术后即刻护理应该包括以下几点[15]：
- 按照ICU/SHDU团队要求继续镇静和通气。
- 避免使用固定气管造口套管的环形颈带。
- 避免使用正性肌力药/血管加压药。
- 床头抬高30°。
- 患者的头部应保持中立位，并避免将患者的头部转向远离血管吻合位置的一侧。
- 皮瓣检查应在第一个小时内每15分钟进行一次，在接下来的2小时内每30分钟进行一次，然后在接下来的24小时内每1小时进行一次。
- 术后第2天早晨开始鼻饲（NG），鼻饲前需影像学确认鼻胃管尖端位置。对于旋髂深动脉（DCIA）或空肠游离皮瓣，应延迟至手术团队在检查腹部后证实存在肠鸣音。
- 患者术后应至少静脉注射2剂抗生素。
- 应按照当地方案维持深静脉血栓形成（DVT）的预防治疗。通常是联合使用低分子量肝素和抗血栓栓塞长袜（TEDS）。
- 如果为了保持收缩压高于100mmHg而不可避免地使用缩血管药，则在头颈部游离皮瓣患者中谨慎使用耐受性更好的间羟胺[16]。
- 是否输血存在争议。理论上讲，为确保皮瓣灌注良好，血红蛋白应维持在80g/L以上。但输血相关风险也引起了人们的关注，认为输血增加了血源性转移和复发的风险，以及增加了血栓形成和皮瓣移植失败的风险[17]。

4.3.1 拆线、拔管及去除植入物的时机

1. 对于气管造口的患者，理想状况下在术后第1天拔除气管套管。
2. 对于气管切开的患者，在术后第7天堵管24小时后拔除气管套管。
3. 在术后第7~9天拆除缝线（对于之前接受过放疗的患者建议术后第10~14天拆线）。
4. 在术后第7~9天拆除植入式多普勒。
5. 一旦患者恢复经口进食并且通过营养团队的经口营养摄入评估，即可拔除鼻胃管。
6. 下肢石膏固定1周内鼓励患者早期活动和理疗，但需避免负重。
7. 在术后第9天拆除供区植皮区域的石膏/敷料。

4.3.2 植入式多普勒

现在使用植入式多普勒进行游离皮瓣监测已司空见惯。它含有一个硅橡胶套管，连接一个包绕血管蒂的电子流量传感器。它可以是包绕动脉或静脉，也可以是同时包绕两者。植入式多普勒的使用给游离皮瓣的术后监测带来革命性的改变。虽然植入式多普勒不能替代常规的游离皮瓣术后临床检查，但它是一种非常有用的辅助手段，尤其是对于不太熟悉游离皮瓣术后护理的医护工作者以及在没有可见的皮肤观察窗的情况下。如果多普勒信号丢失，必须立即通知手术团队，并在临床上仔细评估患者和皮瓣的情况后，紧急返回

手术室进行皮瓣挽救手术。

4.3.3 带蒂皮瓣术后护理

与游离皮瓣相比，带蒂皮瓣的术后护理难度要低得多。当皮瓣皮肤或肌肉可肉眼观察时，可以通过温度、肿胀情况和皮肤毛细血管再充盈情况评估皮瓣是否健康。必须避免血管蒂受压或束缚（例如，固定气管切开套管的环颈束带）。如果患者出现明显的颈部血肿，必须尽早引流，以防止对血管蒂的损害。护理人员无需常规观察皮瓣情况。如采用不可吸收皮肤缝线或皮钉关闭供区切口，一般在术后7～9天拆除。

4.3.4 皮瓣检查和记录内容

在每一次护理/医务人员第一个24小时之内及之后检查皮瓣时，应询问、检查并记录以下内容：

1. 观察患者心率、呼吸频率、血压、体温及血氧饱和度。
2. 连接植入式多普勒，48小时后可间歇性连接。
3. 应观察颈部并触诊，确保颈部柔软、无血肿及瘘。
4. 在可能的情况下，应观察皮瓣皮肤的颜色，牢记其刚做完手术后的样子。应触诊皮瓣观察皮温、有无肿胀和毛细血管再充盈情况（按压5秒，再充盈＜2秒）。应检查皮瓣和自体组织之间的吻合处是否裂开（这样容易形成瘘）。
5. 观察患者是在被动通气还是自主呼吸，检查呼吸机设置。
6. 观察并记录尿量。
7. 记录任何血管加压药的使用。
8. 检查供区和移植皮片情况。检查供区远端肢体的温度、毛细血管再充盈情况（＜2秒）和运动情况（如适用）。
9. 检查患者的药物使用情况，确保所有适用的药物已使用，包括常规用药。停用不适用的药物。

4.4 皮瓣挽救

文献中报道的皮瓣移植失败率高达5%[16,18]。静脉吻合处引起的皮瓣坏死比动脉吻合处更多见，但是患者因素也起着关键作用，例如低血压、贫血和既存合并疾病的影响，包括由此发生的术中事件。

如果多普勒信号丢失，尤其是在术后前48小时内，并经临床检查证实，应紧急返回手术室。术中必须清除任何颈部血肿，并仔细检查动脉和静脉吻合口。必须识别并解决皮瓣的动脉流入或静脉流出问题，这可能涉及现有的微血管吻合口切除及再吻合。还可考虑使用组织型纤溶酶原激活物（TPA），通过全身静脉给药或皮瓣局部冲洗[19]。

5　结论

头颈部肿瘤的重建手术需要多学科团队成员的戮力同心，为患者提供最佳的肿瘤治疗、功能保留和美学改善的方案。

参考文献

1. Venkatramani H, Rodrigues JN, Sabapathy SR. Revisiting the reconstructive surgery framework: The reconstruction supermarket. J Plast Reconstr Aesthet Surg. 2019;72（4）:529-31.
2. Howard BE, Nagel TH, Donald CB, Hinni ML, Hayden RE. Oncologic safety of the submental flap for reconstruction in oral cavity malignancies. Otolaryngol Head Neck Surg. 2014;150（4）:558-62.
3. Van Lierop AC, Fagan JJ. Buccinator myomucosal flap: Clinical results and review of anatomy, surgical technique and applications. J Laryngol Otol. 2008;122（2）:181-7.
4. Brown JS, Shaw RJ. Reconstruction of the maxilla and midface: Introducing a new classification. Lancet Oncol. 2010;11（10）:1001-8.
5. Menick FJ. Practical details of nasal reconstruction. Plast Reconstr Surg. 2013;131（4）:613e-30e.
6. Gal TJ, Kerschner JE, Futran ND et al. Reconstruction after temporal bone resection. Laryngoscope. 1998;108（4 Pt 1）:476-81.
7. Chu PY, Chang SY. Reconstruction of the hypopharynx after surgical treatment of squamous cell carcinoma. J Chin Med Assoc. 2009;72（7）:351-5.
8. Kamhieh Y, Fox H, Hallett E, Berry S. Routine use of salivary bypass tubes in laryngectomy patients: Systematic review. J Laryngol Otol. 2018;132（5）:380-4.
9. Haller JR. Concepts in pharyngoesophageal reconstruction. Otolaryngol Clin North Am. 1997;30（4）:655-61.
10. Patel RS, Goldstein DP, Brown D, Irish J, Gullane PJ, Gilbert RW. Circumferential pharyngeal reconstruction: History, critical analysis of techniques, and current therapeutic recommendations. Head Neck. 2010;32（1）:109-20.
11. Mehta SA, Sarkar S, Mehta AR, Mehta MS. Mortality and morbidity of primary pharyngogastric anastomosis following circumferential excision for hypopharyngeal malignancies. J Surg Oncol. 1990;43（1）:24-7.
12. Hamoir M, Schmitz S, Suarez C et al. The current role of salvage surgery in recurrent head and neck squamous cell carcinoma. Cancers（Basel）. 2018;10（8）:267.
13. Sayles M, Grant DG. Preventing pharyngocutaneous fistula in total laryngectomy: A systematic review and meta-analysis. Laryngoscope. 2014;124（5）:1150-63.
14. Arshad H, Ozer HG, Thatcher A et al. Intensive

care unit versus non-intensive care unit postoperative management of head and neck free flaps: Comparative effectiveness and cost comparisons. Head Neck. 2014;36（4）:536-9.

15. Salgado CJ, Chim H, Schoenoff S, Mardini S. Postoperative care and monitoring of the reconstructed head and neck patient. Semin Plast Surg. 2010;24（3）:281-7.

16. Fang L, Liu J, Yu C, Hanasono MM, Zheng G, Yu P. Intraoperative use of vasopressors does not increase the risk of free flap compromise and failure in cancer patients. Ann Surg. 2018;268（2）:379-84.

17. Chau JK, Harris JR, Seikaly HR. Transfusion as a predictor of recurrence and survival in head and neck cancer surgery patients. J Otolaryngol Head Neck Surg. 2010;39（5）:516-22.

18. Las DE, de Jong T, Zuidam JM, Verweij NM, Hovius SE, Mureau MA. Identification of independent risk factors for flap failure: A retrospective analysis of 1530free flaps for breast, head and neck and extremity reconstruction. J Plast Reconstr Aesthet Surg. 2016;69（7）:894-906.

19. Novakovic D, Patel RS, Goldstein DP, Gullane PJ. Salvage of failed free flaps used in head and neck reconstruction. Head Neck Oncol. 2009;1:33.

索引

Ⅲ型鼓室成形术,260
α受体阻滞剂,42
α2受体激动剂,42
β受体阻断剂,35,44
5-羟色胺综合征,44
^{99m}Tc甲氧基异丁基异腈,23

A

阿片制剂,42
阿卡波糖,48
阿司匹林,44
埃德蒙顿虚弱量表,39
癌多形性腺瘤,237
癌肉瘤,237

B

"B"症状,87
白三烯抑制剂,46
贝伐珠单抗,191
苯二氮䓬类,41
鼻部重建,259
鼻内窥镜检查,98
鼻腔鼻窦黑色素瘤分期,210
鼻腔鼻窦内翻性乳头状瘤,215
鼻腔鼻窦内翻性乳头状瘤Krouse分级,216
鼻腔鼻窦内翻性乳头状瘤附着部位分布,216
鼻腔鼻窦未分化癌（SNUC）,220
鼻腔鼻窦肿瘤,205
鼻腔鼻窦肿瘤分类,206
鼻腔鼻窦肿瘤开放手术的不同切口,211
鼻腔堵塞,202
鼻咽,15,197
鼻咽癌,198
鼻咽癌TNM分期系统,200
鼻咽病变,197
吡格列酮,48
扁桃体结石,144
扁桃体切除,144
扁桃体腺样体肥大,145
扁桃体周围脓肿,144
标准风险阈值,21
Bocca征,167
BTA 甲状腺结节超声分类,22

C

C-胆碱PET-CT,116
C-蛋氨酸PET-CT,116
C细胞来源的癌症,105
Carney 综合征,250
Carney复合体1型,104
茶碱,47
产后甲状腺炎,100
长效胰岛素,35
肠梗阻,35
肠型腺癌,219
穿透性损伤,173
垂直线性充盈缺损,160
Chvostek征,119

Clavien-Dindo Ⅳ级并发症,39
Cowden 综合征,104,250

D

大静脉淋巴管畸形,64
大腿前外侧管状皮瓣,169
带蒂皮瓣,256
带蒂皮瓣术后护理,266
单腺体与多腺体探查,117
胆碱PET-CT,23
低分化甲状腺癌,104
低钙血症,110
低流量病变,62
地高辛,45
第二鳃裂畸形,66
第三鳃裂畸形,66
第三鳃瘘,66
第三鳃囊,113
第四鳃裂畸形,66,160
第四鳃囊,113
第一鳃裂窦管,68
第一鳃裂畸形,65
第一鳃裂瘘管,66
癫痫,33
调脂药物,46
跌倒,40
蝶窦,198
定时起坐试验,40
Dohlman氏手术,165
DPP-4抑制剂,48
毒性多结节性甲状腺肿,99,100
毒性孤立性腺瘤,99,100
短效胰岛素,35
钝性损伤,173
多发性错构瘤综合征,104,250
多发性内分泌瘤综合征,104
多发性肿瘤和雀斑样痣综合征,250
多形性低级别腺癌,236
多形性腺瘤,232

E

恶性混合瘤,237
腭扁桃体,137
Epstein-Barr病毒,199
儿童甲状腺肿块,250
儿童颈部肿块,243
耳廓假体,260
耳颞神经综合征,235
耳痛,77
二甲双胍,48

F

发音障碍,77
反流症状指数,191
反应性淋巴结炎,84
Fanconi贫血,167
放射性碘,101
放射性碘消融术,252
放射性同位素锝-99m,116
放射增敏剂,213
放射治疗,91
非肠型腺癌,219
非结核分枝杆菌（NTM）,248
非结核性分枝杆菌淋巴结肿大,246
非结核性淋巴结炎,248
非涎腺型腺癌,219
腓肠内侧动脉穿支皮瓣,256
腓骨瓣,257
分化型甲状腺癌,22,104,108,110
Frey综合征,235
副黏病毒,229

G

改良根治性颈清扫术,90
改良吞钡检查（MBS）,159
钙/肌酐清除率比值,115
钙通道阻滞剂,44
感觉障碍,235
高流量病变,62
高位迷走神经病变,140

高血压,28
歌手结节,189
格列奈类药物,48
根治性颈清扫术,90
梗阻性唾液腺疾病,230
梗阻性涎腺疾病及涎石症,230
GLP-1类似物,48
功能依赖,40
供区皮肤移植,264
共病负担,28
Graves病,98,99
孤立性家族HPT,118
姑息性治疗,170
股前外侧皮瓣,256,257
骨瓣固定,263
骨化三醇,114
骨化纤维瘤,215
骨瘤,214
骨纤维病变,214
光纤鼻内镜检查,186
国际抗癌联盟,148
Gupta围手术期心脏风险计算器,28

H

H_2受体拮抗剂,45,193
海藻酸盐,193
鼾症,202
颌骨放射性骨坏死,129
Harnsberger颈部间隙,15,19
核素闪烁显像,116
黑色素瘤,219
横断面成像,82
横纹肌肉瘤,221
"红旗"征,9
喉癌,180
喉部病变,177
喉部喘鸣,172
喉部肉芽肿,190
喉部神经支配,95
喉部压痛,172

喉发育不良,186
喉鳞状细胞癌,180
喉黏膜白斑病,193
喉偏位,172
喉乳头状瘤病,190
喉室,177
喉影像解剖学,18
后基颊肌黏膜瓣,261
HPT下颌肿瘤综合征,118
HPV(-)OPSCC,147
HPV(+)OPSCC,147
HPV(+)口咽癌,151
呼吸疾病,30
化疗,91
化脓性腮腺炎,230
环后区,17,155
环杓肌,177
环咽肌,156,159
环咽肌CO_2激光切割术,165
环咽肌电灼术,165
环咽肌功能障碍,162
患者健康问卷-9,39
磺脲类药物,48
Hyams分级,220

J

肌皮瓣,169
肌肉骨骼疾病,36
肌肉减少症,39
肌三角,3
肌上皮瘤,233
基底细胞腺瘤,233
畸胎瘤,59
激素替代疗法,45
急性唾液腺感染,229
急性细菌性化脓性腮腺炎,229
急性涎腺炎,229
脊髓刺激器,36
继发性HPT,114
颊肌黏膜瓣,258

颊咽筋膜,156
甲亢危象,35
甲状旁腺,23,113
甲状旁腺癌,118
甲状旁腺功能减退症,114
甲状旁腺功能亢进症,114
甲状旁腺激素,114
甲状旁腺疾病,113
甲状旁腺静脉取样,24
甲状舌管囊肿,57,58
甲状腺癌,103
甲状腺癌的TNM分期,107
甲状腺功能减退症,97
甲状腺功能亢进症,98
甲状腺疾病,35,95
甲状腺疾病谱,97
甲状腺淋巴瘤,23
甲状腺球蛋白,97
甲状腺神经支配,96
甲状腺髓样癌,105,109,250
甲状腺炎,100
甲状腺肿,101
尖叫者结节,189
肩胛骨瓣,257
简易功能评估筛查测试,50
阶梯镇痛原则,41
结肠转位术,263
结石切除术,232
解剖分区,14
解剖三角,1
戒断综合征,42
筋膜层,3
经鼻内窥镜入路,211
经鼻食管镜检查（TNE或TNO）,159
经口内镜入路,167
经口腔激光显微手术,182,185
精神病药物恶性综合征,44
精神疾病,38
颈部分区及淋巴引流,5
颈部间隙,19

颈部检查,79
颈部解剖三角,2
颈部淋巴结,20
颈部淋巴结分区,75
颈部淋巴结疾病,73
颈部淋巴结检查策略,89
颈部三角,74
颈动脉间隙,15
颈动脉三角,3
颈后间隙,15
颈筋膜,6
颈深部间隙感染,144
酒精依赖,37,38
咀嚼肌间隙,15
巨囊性病变,62,63
巨囊性颈部疾病,64

K

髂嵴/旋髂深动脉瓣,258
Kadish分期,220
开放性部分喉切除术,185
抗胆碱药物,41
抗癫痫药物,43
抗反流药物,162
抗风湿药物,45
抗甲状腺药物,35
抗精神病药物,44
抗糖尿病药物,43
抗抑郁药,42
可疑恶性淋巴结,248
Killian-Jamieson憩室,164
空肠瓣,169
空肠游离皮瓣,265
空心针活检,82
口服避孕药,46
口腔（软组织）重建,256
口腔病变,121
口腔溃疡,77
口腔鳞状细胞癌,126
口腔潜在恶性病变检查流程图,123

口咽,16
口咽癌,146
口咽病变,135
口咽畸胎瘤,60
口咽解剖,136
口咽鳞状细胞癌,146
口咽重建,261

L

Laimer憩室,164
老年综合征,39
Le-Fort I手术,201
类固醇,47
Lemierre综合征,145
"冷"结节,22
梨状窝,17,155
锂剂,46
利尿剂,45
联合放化疗方案(CRT),170
良性超声结节特征,20
良性唾液腺肿瘤,232
疗效反应和TSH抑制治疗建议,111
Ligaclips结扎,263
LIHNCS试验,124
临床虚弱量表,39
淋巴管和静脉淋巴管畸形,62
淋巴管畸形的de Serres分期系统,65
淋巴管畸形的分期系统,64
淋巴结分区,74
淋巴瘤,86,221
鳞状细胞癌,18,179,218
卢戈氏碘液,124
颅神经麻痹,199

M

脉冲气压刺激,158
慢性肝病,37
慢性颈部淋巴结病,247
慢性肾脏疾病,36
慢性疼痛,36

盲肠孔,57
猫抓病,246
McCune-Albright综合征,214
迷走神经刺激器,33
面部神经麻痹,234
面神经评估,237
明显良性的淋巴结,248
Muir裂纹,167

N

N1期,91
N2a/b/c期,92
N3期,92
耐力测试,29
囊性病变,59
囊性水瘤,62
内翻性乳头状瘤,215
内脏皮瓣,169
内脏周围间隙,15
黏膜黑色素瘤,219
黏膜弥漫性炎症,192
黏液表皮样癌,235
颞骨重建,260
脓腔刮除术,249
Notani分类,129

P

p16阳性,148
p16阳性口咽恶性肿瘤TNM分期,148
p16阴性口咽恶性肿瘤TNM分期,148
P2Y12抑制剂,44
帕金森症,32
Paterson-Brown-Kelly综合征,160
胚胎发育缺陷,57
膨出性憩室,163
PET-CT,83
皮瓣挽救,266
皮肤状况,78
皮样囊肿,58,59,60
皮质类固醇,41

贫血,35
贫血筛查,36
Plummer-Vinson综合征,160,167

Q

器质性心脏病,29
前臂桡侧皮瓣,169,257
前臂桡侧游离皮瓣,256
前臂皮瓣,257
前哨淋巴结活检,79,127
桥本甲状腺炎,100
鞘内药物输送系统,36
青少年鼻咽部血管纤维瘤,216
全黏膜照射,91
全身症状,78
缺铁性吞咽困难,160
缺血性心脏病,29

R

Reinke间隙,177
Reinke水肿,187
人乳头状瘤病毒,207
认知筛查,31
认知障碍和痴呆,31
Rosenmüller窝,197,199
乳头状淋巴性囊腺瘤,233
软腭重建,261
软骨肉瘤,221
软质憩室镜,166

S

塞森斯管,225
腮腺,225
腮腺导管,225
腮腺间隙,15
腮腺评估,237
腮腺切除术,234
鳃弓,65
鳃裂畸形,65

鳃裂囊肿,67,84
三碘甲状腺原氨酸,97
三发性HPT,115
Schneiderian膜,215
SGLT-2抑制剂,48
上颌骨和面中部重建,259
上颌寄生胎,60
上颌咽瓣,261
上呼吸消化道(UADT)检查,80
上缩肌推进旋转瓣,261
舌扁桃体,137
舌根重建,261
舌骨上(颏下)三角,3
舌下腺,226
舌异位甲状腺,59
神经内分泌癌,220
神经纤维瘤,218
神经源性肿瘤,217
生活质量(QoL),146
生酮饮食控制,33
声带息肉,188
声带小结,189
声门,177
声门癌,180
声门上癌,180
声门下癌,180
声门型喉癌,182
声门缘,177
声音嘶哑,187
实性恶性混合瘤,237
食管上括约肌,156,162
嗜酸细胞瘤,233
嗜酸细胞性乳头状瘤,215
双膦酸盐,215
双重抗血小板治疗,44
四碘甲状腺原氨酸,97
髓样癌,23
碎石术,232
锁骨上三角,3

T

T1~2声门上型喉癌,183
T2b~T3声门型喉癌,183
T3声门上型喉癌,183
T4声门型及声门上型喉癌,184
体重下降,78
头颈部分区,256
头颈部鳞状细胞癌,129
头颈外科影像学,13
头颈肿瘤重建手术,255
透皮贴剂,42
透视吞咽检查(VFSS),163
Trousseau征,119
吞咽困难,77
吞咽疼痛,77
吞咽造影录像检查(VFSS),159
唾液瘘,166
唾液瘘管,235
唾液腺恶性肿瘤,235
唾液腺疾病,225
唾液腺旁路管,262
唾液腺切除,232
唾液腺造影,231

U

U形重建,262

V

Valsalva动作,167

W

Waldeyer环,137, 146, 202
挽救性手术,263
Warthin瘤,233
微囊性病变,63
微血管吻合,264
围手术期并发症,40
围手术期急性肾损伤,36
围手术期血糖水平,33
围手术期药物治疗,40

维生素D缺乏症,35
维生素K拮抗剂,43
未分化癌,23
未分化甲状腺癌,104, 109
味觉出汗,235
胃食管反流病,162
胃网膜皮瓣,169
沃顿管,226

X

西多福韦,191
西妥昔单抗,129, 171
吸入性皮质类固醇,45
吸入性支气管扩张剂,45
细针穿刺细胞学检查,82, 233
下颌骨重建,258
下颌下三角,3
下颌下腺,226
下颌下腺/舌下腺评估,237
下颌下腺导管,226
下牙槽动脉,129
下咽,17
下咽病变,155
下咽功能的评估,157
下咽憩室,163
下咽肿瘤,167
下咽重建,261
先天性颈部肿块,57
先天性头颈部血管畸形,61
纤维鼻内窥镜,115, 147
纤维内镜吞咽功能检查合并感觉测试(FEESST),158
纤维内镜吞咽检查,158
涎管造影术,231
涎石,229
涎腺型腺癌,219
涎腺肿大,228
腺癌,219
腺泡细胞癌,236
腺样囊性癌,208, 219, 236

腺样体肥大,202
腺样体淋巴组织,202
小管腺瘤,233
小唾液腺,226
小唾液腺（Weber腺）,145
小细胞型（SmCC）,220
斜坡（颅底）,138
血管畸形,60,62
血管紧张素转换酶抑制剂,43
血管瘤,60
心肺运动试验,40
心力衰竭,30
心律失常,30
心智能力,31
心智能力评估,32
新型口服抗凝剂,43
胸大肌皮瓣,186
嗅神经母细胞瘤,220
虚弱,39
选择性5-羟色胺再摄取抑制剂,38,47
选择性颈清扫术,90,127

Y

鸦片类镇痛药,41
亚急性或病毒性甲状腺炎,100
咽-食道憩室,163
咽/咽黏膜间隙影像解剖学,14
咽扁桃体,137
咽部的挤压动作,157
咽部的血液供应,141
咽部基底筋膜,155
咽部及食管压力测试,159
咽部囊袋,163
咽侧壁重建,261
咽弓,7,65
咽鼓管扁桃体,137
咽鼓管口,197
咽喉反流,191
咽后壁,17,155
咽后间隙,6,7,15,136,137

咽后柱,16
咽淋巴环（Waldeyer环）,136,146
咽瘘,186
咽囊肿,164
咽黏膜间隙,14
咽旁间隙,6,15,136,138
咽旁间隙脓肿,144
咽前柱,16
咽神经丛,140
咽食管段,156
咽缩肌,159
咽异感症,161
咽异感综合征,161
咽隐窝,197
咽中缝中线,155
咽周间隙,136
广视野内窥镜检查,89
眼眶侵犯的分级系统,213
眼眶剜除术,211
胰岛素,49
胰岛素可变速率静脉输注,34
医疗合并症,28
引流管固定,264
婴儿血管瘤,60
婴儿胸锁乳突肌瘤,70
营养筛查,38
永久性面瘫,234
游离腓骨瓣,258
游离皮瓣断蒂,263
幼年型鼻血管纤维瘤,202
原发性HPT,114
原发灶不明转移癌,87,146

Z

Zenker憩室,163,164
谵妄状态,41
真菌状瘤,215
真声带,18
诊断不明的淋巴结,248
枕三角,3

镇静催眠药,41
镇痛阶梯,50
正常淋巴结特征,20
质子泵抑制剂,47,193
职业因素,207
植入式多普勒,265
止血带,263
致谵妄剂,41
中效胰岛素,35
肿瘤屏障,3
术后跌倒,40
术后用药管理,41

术后谵妄,35
术前风险评估,28
术前碳水化合物负荷,38
转移多形性腺瘤,237
椎前筋膜,3
椎周间隙,15
综合老年评估（CGA）,40
卒中,32
阻塞性睡眠呼吸暂停,31,144,202
组织型纤溶酶原激活物,266
左旋甲状腺素,46